医药高等院校案例版教材

供高等职业教育助产等医学相关专业使用

妇科护理学

（第2版）

主　编　宋丽莉

副主编　张　欣　秦　雯

编　者　（以姓氏笔画为序）

宋丽莉（首都医科大学附属北京妇产医院）

张　欣（南阳医学高等专科学校）

罗小燕（遵义市第五人民医院）

秦　雯（聊城职业技术学院）

徐洁欢（长沙卫生职业学院）

谭海燕（云南工商学院）

科 学 出 版 社

北　京

内 容 简 介

《妇科护理学》为医药高等院校案例版教材之一，内容涵盖妇科病史采集与护理评估、妇科常用的特殊检查及护理配合、妇科手术患者的护理、妇科各类疾病患者的护理、妇科常用护理技术等共 16 章理论学习内容以及 10 项实训指导。力争体现妇科护理学专科理论与实践的最新更新。

本书可供高等职业教育助产等医学相关专业使用。

图书在版编目（CIP）数据

妇科护理学 / 宋丽莉主编 . —2 版 . —北京：科学出版社，2023.1
医药高等院校案例版教材
ISBN 978-7-03-074437-1

Ⅰ . ①妇… Ⅱ . ①宋… Ⅲ . ①妇科学 – 护理学 – 医学院校 – 教材
Ⅳ . ① R473.71

中国版本图书馆 CIP 数据核字（2022）第 251778 号

责任编辑：段婷婷 / 责任校对：杨 赛 周思梦
责任印制：李 彤 / 封面设计：涿州锦晖

科 学 出 版 社 出版
北京东黄城根北街16号
邮政编码：100717
http://www.sciencep.com

北京盛通商印快线网络科技有限公司 印刷
科学出版社发行 各地新华书店经销

*

2015年1月第 一 版 开本：850×1168 1/16
2023年1月第 二 版 印张：13
2023年1月第六次印刷 字数：391 000
定价：49.80元
（如有印装质量问题，我社负责调换）

前　言

本教材编写旨在贯彻党中央、国务院关于加强和改进新形势下职业教育教材建设的意见，特别是党的二十大报告中提出："我们要办好人民满意的教育，全面贯彻党的教育方针，落实立德树人根本任务，培养德智体美劳全面发展的社会主义建设者和接班人"的要求；为落实《国家职业教育改革实施方案》《职业院校教材管理办法》等文件精神，打造高等职业教育精品教材，适应护士执业资格考试大纲的要求，更好地满足各院校对教育数字化改革需求，契合卫生职业院校优势教学资源共建、共享的发展需要。

本书在编写中精选学生发展所需要的基础知识和基本理论，简化医疗知识，突出妇科护理实践技能的培养，将整体护理的理念贯穿全书。内容涵盖妇科病史采集与护理评估、妇科常用的特殊检查及护理配合、妇科手术患者的护理、妇科各类疾病患者的护理、妇科常用护理技术等共 16 章理论学习内容以及 10 项实训指导。根据高等职业教育学生的学习特点和需要，章节中添加了案例、链接等模块，便于学生在学习过程中联系临床，了解专业发展动态；每章后设立了目标检测题，题型与全国护士执业资格考试接轨，便于课后自我练习检测，巩固学习内容；书后还设置了 10 项实训指导，旨在强化临床思维能力和实践操作能力的培养，使工学结合，贴近岗位需要。这些模块的设置力求增加教材的可读性、实用性、先进性。本教材可供高等职业教育助产等医学相关专业使用。

由于时间仓促和编者水平有限，教材的内容和编排可能出现不当之处，殷切希望广大师生和同行提出宝贵意见，以便进一步完善和修订。

编　者
2022 年 9 月

配 套 资 源

欢迎登录"中科云教育"平台，**免费**数字化课程等你来！

目　录

第**1**章
绪　　论

一、妇科护理学的范畴

妇科护理系统阐述了妇女在非妊娠状态下，疾病的发生、发展、诊断、治疗等临床特点，评估现存或潜在的护理问题，提供科学的护理措施，并对患者及其家庭成员进行健康教育。此外，还阐述了计划生育技术的基础知识、常用技术以及科学的护理程序。妇科护理内容包括女性生殖系统解剖和生理基础、常见和多发的女性生殖系统炎症、性传播疾病、女性生殖系统肿瘤、妊娠滋养细胞疾病、子宫内膜异位症及子宫腺肌病、生殖内分泌疾病、女性盆底功能障碍性及生殖器官损伤性疾病、不孕症、计划生育、妇科常用特殊检查及护理配合等。妇科护理学的研究领域已从单纯的"疾病护理"向"健康促进"过渡，已发展成为一门独立的学科，不仅是临床护理学的重要组成部分，也是助产专业的核心课程之一。

二、妇科护理学的现状与发展趋势

随着医学科学的发展和社会的进步，人们对健康、生育、疾病及保健的认知和需求都在发生改变，为适应医学模式转变和社会发展过程中人们对生殖健康及医疗保健需求的变化，妇科护理同样经历了从"以疾病为中心的护理"向"以患者为中心的护理"的转变。目前，妇科护理在临床工作中不仅应用护理程序的科学方法护理患者，以达到减轻疼痛、促进舒适、恢复健康的目标，还将服务的对象扩大至患者的家庭，甚至整个社会，担负着健康教育和健康促进的工作。随着辅助生殖技术的发明、女性内分泌学研究理论的深入、妇科肿瘤学的创新性成就、妇科微创手术技术的广泛开展、妇女保健学的倡导及整体护理理念的应用，妇科护理已成为一门独立的临床护理学，其理论或模式必将推动生殖健康和生殖科学的进步。

随着经济的发展和妇女社会地位的提高，我国妇科学的发展需要一大批既有深厚理论知识又具备专科技能的护士，从事妇科护理工作的护士不仅是广大妇女疾病治疗的合作者，又是健康教育的传播者，更应该是家庭支持系统的发起者和社区护理的组织者。通过加强健康教育和妇女保健，可以预防或早期发现一些妇产科常见病和肿瘤，例如：开展预防艾滋病等性传播疾病的健康教育；实施乳腺癌、子宫颈癌筛查等。因此，妇科护理的目标不仅要满足患者生理和生殖上的健康需求，还要提高女性的生活质量和社会的适应能力。

三、妇科护理学的特点

1. 与机体的密切相关性　女性生殖系统只是机体的一部分，与其他脏器或系统都有密切的相关性。如妇女周期性月经来潮不仅是子宫内膜的变化，还是大脑皮质下丘脑 - 垂体 - 卵巢轴等一系列神经内分泌调节变化的结果，其中任何一个环节功能发生异常，都可导致月经紊乱。又如妇女患有其他系统疾病也可影响妇女的生理变化，如糖尿病、甲状腺功能亢进等均可导致月经失调、不孕等。

2. 生殖健康的整体性　妇科及产科的临床护理工作是密不可分的，两者中某些疾病甚至互为因果关系。如产伤可造成阴道前后壁膨出、子宫脱垂、尿瘘等；生殖器官发育不良、生殖内分泌疾病、生殖器官炎症等妇科疾病又可以影响妊娠和分娩，可导致不孕和异位妊娠等。

3. 生殖健康的促进性　妇科护理学在女性建立良好生活方式、促进健康中发挥着重要作用。通过有效的健康教育与预防措施，可避免发生或减轻妇科疾病对女性健康的危害。为妇女进行防癌普查可以预防或早期发现子宫颈癌；做好青春期保健可以预防生殖器官的炎症和疾病。开展婚前保健，进行性教育、普及性知识有利于婚后夫妻生活和谐，生育健康后代。

4. 促进妇女劳动保护　男女除第一性征差异外，身体其他部分以及生理指标等均有许多不同，尤其在女性特殊生理状态下如月经期、妊娠期、哺乳期、围绝经期等，在劳动生产中应重视对妇女的劳动保护。

四、妇科护理学的学习要点

1. 理论与实践结合　妇科护理作为一门临床专科护理学科，在学习过程中要将理论知识与临床实践密切结合，在学习过程中要正确认识个体环境、局部与整体、生理与病理、预防与治疗、护理与保健等多方面的辩证关系。在妇科护理的临床实践中，不断提高解决临床护理问题的专科护理能力。

2. 注重综合护理能力的培养　在临床护理工作中，妇科护理除需要具有医学基础知识外，还需具有内科护理学、外科护理学、儿科护理学及健康评估等知识，可以为妇科合并内科、外科、儿科等疾病的患者提供更加全面的临床护理服务。因此，学习者还应认真学习其他专科护理的知识及技能，具有综合护理能力。

3. 树立"以人的健康为中心"的服务宗旨　要树立整体观念，不仅对疾病进行整体护理，更要关注患者健康，为其提供生命健康全程护理，为女性提供自我保健知识，预防疾病并维持健康。

4. 人文关怀与教学实践相结合　在课程教学及临床实践中，要充分考虑到妇科疾病的特点，注意保护患者的隐私，具有爱伤观念，针对不同个体的差异性提供个体化的整体护理，运用护理程序和科学的健康教育方法，为护理对象提供高质量的妇科护理服务。

（宋丽莉）

第 2 章
女性生殖系统解剖与生理

第 1 节　女性生殖系统解剖

 案例 2-1

　　蒋某，女，18岁，骑自行车时不慎与三轮车相撞，自觉外阴疼痛难忍、行走困难就诊。查体：双侧外阴大、小阴唇淤血肿胀，触之疼痛明显伴有轻微波动感。

问题： 1. 根据女性外阴的解剖特点判断患者可能发生了什么情况？

　　　　2. 解释此种情况发生的原因。

一、外生殖器

　　女性外生殖器又称外阴,指生殖器官的外露部分,位于两股内侧,前面为耻骨联合,后面以会阴为界,包括阴阜、大阴唇、小阴唇、阴蒂和阴道前庭(图2-1)。

(一)阴阜

　　阴阜（mons pubis）即耻骨联合前方的皮肤隆起,皮下脂肪组织丰富。青春期该部位皮肤开始生长阴毛,分布呈尖端向下的倒三角形,阴毛疏密、粗细、色泽因人或种族而异,为女性第二性征之一。

(二)大阴唇

　　大阴唇（labium majus）为两股内侧的一对隆起

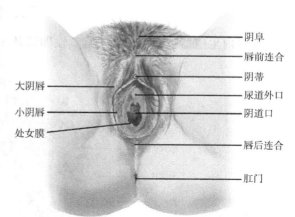

图 2-1　女性外生殖器

的皮肤皱襞,起自阴阜止于会阴。两侧大阴唇前端形成唇前连合,深面为子宫圆韧带的终点,后端在阴唇系带下方相融合,形成唇后连合。大阴唇外侧面为皮肤,皮层内有皮脂腺和汗腺,有色素沉着,青春期长出阴毛;其内侧面皮肤湿润似黏膜。大阴唇皮下为疏松的结缔组织和脂肪组织,内含丰富的血管、淋巴管和神经,当局部受伤易形成大阴唇血肿。未产妇女两侧大阴唇自然合拢,遮盖阴道口及尿道外口,经产妇大阴唇受分娩影响向两侧分开;绝经后大阴唇呈萎缩状,阴毛稀少。

(三)小阴唇

　　小阴唇（labium minus）为大阴唇内侧一对薄皱襞,表面湿润,微红,无阴毛,富含皮脂腺和神经末梢,极敏感。两侧小阴唇前端相互融合,分为两叶包绕阴蒂,前叶形成阴蒂包皮,后叶形成阴蒂系带。大、小阴唇的后端汇合,在正中线形成横皱襞,称阴唇系带,经产妇受分娩影响已不明显。

（四）阴蒂

阴蒂（clitoris）位于两侧小阴唇顶端的下方，部分被阴蒂包皮围绕，与男性阴茎海绵体组织同源，性兴奋时勃起。阴蒂分为三部分，前端为阴蒂头，暴露在外阴部，富含神经末梢，性刺激时极敏感；中间为阴蒂体；后端为两个阴蒂脚，附着于两侧耻骨支上。

（五）阴道前庭

阴道前庭（vaginal vestibule）为两侧小阴唇之间的菱形区域，前端为阴蒂，后端为阴唇系带，两侧为小阴唇。阴道口与阴唇系带之间有一浅窝，称为舟状窝，又称阴道前庭窝。在此区域内有以下结构。

1. 前庭球　又称球海绵体，位于前庭两侧，由勃起组织构成。前部与阴蒂相接，后部膨大，与前庭大腺相邻，表面为球海绵体肌覆盖。

2. 前庭大腺（major vestibular gland）　又称巴氏腺，位于大阴唇后部，如黄豆大，左右各一，亦为球海绵体肌所覆盖；腺管细长弯曲，开口于前庭后方小阴唇与处女膜之间的沟内；性兴奋时分泌黄白色黏液起润滑作用。前庭大腺在妇科检查时不能触及，若因腺管口闭塞，可形成前庭大腺囊肿，若合并感染可形成前庭大腺脓肿，则可被看到或触及。

3. 尿道外口　位于阴蒂头后下方及前庭前部，开口呈椭圆形；外口后壁上有一对并列腺体，称尿道旁腺，分泌物有润滑作用，此腺易受细菌潜伏而感染。

4. 阴道口及处女膜　阴道口位于尿道口后方的前庭后部；阴道口周缘覆盖一层较薄的黏膜皱襞，称处女膜，在膜中央有一小孔，孔的形状、大小及膜厚薄因人而异；处女膜多在初次性交或剧烈运动时破裂，留有处女膜痕。

二、内生殖器

女性内生殖器包括阴道、子宫、输卵管及卵巢，后两者合称为子宫附件（图2-2）。

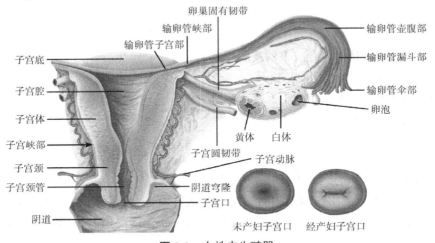

图 2-2　女性内生殖器

（一）阴道

1. 功能　阴道（vagina）为性交器官，也是排出月经血和胎儿娩出的通道。

2. 位置形态　阴道位于真骨盆的下部中央，上宽下窄，呈扁平的肌性管道，前壁长 7～9cm，与膀胱和尿道相邻；后壁长 10～12cm，与直肠贴近。上端包绕子宫颈的组织称阴道穹隆，按其位置分前、后、左、右 4 部分，其中后穹隆最深，上与直肠子宫陷凹紧密相邻，为盆腔最低部位，临床上常经此处行穿刺术或引流术；阴道下端开口于阴道前庭的后半部。

3. 组织结构　阴道壁由黏膜、肌层和纤维组织膜构成。阴道黏膜由非角化的复层鳞状上皮细胞覆盖，无腺体，有许多横纹皱襞，有较大的伸展性，上端 1/3 黏膜受卵巢激素影响发生周期性变化。幼女及绝经后妇女阴道黏膜上皮甚薄、皱襞少、伸展性小、酸度低，易受创伤和感染。阴道壁静脉丛丰富，局部受伤易出血或形成血肿。

（二）子宫

1. 功能　子宫（uterus）为产生月经、孕育胚胎和胎儿的器官。
2. 形态　子宫为空腔壁厚的肌性器官，呈倒置的梨形，重 50 ～ 70g，长 7 ～ 8cm，宽 4 ～ 5cm，厚 2 ～ 3cm；子宫分为底、体、颈三部分，上端宽而圆凸的部分为子宫底，子宫底两侧为子宫角，与输卵管相通；下端狭长而细的称子宫颈；子宫底与子宫颈之间的部分为子宫体；子宫体与子宫颈的比例，婴儿期为 1 ∶ 2，青春期为 1 ∶ 1，生育期达 2 ∶ 1，绝经后为 1 ∶ 1（图 2-3）。

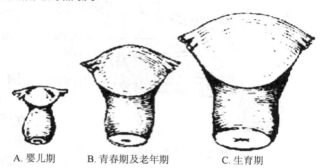

A. 婴儿期　　B. 青春期及老年期　　C. 生育期

图 2-3　不同年龄子宫体与子宫颈的发育比较

子宫腔为倒置的三角形，容积约 5ml；子宫颈管内腔呈梭形，称子宫颈管。子宫腔上部的两端通向输卵管，尖端向下与子宫颈管相通。在子宫体与子宫颈之间最狭窄的部分，称子宫峡部，非孕期长约 1cm，妊娠末期可伸长到 7 ～ 10cm，成为子宫下段，也是剖宫产术常用切口部位。子宫峡部上端较狭窄，称为解剖学内口，下端处因子宫腔黏膜转变为子宫颈黏膜，故称为组织学内口（图 2-4）。子宫颈分两部分，下端伸入阴道内的部分称为子宫颈阴道部，其上为子宫颈阴道上部；成年女性长 2.5 ～ 3.0cm，其下端开口于阴道内，称为子宫颈外口；未产妇的子宫颈外口呈圆形，已产妇的子宫颈外口受分娩影响呈 "一" 形横裂状。

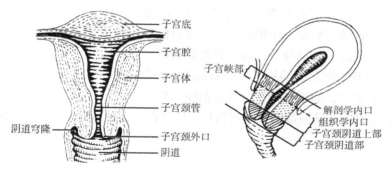

图 2-4　子宫冠、矢状切面

3. 组织结构　子宫体和子宫颈的组织结构有所不同。

（1）子宫体　由内而外分为内膜层、肌层和浆膜层三层。子宫内膜层位于子宫腔表面，无内膜下组织。

1）子宫内膜分为 3 层：致密层、海绵层和基底层。①内膜表面 2/3 为致密层和海绵层，统称功能层，受卵巢激素影响发生周期性变化而脱落；②基底层为与肌层紧贴的 1/3 内膜，具有修复和再生作用，对卵巢激素不敏感，无周期性变化。

2）子宫肌层非孕期厚约 0.8cm，由大量平滑肌和少量弹力纤维和胶原纤维构成，根据肌束走向分三层：①外层纵行，极薄，是子宫收缩的起点；②中层多呈 "8" 字形，围绕血管交织成网状，可收缩止血；③内层环行，痉挛性收缩可形成子宫收缩环。分娩时子宫平滑肌收缩是胎儿及其附属物娩出的主力。

3）子宫浆膜层为覆盖在子宫底和子宫体的腹膜，在子宫前面近子宫峡部处向前反折覆盖膀胱形成膀胱子宫陷凹；后面在子宫颈后方及阴道后穹隆部折向直肠形成直肠子宫陷凹，亦称道格拉斯陷凹，为盆腔最低部位，通过 B 型超声能检测到积血或积液。

（2）子宫颈　由纤维结缔组织构成，其内含有少量平滑肌纤维、血管和弹力纤维。子宫颈管黏膜为单层高柱状上皮，含有许多腺体可分泌碱性黏液，堵塞子宫颈管。子宫颈阴道部的黏膜为复层鳞状上皮，其表面光滑。在子宫颈外口柱状上皮与鳞状上皮交接处是子宫颈癌的好发部位。

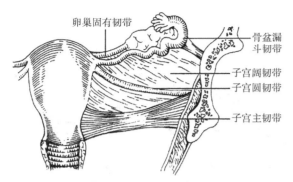

图 2-5　子宫各韧带

4. 位置　正常子宫位于骨盆腔中央，呈轻度前倾前屈位。子宫底位于骨盆入口平面以下，子宫颈外口位于坐骨棘平面稍上方。子宫的活动度较大，其位置与膀胱、直肠的充盈度及妊娠有关。

5. 子宫韧带　维持子宫正常位置除了盆底组织外，还有 4 对韧带（图 2-5）。

（1）子宫阔韧带　为覆盖于子宫前后壁的脏层腹膜，在子宫侧缘融合向两侧延伸达骨盆侧壁形成一对翼状组织。阔韧带分前后两叶，上缘内 2/3 包围输卵管（伞部无腹膜遮盖）；外 1/3 包绕卵巢动脉、卵巢静脉形成骨盆漏斗韧带（亦称卵巢悬韧带）；卵巢内侧与子宫角间的阔韧带稍增厚，形成卵巢固有韧带；卵巢与阔韧带后叶相接处为卵巢系膜；在输卵管以下、卵巢附着处以上的阔韧带称输卵管系膜；子宫体两侧的阔韧带内有丰富的血管、神经、淋巴管及大量疏松结缔组织，统称为宫旁组织，子宫动脉、静脉和输尿管均从阔韧带基底部穿过。

（2）子宫圆韧带　因呈圆索状而得名，长 12 ～ 14cm，由结缔组织和平滑肌组成。起于两侧子宫角的前面输卵管近端的下方，之后向前下方伸展达两侧骨盆壁，再穿过腹股沟管终止于大阴唇前端，其作用为保持子宫前倾位。

（3）子宫主韧带　在阔韧带的下方，起自子宫颈两侧横行于骨盆侧壁，为一对坚韧的平滑肌与结缔组织纤维束，又名子宫颈横韧带，作用是固定子宫颈位置，防止子宫下垂。

（4）子宫骶韧带　起自子宫颈与子宫体交界处的后侧上方，向后绕过直肠两侧，终止于第 2、3 骶椎前面的筋膜。韧带内有支配膀胱的神经，子宫切除术中如切断韧带可引起尿潴留。子宫骶韧带短厚有力，将子宫颈向后上牵引，间接维持子宫处于前倾位置。

若以上韧带、盆底肌肉和筋膜薄弱或受损伤后，可导致子宫位置异常，形成不同程度的子宫脱垂。

（三）输卵管

1. 功能　输卵管（oviduct）为输送精子、卵子、受精卵的通道，也是卵子与精子相遇结合为受精卵的场所。

2. 分部　输卵管内向外分为 4 部分。①间质部：为通入子宫壁内部分，管腔最窄，仅 1cm 长。②峡部：在间质部外侧，管腔细直狭窄，长 2 ～ 3cm，为绝育术结扎的部位。③壶腹部：在峡部外侧，壁薄而腔大弯曲，长 5 ～ 8cm，为受精的部位，也是临床上发生异位妊娠的常见部位。④伞部：为输卵管的末端，长 1.0 ～ 1.5cm，开口于腹腔，有许多指状突起，游离呈漏斗状，具有 "拾卵" 作用（图 2-6）。

3. 组织结构　输卵管壁由 3 层构成：①外层为浆膜层，为腹膜的一部分，亦即阔韧带上缘；②中层为平滑肌层，由远端向近端有节奏地收缩，有协助拾卵、输送受精卵及阻止经血逆流和宫腔感染向腹腔扩散的作用；③内层为黏膜层，由单层高柱状上皮组成，上皮细胞分

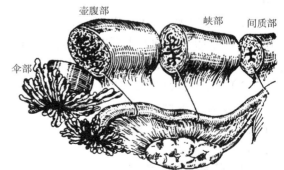

图 2-6　输卵管各部及其横断面

为纤毛细胞、无纤毛细胞、楔状细胞及未分化细胞。纤毛细胞的纤毛摆动有助于运送卵子；无纤毛细胞又称分泌细胞，有分泌作用；楔形细胞可能为无纤毛细胞的前身；未分化细胞亦称游走细胞，为上皮的储备细胞，其他上皮细胞可能由它产生或补充。输卵管的上皮细胞和平滑肌受卵巢激素影响可发生周期性变化。

（四）卵巢

1. 功能　卵巢（ovary）具有生殖和内分泌功能，能产生和排出卵子、分泌性激素。

2. 位置形态　卵巢位于输卵管后下方的卵巢窝内，前缘以卵巢系膜连接于阔韧带后叶，中部有卵巢门，血管与神经即经此出入卵巢，外侧借骨盆漏斗韧带（卵巢悬韧带）连于骨盆壁；内侧借卵巢固有韧带与子宫相连。卵巢为一对扁椭圆形的性腺器官，青春期前卵巢表面光滑；青春期开始发育后，因周期性排卵卵巢表面凹凸不平。成年女性的卵巢约 4cm×3cm×1cm 大小，重 5～6g，呈灰白色；绝经后卵巢萎缩变硬变小，盆腔检查一般不易触及。

3. 组织结构　卵巢表面无腹膜，由单层立方上皮覆盖，称生发上皮；在其内有一层纤维组织，称卵巢白膜；再向内为卵巢实质，分为皮质与髓质两部分，皮质在外层，为卵巢主体部分，含有数以万计的原始卵泡（又称始基卵泡）及致密结缔组织（即卵巢间质）；髓质在卵巢的中央，与卵巢门相连，由疏松结缔组织、血管、神经、淋巴管及少量平滑肌纤维组成，对皮质起营养作用（图 2-7）。

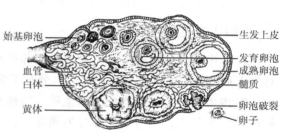

图 2-7　卵巢的结构（切面）

三、女性生殖器官的血管、淋巴及神经

（一）动脉

女性内、外生殖器官的血液供应主要来自卵巢动脉、子宫动脉、阴道动脉、阴部内动脉及阴部外动脉。

1. 卵巢动脉　自腹主动脉分出，在腹膜后沿腰大肌前下行至骨盆腔，跨过输尿管与髂总动脉下段，经骨盆漏斗韧带向内横行，再经卵巢系膜进入卵巢门。卵巢动脉在进入卵巢门处分出若干支供应输卵管，其末梢在子宫角附近与子宫动脉上行的卵巢支相吻合。

2. 子宫动脉　来自髂内动脉前干分支，在腹膜后沿骨盆侧壁向下前行，经过阔韧带基底部、宫旁组织到达子宫外侧，距子宫颈内口 2cm 处横跨输尿管至子宫侧缘，此后分为上下两支：上支较粗，沿子宫侧缘迂曲上行至宫角处又分为宫底支（分布于子宫底部）、卵巢支（与卵巢动脉末梢吻合）及输卵管支（分布于输卵管）；下支较细，分布于子宫颈及阴道上段，称子宫颈 - 阴道支。

3. 阴道动脉　为髂内动脉前干分支，有许多小分支分布于阴道中下段前后壁及膀胱顶、膀胱颈。阴道动脉与子宫动脉阴道支和阴部内动脉分支相吻合，阴道上段由子宫动脉子宫颈 - 阴道支供应，中段由阴道动脉供应，下段由阴部内动脉和痔中动脉供应。

4. 阴部内动脉　为髂内动脉前干终支，经坐骨大孔的梨状肌下孔穿出骨盆腔，绕过坐骨棘背面，再经坐骨小孔到达坐骨肛门窝，分出 4 支：痔下动脉供应直肠下段及肛门部；会阴动脉分布于会阴浅部；阴唇动脉分布于大、小阴唇；阴蒂动脉分布于阴蒂及前庭球。

5. 阴部外动脉　为股动脉发出的分支，供应阴阜附近的皮肤及大阴唇前部。

（二）静脉

盆腔静脉均与同名动脉伴行，并在相应器官及其周围形成静脉丛，且互相吻合，盆腔某脏器感染后容易造成炎症的蔓延。卵巢静脉出卵巢门后形成静脉丛，与同名动脉伴行，右侧汇入下腔静脉，左侧汇入左肾静脉，左侧盆腔静脉曲张较多见。

（三）淋巴

女性生殖系统具有丰富的淋巴管和淋巴结，多与相应的血管排列在一起，其数目、大小和位置均不恒定，分为外生殖器淋巴与盆腔淋巴两组。当内、外生殖器官有感染和肿瘤时，往往经淋巴道传播或转移，引起相应淋巴结肿大。

1. 外生殖器淋巴 分为浅、深两部分。

（1）腹股沟浅淋巴结 位于腹股沟韧带下方和大隐静脉两侧，接受阴道下段、外生殖器、会阴、肛门和下肢的淋巴液。

（2）腹股沟深淋巴结 位于股管内、股静脉内侧，收纳阴蒂、股静脉区及腹股沟浅淋巴液，之后汇入闭孔、髂内等淋巴结。

2. 盆腔淋巴 位于盆腔深部。分为 3 组：髂淋巴组、骶前淋巴组和腰淋巴组。

（四）神经

1. 外生殖器的神经支配 主要为阴部神经，在坐骨结节内侧下方分成 3 支，即会阴神经、阴蒂背神经及肛门神经（又称痔下神经），分布于会阴、阴唇、阴蒂、肛门周围。

2. 内生殖器的神经支配 内生殖器的神经主要有交感神经与副交感神经。交感神经纤维自腹主动脉前神经丛分出，下行入盆腔分为两部分：①卵巢神经丛，分布于卵巢和输卵管；②骶前神经丛，大部分在子宫颈旁形成骨盆神经丛，分布于子宫体、子宫颈、膀胱上部等。骨盆神经丛中有来自第Ⅱ、Ⅲ、Ⅳ骶神经的副交感神经纤维，并含有向心传导的感觉神经纤维；子宫平滑肌有自律活动，完全切除其神经后仍能有节律性收缩，临床上下半身截瘫的产妇也能顺利自然分娩。

四、骨盆及骨盆底

（一）骨盆

女性骨盆（pelvis）宽而浅，为支持躯干和保护盆腔脏器的重要器官，是胎儿娩出的必经骨性产道，其大小、形状对分娩有直接影响。

1. 骨盆的组成

（1）骨骼 由骶骨、尾骨及左右 2 块髋骨组成。每块髋骨又由髂骨、坐骨及耻骨融合而成。骶骨由 5 ～ 6 块骶椎构成；尾骨由 4 ～ 5 块尾椎合成（图 2-8）。

（2）关节 有耻骨联合、左右骶髂关节和骶尾关节。①两耻骨间有弹力软骨形成的耻骨联合，位于骨盆的前方；②骶髂关节由骶骨和髂骨的耳状面构成；③在骨盆后方骶骨与尾骨的联合处形成骶尾关节。各关节具有一定的活动度。

（3）韧带 主要有两对。一对是骶尾、尾骨与坐骨结节间的骶结节韧带；另一对为骶尾、尾骨与坐骨棘间的骶棘韧带。骶棘韧带的宽度即坐骨切迹宽度，是判断中骨盆是否狭窄的重要指标之一。

妊娠期受激素的影响，骨盆各韧带变得较松弛，各关节的活动性亦稍有增加，利于分娩时胎儿通过骨产道。

2. 骨盆分界 以耻骨联合上缘、两侧髂耻缘及骶骨岬上缘的连线为界，将骨盆分为假骨盆和真骨盆两部分。

（1）假骨盆 即大骨盆，位于骨盆分界线之上，为腹腔的一部分，其前为腹壁下部，两侧为髂骨翼，其后为第 5 腰椎。假骨盆的大小、形态与产道无直接关系，但其某

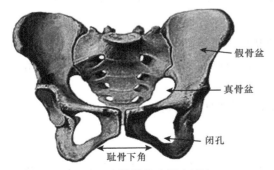

图 2-8 女性骨盆（前上观）

些径线的长短关系到真骨盆的大小，测量假骨盆的某些径线可间接评价真骨盆的大小和形态。

（2）真骨盆　即小骨盆，位于骨盆分界线之下，又称骨产道，是胎儿经阴道娩出的通道。真骨盆有上、下两口，即骨盆入口与出口。两口之间为骨盆腔，其前浅后深。骨盆腔的后壁是骶骨与尾骨，两侧为坐骨、坐骨棘、骶棘韧带，前壁为耻骨联合。坐骨棘位于真骨盆中部，经肛诊或阴道检查能触到，在分娩过程中是判断胎先露部下降程度的重要标志。骶骨前面凹陷形成骶窝，第 1 骶椎的椎体向前凸出形成骶骨岬，为测量对角径的重要据点。耻骨两升支的前部相连构成耻骨弓。

3. 骨盆的类型　根据骨盆的形状将其分为 4 种基本类型（图 2-9）。

（1）女型骨盆　其入口呈横椭圆形，髂骨翼宽而浅，入口横径较前后径稍长，耻骨弓较宽，坐骨棘间径≥ 10cm。占女性骨盆的 52% ～ 58.9%。

（2）扁平型骨盆　骨盆入口前后径短而横径长，呈扁椭圆形。耻骨弓宽、骶骨失去正常弯度，变直向后翘或呈深弧形，骨盆短浅。占女性骨盆的 23% ～ 29%。

（3）类人猿型骨盆　骨盆入口呈长椭圆形，三个平面的横径均缩短，前后径稍长。坐骨切迹较宽，两侧壁稍内聚，坐骨棘较突出，耻骨弓较窄，骶骨向后倾斜，骨盆前半部窄后半部宽。骶骨往往有 6 节，较其他类型骨盆深。占女性骨盆的 14.2% ～ 18%。

（4）男型骨盆　其入口略呈三角形，两侧壁内聚，坐骨棘突出，耻骨弓较窄，坐骨切迹呈高弓形，骶骨较直而前倾，出口后矢状径较短，呈漏斗形，易致难产。占女性骨盆的 1% ～ 3.7%。

骨盆的形态、大小除种族差异外，其还受遗传、营养及性激素的影响。上述 4 种基本类型的骨盆只是理论上归类，临床上多为混合型骨盆。

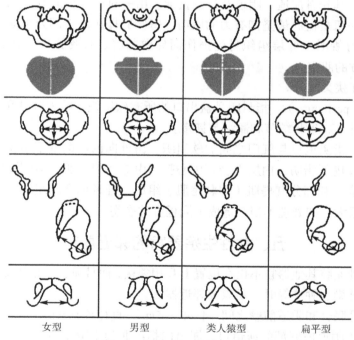

女型　　　男型　　　类人猿型　　　扁平型

图 2-9　骨盆的四种基本类型

（二）骨盆底

骨盆底（pelvic floor）是由多层肌肉和筋膜构成，封闭骨盆出口，承托盆腔脏器保持其正常位置的重要组织。骨盆底以两侧坐骨结节前缘作连线，将其分为前、后两部分：前部为尿生殖三角，又称尿生殖区，有尿道和阴道通过；后部为肛门三角，又称肛区，有肛管通过。骨盆底由 3 层组织构成。

1. 外层 在外生殖器、会阴皮肤及皮下组织的深面，由一层会阴浅筋膜及其下的 3 对肌肉和 1 个括约肌组成（图 2-10）。①球海绵体肌（阴道缩肌），位于阴道两侧，覆盖前庭球及前庭大腺，向后与肛门外括约肌互相交叉而混合。②坐骨海绵体肌，从坐骨结节内侧沿坐骨升支内侧与耻骨降支向上，最终汇集于阴蒂海绵体（阴蒂脚处）。③会阴浅横肌，自两侧坐骨结节内侧面起向中线汇合于中心腱。④肛门外括约肌，为围绕肛门的环形肌束，肌腱向前汇合于中心腱。

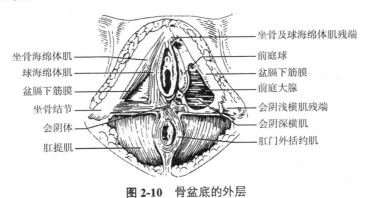

坐骨海绵体肌
球海绵体肌
盆膈下筋膜
坐骨结节
会阴体
肛提肌

坐骨及球海绵体肌残端
前庭球
盆膈下筋膜
前庭大腺
会阴浅横肌残端
会阴深横肌
肛门外括约肌

图 2-10 骨盆底的外层

2. 中层 即尿生殖膈，其上、下各有一层坚韧的筋膜，中间为尿道括约肌和一对由两侧坐骨结节至会阴中心腱的会阴深横肌组成，覆盖于骨盆出口的前三角，又称为三角韧带；其上有尿道与阴道穿过。

3. 内层 即盆膈。其间有尿道、阴道及直肠贯通。由一对三角形的肛提肌和覆盖其内外面的盆筋膜和肛筋膜组成。肛提肌是盆底最坚韧有力的肌肉。每侧肛提肌由 3 部分组成：①耻尾肌，为肛提肌的主要部分，在阴道分娩时，此层组织易受损伤而导致膀胱、直肠膨出；②髂尾肌，为居中部分；③坐尾肌，为靠外后方的肌束。

4. 会阴 有广义和狭义之分。

（1）广义的会阴（perineum） 指封闭骨盆出口的所有软组织，前为耻骨联合下缘，后为尾骨尖，两侧为耻骨下支、坐骨支、坐骨结节和骶结节韧带。

（2）狭义的会阴 指阴道口与肛门之间的软组织。由外向内逐渐变窄呈楔状，厚 3～4cm，又称会阴体。表面为皮肤及皮下脂肪，内层由会阴中心腱（由球海绵体肌、会阴浅横肌、会阴深横肌和肛门外括约肌的肌腱组成）和部分肛提肌（即耻尾肌）组成，妊娠期会阴组织变软利于分娩。分娩时承受很大压力，伸展性很大，如处理不当会造成不同程度的裂伤。

五、女性生殖器官的邻近器官

女性生殖器官与骨盆腔其他器官不仅在位置上互相邻接，而且血管、淋巴及神经也相互密切联系，当某一器官有创伤、感染、肿瘤等时，易累及邻近器官。

1. 尿道 介于耻骨联合和阴道前壁之间，长 4～5cm，直径约 0.6cm，从膀胱三角尖端开口出发，穿过尿生殖膈，终止于阴道前庭部的尿道口。尿道内括约肌为不随意肌，尿道外括约肌为随意肌，且与会阴深横肌密切联合。由于女性尿道短而直，又接近阴道、肛门，易引起泌尿系统感染。

2. 膀胱 为一囊状肌性器官，排空的膀胱为锥体形，位于耻骨联合之后、子宫之前，其大小、形状可因其盈虚度及邻近器官的大小、位置而变化。膀胱充盈时凸向骨盆腔甚至腹腔。膀胱分为顶、底、体和颈 4 部分，各部间无明显界限，膀胱底部黏膜形成一个三角区称膀胱三角，三角的尖向下为尿道内口，三角底的两侧为输尿管入口，两口相距约 2.5cm，此部与子宫颈及阴道前壁相邻，其间组织较疏松，盆底肌肉及筋膜受损时，膀胱与尿道可随子宫颈及阴道前壁一并脱出。膀胱充盈时影响子宫及阴道的位置，故妇科检查及盆腔手术时必须保持其空虚。

3. 输尿管 为一对肌性圆索状长管，长约 30cm，粗细不一；女性输尿管在腹膜后，从肾盂出发沿腰大肌前面偏中线侧下降（腰段），在骶髂关节处经髂外动脉起点的前方进入骨盆腔（盆段）继续下行，于阔韧带基底部向前内方行，于子宫颈外侧约 2cm 处，在子宫动脉的下方交叉穿过（俗称桥下流水）（图 2-11），又经子宫阴道上部的外侧 1.5 ～ 2.0cm 处而入膀胱，开口于膀胱。在施行子宫切除结扎子宫动脉时，应避免损伤输尿管。

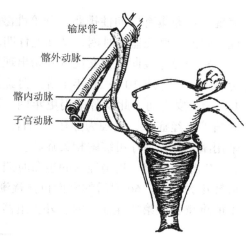

图 2-11 输尿管与子宫动脉的关系

4. 直肠　位于盆腔后部，其上接乙状结肠，下连肛管，全长 10 ～ 14cm。直肠前为子宫及阴道，后为骶骨。直肠上段有腹膜遮盖。肛管长 2 ～ 3cm，与阴道下部间有会阴体，阴道分娩时应保护会阴，避免损伤肛管。

5. 阑尾　阑尾根部连于盲肠的后内侧壁，远端游离，形似蚯蚓，长 7 ～ 9cm，位于右髂窝内，其位置、长短、粗细变化颇大，下端有时或达右侧输卵管及卵巢部位。妊娠期阑尾位置随妊娠月份增加逐渐向外上方移位，女性患阑尾炎可累及右侧附件和子宫，应注意鉴别诊断。

第 2 节　女性生殖系统生理

一、妇女一生各时期的生理特点

女性从出生到衰老是渐进连续的生理过程，亦是下丘脑 - 垂体 - 卵巢轴功能发育、成熟和衰退的过程。妇女一生根据其年龄和生理特点划分为 7 个阶段，之间无截然界限，因受遗传、环境、营养等因素的影响，存在个体间的差异。

1. 胎儿期　从受精后的第 9 周开始，胎儿已具雏形，此后各个器官的结构、功能逐渐形成和完善，此期易受内外界各种环境因素的影响，导致流产或胎儿畸形等。

2. 新生儿期　出生后 4 周内称新生儿期。女性胎儿在宫内受胎盘及母体卵巢所产生的女性激素影响，出生后乳房略隆起或有少量泌乳，外阴丰满，部分婴儿可因激素撤退出现少量阴道流血，俗称假月经。均属于生理现象，短期内自然消退。

3. 儿童期　为出生 4 周到 12 岁左右。8 岁之前体格生长发育较快，生殖器官仍处于幼稚型。表现为：阴道狭长，黏膜上皮薄、无皱襞，上皮细胞内缺乏糖原，阴道酸度低，抗感染力弱；子宫小，肌层薄，子宫颈较长，约占子宫全长的 2/3；输卵管弯曲而细；卵巢内的原始卵泡虽能大量生长，但仅为低度发育即萎缩、退化。8 岁以后，卵巢内的原始卵泡受脑垂体促性腺激素影响有一定程度的发育，但发育仍达不到成熟、排卵，能分泌低量雌激素，促使女性第二性征开始出现，如皮下脂肪在胸、髋、肩部及耻骨前面沉积，乳房、外生殖器开始发育。

4. 青春期　为从月经初潮至生殖器官逐渐发育成熟的时期。女性青春期一般为 10 ～ 19 岁。其生理特点有以下几点。①体格发育迅速，体型逐渐达到成人。②下丘脑与脑垂体促性腺激素分泌量增加、作用加强，卵巢内卵泡发育与性激素分泌，促使内、外生殖器官从幼稚型转变为成人型。表现为：阴阜隆起，大阴唇肥厚，小阴唇变大且有色素沉着；阴道变长、增宽，黏膜变厚并出现皱襞；子宫增大，子宫体占据子宫全长的 2/3；输卵管变粗，弯曲度减小；卵巢增大，皮质内有不同发育阶段的卵泡。③第二性征出现。如音调变高，乳房丰满而隆起；阴毛、腋毛出现；骨盆横径发育大于前后径；胸部、肩部皮下脂肪增多，显现女性特有的曲线美。④月经来潮是青春期开始的重要标志。第一次的月经来潮称为月经初潮。青春期早期各种激素水平开始有规律性波动，引起子宫内膜撤退性出血即为月经来潮。由于卵巢功能尚不健全，初潮后数年月经周期多为无排卵型，周期多不规律。

5. 性成熟期　多自 18 岁开始，历时 30 年左右，此期女性身体各器官的结构及功能发育日趋成熟。

表现为：卵巢有周期性排卵、分泌性激素和规律性行经，内生殖器和乳房均有周期性改变，此期是女性生殖能力最旺盛的时期，又称生育期。

6. 绝经过渡期　指女性从开始出现绝经趋势直至最后一次月经的时期。因人而异，可始于 40 岁，历时 1 ～ 2 年或 10 ～ 20 年不等。月经永久性停止为绝经。我国妇女平均绝经年龄为 49.5 岁，80% 在 44 ～ 54 岁之间。此期曾采用更年期、围绝经期名称。女性因雌激素水平降低，可出现血管舒缩障碍和精神神经症状，表现为潮热、出汗、情绪不稳定、抑郁或烦躁、睡眠障碍等，称为绝经综合征，多采用激素补充治疗可缓解相关症状。

7. 绝经后期　指绝经后的生命时期。早期卵巢停止分泌雌激素，但卵巢间质仍能分泌少量雄激素，可转化为雌酮。60 岁后的女性机体逐渐老化，步入老年期，此期卵巢功能已衰竭，雌激素水平低落，不能维持女性第二性征，内、外生殖器官萎缩老化。骨代谢失调常出现骨质疏松，易骨折。

二、月经及其临床表现

子宫内膜随卵巢的周期性变化而发生周期性脱落及出血的现象，称为月经。月经是生殖功能逐渐成熟的标志之一。第一次月经来潮称为初潮，多数女性在 13 ～ 14 岁，其早晚与遗传、身体健康、营养状况及气候条件等因素有关。

（一）月经的表现

1. 月经周期　月经来潮的第 1 天为月经周期的开始，相邻两次月经来潮的第 1 天之间间隔的时间，称为月经周期，一般为 21 ～ 35 天，平均为 28 天。

2. 经期及经量　每次月经持续的时间，称为经期，一般为 2 ～ 8 天，平均 4 ～ 6 天。一次月经出血的量，称为经量，正常为 20 ～ 60ml，多数学者认为每月的经量超过 80ml 者，即为月经过多。

3. 月经期的症状　月经属于生理现象，具有周期性和自限性，经期多无特殊症状。由于盆腔充血和前列腺素的作用，部分女性在经前、经期有下腹及腰骶部的坠胀、不适及轻度宫缩痛，少数出现腹泻等胃肠功能紊乱或头痛、失眠等轻度神经系统不稳定症状，以及鼻黏膜出血、皮肤痤疮等，多不影响生活、工作和学习。

（二）月经血的特征

月经血呈暗红色，有血腥味，无臭味，不凝固，内含有子宫内膜碎片、子宫颈黏液及脱落的阴道上皮细胞。子宫内膜中含有前列腺素及大量纤维蛋白溶酶，能溶解纤维蛋白，使月经血不凝，但出血量多及速度过快时可出现血凝块。

（三）月经期卫生

月经期盆腔充血，子宫颈口较松，宫腔有创面，生殖器官抵抗力减弱。经期要保持外阴清洁；避免过劳，防寒保暖；忌食辛辣刺激性食物；保持良好心情；禁止盆浴、坐浴、阴道冲洗；禁止性交和游泳。

三、卵巢功能及其周期性变化

（一）卵巢的功能

卵巢为性腺，具有生殖和内分泌功能，即产生和排出卵子、分泌女性激素。

（二）卵巢的周期性变化

性成熟期的女性除妊娠期和哺乳期外，卵巢在形态和功能上发生周期性变化，称为卵巢周期（图 2-12）。其主要变化如下。

1. 卵泡发育及成熟　人类卵巢中卵泡的发育始于胚胎时期，新生儿出生时卵巢内大约有 200 万个原始卵泡。原始卵泡内有一个卵母细胞，周围有一层梭形或扁平细胞；青春期后卵母细胞逐渐减少，只剩下约 30 万个。女性一生大约只有 400～500 个卵泡发育成熟并排卵，其余的卵泡发育到一定程度自行退化，这个过程称卵泡闭锁。

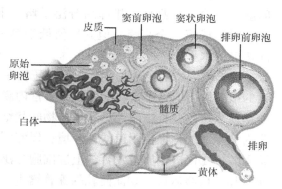

图 2-12　卵巢的周期性变化

根据卵泡发育过程中形态、大小、生长速度和组织学特征，将其依次分为原始卵泡、窦前卵泡、窦状卵泡和排卵前卵泡。排卵前卵泡为卵泡发育的最后阶段，又称成熟卵泡，大多数窦状卵泡发生退化。排卵前卵泡体积显著增大（直径为 18～23mm），卵泡液急骤增加，卵泡腔增大，卵泡向卵巢表面移行突出。排卵前卵泡的结构从外向内依次为：①卵泡外膜，为致密的卵巢间质组织，与卵巢间质无明显界限；②卵泡内膜，细胞呈多边形，血管丰富，由卵巢皮质层间质细胞衍化而来；③颗粒细胞，细胞呈立方形，能分泌雌激素，无血管，其营养来自外围的卵泡内膜，在颗粒细胞层与卵泡内膜层间有一基底膜；④卵泡腔，充满大量清澈的卵泡液，由颗粒细胞产生；⑤卵丘，突出于卵泡腔，卵细胞深藏于其中；⑥放射冠，围绕卵细胞周围的一层颗粒细胞，因呈放射状排列而得名。在放射冠与卵细胞间还有一层很薄的膜，称透明带。

2. 排卵　随着卵泡的发育成熟，其逐渐移向卵巢的表面，成熟卵泡内含有蛋白溶解酶、水解酶和前列腺素（促进卵泡周围组织收缩），在它们共同的作用下，卵泡膜发生溶解、破裂，卵细胞及其周围的部分颗粒细胞、卵泡液随即离开卵巢，此过程称为排卵。排卵多发生在下次月经来潮前 14 天左右，卵子可由两侧卵巢轮流排出，或一侧卵巢连续排出。卵子排出后，被输卵管伞部捡拾后在输卵管壁蠕动以及黏膜纤毛摆动等协同作用，进入输卵管，并循管腔向壶腹部运送，之后等待与精子相遇结合。

3. 黄体形成及退化　排卵后卵泡液流出，卵泡腔内压下降，卵泡壁塌陷，形成许多皱褶，卵泡腔内充满血块，称为血体；残存在卵泡腔内的颗粒细胞和卵泡膜细胞体积迅速增大，胞浆中出现黄色颗粒，使之外观呈黄色，称为黄体，之后卵泡膜的结缔组织、毛细血管伸入黄体中心，使之呈花瓣状，在排卵后 7～8 天（月经周期第 22 天左右）黄体发育达最高峰，直径在 1～2cm，为成熟黄体。黄素化后的颗粒细胞及卵泡膜细胞，统称为黄体细胞，能分泌雌激素和孕激素。若排出的卵子已受精，则黄体继续发育更名为妊娠黄体，约于妊娠第 10 周后开始退化，其功能由胎盘逐渐取代。若排出的卵子未受精，则黄体在排卵后 9～10 天开始退化（黄体寿命在 14 天左右）。退化时黄体细胞逐渐萎缩变小，周围的结缔组织及成纤维细胞侵入，最终由结缔组织代替，组织纤维化，外观呈白色，称之为白体。黄体功能衰退后雌激素、孕激素分泌水平下降，月经随之来潮，本周期结束，之后卵巢中又有新的卵泡发育，新周期重新开始。

（三）卵巢分泌的激素及其功能

卵巢合成及分泌的性激素，主要为雌激素、孕激素和少量雄激素。

1. 雌激素分泌的周期性变化及功能

（1）雌激素存在的形式　主要为雌二醇和雌酮，雌三醇为其降解产物。雌激素的生物活性以雌二醇最强，雌酮次之，雌三醇最弱。雌激素、雄激素及孕激素之间的关系密切，孕酮是雄烯二酮及睾酮的前身，雄烯二酮和睾酮又是雌酮和雌二醇的前身，三者基本结构虽极相近，但作用却不同。甾体激素主要在肝脏代谢，降解产物大部分经肾小球滤过，或经肾小管分泌到尿中排出。

（2）雌激素的分泌水平　雌激素主要由发育中的颗粒细胞、卵泡膜细胞和排卵后的黄体细胞产生。在卵泡开始发育时，雌激素分泌量很少，随着卵泡渐趋成熟，雌激素分泌量也逐渐增加，于排卵前形成第一个高峰，排卵后分泌量略有下降（颗粒细胞数目略减少），约在排卵后 7～8 天黄体成熟时形成第二个高峰，但其峰值低于第一个高峰；黄体萎缩时雌激素水平急骤下降，在月经来潮前达最低水平。

（3）雌激素的生理功能　①促使子宫平滑肌细胞增生肥大，肌层变厚，血运增加；提高其对缩宫素的敏感性，增强子宫收缩力；使子宫内膜增生；子宫颈口松弛，子宫颈腺体分泌量增加，黏液质地变稀薄，拉丝变长，涂片见羊齿植物叶状结晶。②使阴道上皮细胞增生、角化、成熟；黏膜变厚，细胞内糖原增加，保持阴道酸性环境；促使阴唇发育、丰满。③促使卵巢中卵泡发育，有助于卵巢积储胆固醇。④促进输卵管发育，上皮细胞分泌及纤毛生长；加强输卵管节律性收缩的振幅，利于精子、卵子和受精卵运行。⑤促使乳腺腺管增生，乳头、乳晕着色；大量的雌激素可抑制乳汁的分泌。⑥促进女性第二性征的发育。⑦对下丘脑正、负反馈调节，控制脑垂体促性腺激素的分泌量。⑧促进肾小管对水钠的重吸收，使钙盐、磷盐在骨质中沉积，维持正常骨质。⑨降低胆固醇与磷脂的比例，防止动脉硬化的形成。

2. 孕激素分泌的周期性变化及功能

（1）孕激素存在的形式　孕激素又称为孕酮或黄体酮，其代谢产物为孕二醇，经尿排出，临床上通过测定尿中孕二醇的水平，评价卵巢有否排卵和黄体功能。

（2）孕激素的分泌水平　孕激素在卵巢、肾上腺皮质和胎盘中均可合成，卵泡期无孕激素分泌，排卵前卵泡中的颗粒细胞，在黄体生成素（LH）达高峰的作用下开始黄素化，分泌少量孕激素，排卵后因黄体细胞的形成其分泌量增加，排卵后 7～8 天黄体成熟，孕激素分泌量达最高峰，之后随黄体萎缩其量逐渐下降，在月经来潮时恢复到排卵前水平。

（3）孕激素的生理功能　①使子宫平滑肌纤维松弛，降低妊娠子宫对缩宫素的敏感性，利于胚胎及胎儿在宫腔内生长发育；在雌激素作用的基础上孕激素使子宫内膜由增殖期转变为分泌期，为受精卵着床做准备；使子宫颈腺体分泌黏液量减少、变稠，拉丝度减少，涂片呈椭圆体，并形成黏液栓堵塞宫口，防止病原菌上行感染。②抑制输卵管平滑肌节律性收缩的振幅。③使阴道上皮细胞角化现象消失，涂片细胞卷边，呈舟形。临床上通过阴道脱落细胞学检查以评价卵巢的内分泌功能。④在雌激素作用的基础上，孕激素能促进乳腺腺泡的发育，使乳房丰满。⑤对下丘脑负反馈调节，影响脑垂体促性腺激素分泌水平。⑥兴奋下丘脑体温调节中枢，使排卵后基础体温升高 0.3～0.5℃，临床上测定基础体温可作为评价卵巢是否排卵的重要标志之一。⑦孕激素能促进肾小管对水钠的排泄。

以上两种激素的生理功能显示，孕激素多在雌激素作用的基础上，进一步促使女性生殖器和乳房的发育，为妊娠准备条件；两者即有协同作用；又有拮抗作用。

3. 雄激素的生理作用　雄激素主要来源于肾上腺，少量来自卵巢中卵泡膜和卵泡间质细胞。雄激素是合成雌激素的前体，亦为雌激素的拮抗物，是维持女性正常生殖功能的重要激素，促使阴蒂、阴唇、阴阜的发育和阴毛、腋毛的生长；促进蛋白质合成，使基础代谢率增加，并刺激骨髓中红细胞的增生，在性成熟期前，促使长骨骨基质生长和钙的保留，性成熟后可使骨骺关闭，使生长停止。

4. 卵巢多肽激素　卵巢除分泌甾体类激素外，还能分泌一定量多肽激素（松弛素、促卵泡素）、性腺分泌抑制素和生长因子等。

四、子宫内膜及其他生殖器官的周期性变化

卵巢的周期性变化促使女性生殖器也发生一系列相应的周期性变化，尤以子宫内膜的周期性变化最为显著。

（一）子宫内膜的周期性变化

以 28 天月经周期为例，子宫内膜组织的周期性变化分为 3 个时期（图 2-14）。

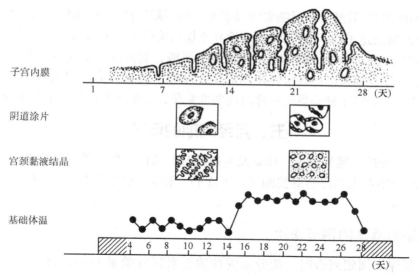

图 2-14　月经周期中子宫内膜、阴道涂片、宫颈黏液结晶和基础体温的周期性变化

1. 增殖期　月经周期的第 5～14 天。在卵泡发育及成熟过程中分泌雌激素，作用于子宫内膜，使子宫内膜上皮与间质细胞开始增生变厚，腺体增多变长，内膜呈充血状态。

2. 分泌期　月经周期的第 15～28 天。黄体形成后，在孕激素作用下，子宫内膜由增殖期转变为分泌期，内膜继续增厚，血管增多迂曲，腺体增多变长呈分泌状态，间质疏松水肿，血供充足，适合囊胚植入和胚胎发育。

3. 月经期　月经周期第 1～4 天。黄体萎缩，雌激素、孕激素水平下降，内膜中的前列腺素合成活化，刺激子宫肌层收缩，使内膜功能层螺旋小动脉持续痉挛，血流减少，内膜缺血受损，组织变性、坏死，血管壁通透性增加、破裂，导致内膜底部血肿形成，加速组织坏死剥脱与血液相混而排出，即形成月经（图 2-15）。

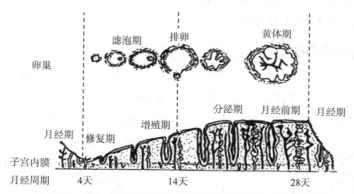

图 2-15　子宫内膜周期性变化与卵巢周期性变化的关系

（二）生殖器其他部位的周期性变化

1. 阴道黏膜的周期性变化　在月经周期中，随着雌激素、孕激素水平的消长，阴道黏膜发生周期性改变，其改变在其上段更明显。排卵前，阴道上皮在雌激素的作用下，底层细胞增生逐渐演变为中层与表层细胞，使阴道上皮增厚，表层细胞出现角化，其程度在排卵期最明显；黏膜上的毛细血管能产生少量渗出液，使阴道保持一定的湿润度；上皮细胞内含有丰富的糖原，经阴道乳酸杆菌分解后产生乳酸，使其保持一定的酸度（pH 4～5），抑制致病菌在阴道内的繁殖，称阴道自洁作用。排卵后，在孕激素的作用下，表层细胞脱落。临床上借助阴道脱落细胞学检查，评价体内激素水平和卵巢有否排卵。

2. 子宫颈黏液的周期性变化　在卵巢激素的作用下，子宫颈腺体分泌的黏液在其物理、化学性质上均有明显的周期性改变。月经干净后随着雌激素水平的不断提高，至排卵期子宫颈黏液的分泌量增加，变稀薄、透明，拉丝度长达 10cm 以上，取黏液涂片干燥后镜检见羊齿植物叶状结晶，于周期的第 6～7 天开始出现，至排卵期最为典型；排卵后受孕激素的影响，黏液分泌量逐渐减少，质地黏稠、混浊，拉丝度差，易断裂，涂片镜检结晶逐步模糊，至月经周期第 22 天左右此现象完全消失，取而代之的是以排列成行的椭圆体。观察子宫颈黏液涂片的周期性变化，是临床上评价卵巢功能的辅助检查项目。

五、月经周期的调节

在性成熟期，除妊娠、哺乳期外，卵巢及生殖器其他部位发生一系列周期性变化，这种变化称为性周期。从青春期开始在大脑皮质的控制下，下丘脑 - 垂体 - 卵巢三者的相互作用，成为性周期调节的主要轴线（图 2-16）。

（一）下丘脑对垂体的调节作用

下丘脑的某些神经细胞兴奋时，能分泌促性腺激素释放激素（gonadotropin releasing hormone，GnRH），通过下丘脑与垂体之间的门脉系统进入垂体前叶，促使其合成和释放促性腺激素。

（二）垂体前叶对卵巢的调节作用

垂体在下丘脑分泌的 GnRH 作用下，分泌卵泡刺激素（FSH）与黄体生成素（LH），这两种激素能控制卵巢中的卵泡发育、成熟和排卵过程，并促使排卵后残留的卵泡腔形成黄体，产生孕激素与雌激素。

（三）卵巢激素对下丘脑和垂体的反馈性调节作用

卵巢激素对下丘脑 - 垂体分泌活动的调节，称为反馈性调节。下丘脑不同部位对卵巢激素作用的反应不同，能使其兴奋性增强，分泌性激素量增加者，称正反馈；反之，为负反馈。大量的雌激素能抑制垂体分泌 FSH（负反馈）；同时又兴奋垂体分泌 LH（正反馈）；大量孕激素和雌激素有协同作用，对垂体分泌的 LH 均有抑制作用（负反馈）。

（四）月经周期的调节机制

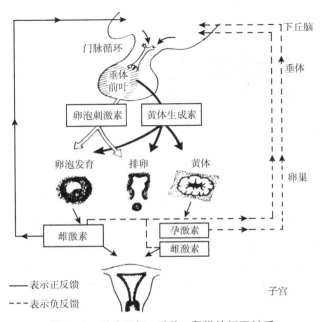

—— 表示正反馈
--- 表示负反馈

图 2-16 丘脑下部 - 垂体 - 卵巢的相互关系

1. 卵泡期　前一周期末黄体萎缩，孕激素和雌激素水平急剧下降，对下丘脑负反馈作用解除，使 GnRH 分泌增加，刺激垂体分泌 FSH 和少量 LH；两者作用于卵巢中的卵泡，使其逐渐发育成熟，雌激素分泌量逐渐增多，促使子宫内膜增生、修复。

2. 排卵期　随着卵泡逐渐趋于成熟，雌激素量相应增加，在排卵前达到高峰，通过对下丘脑的正、负反馈调节作用，使垂体分泌的 FSH 逐渐减少、LH 增多，两者达到一定比例时成熟的卵泡排卵。

3. 黄体期　排卵过程中部分颗粒细胞排出，雌激素分泌量略有减少，在少量 FSH 和 LH 的协同作用下，黄体逐渐形成达到成熟；黄体形成后黄体细胞分泌雌激素和孕激素，使子宫内膜由增殖期转变为分泌期。

4. 月经期　在黄体细胞分泌的大量孕激素和

雌激素共同作用下，对下丘脑和垂体行负反馈调节，使 LH 和 FSH 均减少；当排出的卵子未受精时，则黄体开始萎缩，雌激素、孕激素量逐渐下降，在降至最低水平，不足以维持子宫内膜继续发生分泌期变化时，内膜血管痉挛，缺血坏死、脱落出血，即月经来潮。月经的来潮标志着本周期的结束，新周期的开始（图 2-16）。

目标检测

A₁/A₂ 型题

1. 有关成人正常子宫的描述，哪项说法是错误的（　　）
    A. 子宫位于骨盆腔中央，坐骨棘水平以下
    B. 子宫长 7～8cm
    C. 子宫重 50～70g
    D. 子宫腔容量约 5ml
    E. 子宫腔呈上宽下窄的三角形

2. 下列哪项不是生殖器官的邻近器官（　　）
    A. 膀胱　　　　　　　B. 尿道
    C. 输尿管　　　　　　D. 结肠
    E. 直肠

3. 性兴奋时滑润阴道口的分泌物来自于（　　）
    A. 那氏腺　　　　　　B. 前庭大腺
    C. 尿道旁腺　　　　　D. 子宫颈分泌物
    E. 阴道内液体

4. 关于子宫峡部，下列叙述错误的是（　　）
    A. 是指子宫体与子宫颈之间最狭窄的部分
    B. 非妊娠时长 7～10cm
    C. 上端为解剖学内口
    D. 下端为组织学内口
    E. 妊娠后逐渐伸展延长，形成子宫下段

5. 维持子宫颈位置的重要韧带是（　　）
    A. 子宫圆韧带　　　　B. 骨盆漏斗韧带
    C. 子宫主韧带　　　　D. 子宫骶韧带
    E. 子宫阔韧带

6. 关于会阴下述哪项是错误的（　　）
    A. 会阴是阴道口与肛门之间楔形软组织
    B. 会阴也是盆底的一部分
    C. 会阴包括皮肤、筋膜、部分肛提肌
    D. 中心腱是会阴组成部分
    E. 分娩时会阴伸展性很小

7. 青春期开始的重要标志是（　　）
    A. 音调变高　　　　　B. 乳房丰满
    C. 皮下脂肪丰满　　　D. 月经初潮
    E. 阴毛、腋毛出现

8. 李某，女，18 岁学生，因受骑跨伤，外阴易形成血肿的部位是（　　）
    A. 阴阜　　　　　　　B. 小阴唇
    C. 大阴唇　　　　　　D. 阴蒂
    E. 阴道前庭

9. 刘某，女，月经周期为 28 天，且有排卵，于月经周期的第 23 天行刮宫，检查子宫内膜应处于（　　）
    A. 增殖期　　　　　　B. 分泌期
    C. 月经前期　　　　　D. 月经期
    E. 增殖期和分泌期

10. 刘某，女，月经周期为 28 天，排卵期应为月经周期的第几天（　　）
    A. 14 天　　　　　　 B. 16 天
    C. 18 天　　　　　　 D. 20 天
    E. 22 天

11. 学生小花向老师请教雌激素的生理作用，请为小花选一正确答案（　　）
    A. 使子宫肌肉松弛
    B. 抑制输卵管的蠕动
    C. 使乳腺腺管增生
    D. 对下丘脑和垂体只有负反馈作用
    E. 使排卵后体温下降 0.3～0.5℃

A₃/A₄ 型题

（12～13 题共用题干）

王某，女，25 岁，月经周期为 32 天，经期 3～5 天，今日来院咨询关于月经及受孕方面的问题。关于王女士遇到的问题，请做出正确的选择。

12. 在月经周期中测基础体温，发现体温有波动，排卵后使基础体温升高的激素是（　　）
    A. 雌激素　　　　　　B. 孕激素
    C. 雄激素　　　　　　D. 黄体生成素
    E. 催乳素

13. 做子宫颈黏液检查，发现分泌物增多，而且稀薄，拉丝度大，此种变化是受哪种激素影响（　　）
    A. hCG　　　　　　　B. 催乳素
    C. 雌激素　　　　　　D. 孕激素
    E. 雄激素

（张　欣）

第3章
妇科病史采集与护理评估

第1节 妇科病史的采集

 案例 3-1

刘某，女，36 岁，2 年前妇科普查时发现卵巢稍大，鉴于平时仅偶有下腹部轻微坠胀感并未引起注意。此次普查 B 超提示右卵巢囊性包块，拳头大小，部分实质，表面尚光滑，提示卵巢恶性肿瘤可能。针对刘女士的情况，需要进行妇科病史的采集和妇科检查。

问题：1. 如何对刘女士进行妇科病史的采集？
  2. 对刘女士进行妇科病史采集的内容主要有哪几项？
  3. 妇科检查的方法和注意事项有哪些？

妇科病史即健康史，是妇科病历的重要组成部分，既具有一般健康史的基本内容，又具有妇科本身的特点。健康史的全面性、系统性和准确性对妇科疾病的诊断及治疗起着决定性的作用。

一、健康史采集的方法

妇科患者健康资料是进行妇科护理评估的前提，对确定护理诊断、制订护理计划、评价护理结果有重要意义。采集妇科患者健康资料时，可以采用观察、会谈、身体检查和心理测试等方法获得护理对象的生理、心理、精神、社会和文化等各方面的资料。由于妇科患者疾病常涉及患者的隐私和性生活有关的内容，患者有害羞和不适，不愿说出实情，因此在采集资料时应做到态度和蔼，语言亲切，关心体贴和尊重患者，耐心细致地询问和体格检查，并给予保守秘密的承诺，尽量避免第三者在场。采用启发式询问，避免暗示和主观臆测。危重患者在初步了解病情后，应立即抢救，以免贻误治疗。对院外转诊患者，应当索要患者的外院病历作为重要参考资料。

二、健康史采集的内容

健康史主要包括一般项目、主诉、现病史、月经史、婚育史、既往史、个人史和家族史 8 个方面。

1. 一般项目　包括姓名、性别、年龄、籍贯、民族、婚姻状况、职业、文化程度、宗教信仰、出生地、现住址、工作单位、身份证号、邮政编码、电话、入院时间、入院方式、记录时间、病史叙述者（注明可靠程度）。

2. 主诉　了解患者就诊的主要问题、主要症状（或体征）、出现的时间、持续时间、严重程度和患者应对方式。主诉语言要简洁明了，一般以不超过 20 字为宜。妇科常见症状有外阴瘙痒、阴道出血、白带异常、停经、闭经、下腹痛、下腹部肿块、不孕等。若患者有停经、阴道出血及腹痛三种主要症状，则应按照其发生的时间顺序书写，如停经 × 日，阴道出血 × 日，腹痛 × 小时。若患者无任何自觉症状，而为妇科普查时发现下腹肿块，主诉应写为：普查发现"下腹肿块"× 日。

3. 现病史　是健康史中的主体部分。围绕主诉，按症状出现的先后，详细记录从起病到就诊时疾病的发生、发展及其变化的经过和诊疗情况。其内容主要包括：①起病时间、缓急，可能的病因和诱因（必要时包括起病前的一些情况）；②主要症状（或体征）出现的时间、部位、性质、程度及其演变过程；③伴随症状的特点及变化，对具有鉴别诊断意义的重要阳性和阴性症状（或体征）亦应加以说明；④对患有与本病有关的慢性病者或旧病复发者，应着重了解其初发时的情况和重大变化以及最近复发的情况；⑤发病以来曾在何处做哪些诊疗，包括诊疗日期，检查结果，用药名称及其剂量、用法，手术方式，疗效等；⑥与本科疾病无关的未愈仍需诊治的其他科重要疾病，应另段叙述；⑦发病以来的一般情况，如精神、食欲、食量、睡眠、大小便、体力和体重的变化等。

4. 月经史　是健康史中重要内容，包括：初潮年龄、月经周期、经期及绝经年龄或末次月经日期。

如初潮 14 岁、周期 28～30 天、经期 4～5 天、52 岁绝经，可简写为：$14\dfrac{4\sim5}{28\sim30}52$，每次经量多少（可问每次经期用卫生纸若干包，或每晚换月经垫若干次），有无血块，经前有无不适（乳房胀痛、水肿、精神抑郁、易激动等），有无痛经及疼痛部位、性质、程度、起始和消失时间。常规询问末次月经（LMP）及其经量和持续时间，必要时还应询问前次月经日期（PMP）。绝经者要询问绝经期有无不适或绝经后有无出血等。

5. 婚育史　包括婚次及每次结婚年龄，是否近亲结婚（直系血亲及三代旁系），对方健康及同居情况；足月产、早产、流产及现存子女数，如足月产 3 次，无早产，流产 1 次，现存子女 2 人可简写为 3-0-1-2 或用孕 4 产 3（G_4P_3）表示；分娩方式，婴儿出生情况，产后或流产后有无出血、感染史、流产方式及经过，末次分娩或流产时间；采用何种计划生育措施及其效果等。

6. 既往史　指患者本次发病以前的健康及疾病情况，特别是与现患疾病有密切关系的疾病，按时间先后记录。其内容主要包括：既往健康状况；疾病史、传染病或地方病病史；预防接种史；外伤手术史；输血史和药物过敏史等。

7. 个人史　了解患者生活和居住情况、出生地和曾居住地、个人特殊嗜好、自理程度、生活方式、睡眠、饮食、营养、卫生习惯等。与家人和他人的关系，对待职业、工作、退休的满意度，有无烟酒嗜好、吸毒史，有无冶游史等。

8. 家族史　了解患者家庭成员中父母、兄弟、姐妹及子女的健康情况；有无可能与遗传有关的疾病（如高血压、糖尿病、乳腺癌、卵巢癌等）及传染病（如结核）；有无家族性遗传性疾病（如血友病、白化病等）。

第 2 节　妇科患者常见的护理诊断 / 问题及护理评估

一、身体评估的内容与方法

身体评估应在采集健康史后进行，检查范围包括全身检查、腹部检查和盆腔检查。除急诊外，应按下列先后顺序进行。其中盆腔检查又称妇科检查，是了解内外生殖器情况和诊断妇科疾病特有的检查方法。

（一）全身检查

常规测量身高、体重、体温、脉搏、呼吸、血压等生命体征。其他检查包括观察患者的精神状态、全身发育情况、毛发分布、皮肤黏膜、表浅淋巴结、头颈部器官、乳房、心、肺、脊柱、四肢情况。

（二）腹部检查

腹部检查为妇科体格检查的重要组成部分，应在盆腔检查前进行。观察腹部有无隆起、瘢痕、妊娠纹、**静脉曲张**等；触诊腹部有无压痛、反跳痛和肌紧张，肝、脾、肾有无增大和压痛，腹部能否触及包块；叩诊有无移动性浊音；听诊有无肠鸣音；合并妊娠者，应检查宫高、腹围、胎心、胎位及胎儿大小。

（三）盆腔检查

盆腔检查又称妇科检查，包括外阴、阴道、子宫颈、子宫体及双侧附件检查。

1. 检查基本要求与护理配合

（1）热情接待患者，态度和蔼、语言亲切，体贴尊重患者，注意遮挡和保暖，并给予保护隐私的承诺，耐心解释检查方法和目的，取得患者的信任和配合。

（2）准备好光源、消毒器械及用物，室内温度适宜。

（3）检查前嘱患者排空膀胱，协助患者脱去一条裤腿，取膀胱截石位，检查者动作轻柔。

（4）月经期应避免阴道检查，异常阴道出血必须行阴道检查者，应配合医生做好外阴、阴道严格消毒。

（5）为避免交叉感染，要应用无菌手套和检查器械，臀下一次性垫单或纸巾一人一更换，非一次性物品应及时消毒处理。

（6）未婚妇女禁做阴道检查，一般做肛门 - 腹部诊检查，如确有检查必要，须征得家属及本人同意或签字后方可行阴道检查，检查时只用示指伸入阴道扪诊。

（7）患者过于紧张腹壁不易下按者，嘱其深呼吸或与其谈话转移注意力等，缓解其紧张情绪。

（8）男医生检查需女护士在场，避免不必要的误会。

2. 检查方法及步骤

（1）**外阴部检查**　主要检查外阴部发育状况及有无病变。观察外阴发育及阴毛分布情况，注意大阴唇、小阴唇及会阴部位有无皮炎、溃疡、赘生物或肿块，皮肤和黏膜色泽，有无色素减退及质地变化，有无增厚、变薄或萎缩，查看尿道外口周围黏膜色泽及有无赘生物，处女膜是否完整，会阴有无侧切或陈旧性撕裂瘢痕。最后让患者向下屏气，观察有无阴道前后壁膨出、子宫脱垂及尿失禁等。

（2）**阴道窥器检查**　将阴道窥器两叶合拢，用润滑剂润滑两叶前端。若行阴道涂片细胞学检查，则不涂润滑剂，一般用生理盐水，以免影响检查结果。左手示指和拇指轻轻分开小阴唇，右手持阴道窥器，沿阴道后壁缓慢斜行插入阴道内，边向上向内推进边将其两叶旋转成正位，缓慢张开窥器两叶，直至完全暴露子宫颈外口、阴道壁及穹隆部（图3-1）。先观察阴道壁黏膜色泽、皱襞多少，有无红肿、溃疡、出血、赘生物、阴道隔或双阴道等先天畸形。注意阴道分泌物的量、性状、色泽及有无臭味；观察子宫颈大小、颜色及外口形状；注意有无裂伤、糜烂、息肉、肿物和接触性出血。需做子宫颈刮片或阴道分泌物涂片时，可于此时进行。检查完毕，合拢窥器上下两叶后转成侧位取出。

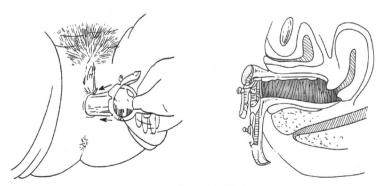

图3-1　阴道窥器检查

（3）**双合诊**　检查者一手示指和中指或一指放入阴道内，另一手在腹部配合进行检查的方法称为双合诊（图3-2）。双合诊是盆腔检查中最常用、最重要的检查项目。

检查方法：检查者戴无菌手套，右手或左手示、中两指蘸润滑剂，顺阴道后壁轻轻插入，检查阴道通畅度和深度，再触子宫颈大小、形状、硬度及外口情况，有无接触性出血。当触及子宫颈外口方向朝后时子宫体为前倾；朝前时子宫体为后倾；子宫颈外口朝前且阴道内手指伸达阴道后穹隆顶部可触及子宫体时，子宫为后屈。随后将阴道内两指放在子宫颈后方，另手掌心朝下手指平放在患者腹部平脐处，当阴道内手指向上向前方抬举子宫颈时，腹部手指往下按压腹壁，并逐渐向耻骨联合移动，通过内、外手指同时分别抬举和按压，相互协调，即可触及清楚子宫的位置、大小、形状、软硬度、活动度及有无压痛。正常子宫位置一般是前倾略前屈。查清子宫情况后，将阴道内两手指由子宫颈后方移向一侧穹隆部，尽可能往上向盆腔深部触及，与此同时，另一手从同侧腹壁髂嵴水平开始，由上往下按压腹壁，与阴道内手指相互对合，以触摸该侧子宫附件区有无肿块、增厚或压痛。正常输卵管不能扪及，卵巢偶可触及。

（4）三合诊　经直肠、阴道、腹部联合检查的方法称三合诊（图3-3），是双合诊的重要补充检查。检查者将一手的示指放入阴道内，中指放入直肠，另一手置于腹部配合检查。可弥补双合诊的不足，能扪清后倾或后屈子宫大小，发现子宫后壁、直肠子宫陷凹、子宫骶骨韧带和双侧盆腔后部的情况。估计盆腔内病变范围，以及扪清阴道直肠隔、骶骨前或直肠内情况。

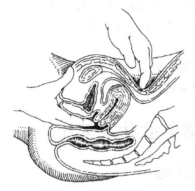 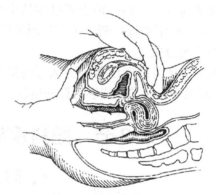

图 3-2　双合诊检查　　　　　图 3-3　三合诊检查

（5）直肠 - 腹部诊　即一手示指伸入直肠，另一手在腹部配合检查的方法。适用于未婚、阴道闭锁或经期不宜阴道检查者。

（6）记录　盆腔检查结束后应按解剖位置顺序记录检查结果，即由外而内的顺序。

外阴：发育情况，阴毛分布形态，婚产类型，有无异常。

阴道：是否通畅，黏膜情况，分泌物的量、色、性状、有无气味。

子宫颈：大小、硬度，有无糜烂、息肉、腺囊肿，有无接触性出血、举痛等。

子宫体：位置、大小、形状、硬度、活动度，表面是否平整、有无突起，有无压痛等。

附件：有无肿块、增厚、压痛，以及肿块的位置、大小、形状、硬度、活动度，表面是否光滑、有无压痛，与子宫的关系。左右两侧分别记录。

二、心理 - 社会支持评估

妇科患者由于疾病或手术牵涉婚姻、生育、性生活等家庭方面的问题，常常影响家庭和夫妻生活，所以妇科患者思想顾虑多、包袱重、压力大，心理 - 社会问题尤其不可忽视。心理 - 社会支持评估主要评估其心理状况、精神状态、对健康问题的理解、应激水平及应对能力、人格类型等。

1. 患者对健康问题及医院环境的感知　了解患者对健康问题的感受，对自己所患疾病的认识和态度，对住院、治疗和护理的期望及感受。如有的患者担心通过检查发现更严重的疾患如癌症等，不知如何面对未来的压力，所以不愿就医，也可能因为经济问题、工作忙碌、家庭矛盾或知识不足等延误就医。

2. 患者对疾病的反应　可借用量化评估表，评估患者患病前、后应激方法，面对压力时的解决方式，处理问题过程中遭遇的困难。尽可能确定导致患者疾病的社会 - 心理因素，并采取心理护理措施，帮助患者预防、减轻或消除心理因素对健康的影响。

评估患者的睡眠、精力、食欲有无变化，评估患者的应对方式及能力。询问患者平时应对困难的方法，发现患者应对困难的潜力和积极性。

3. 患者的精神心理状态　评估发病后患者的定向力、意识水平、注意力、仪表、举止、语言、情绪、行为、沟通交流能力、思维、记忆和判断能力有无改变。患病后患者有无焦虑、恐惧、否认、绝望、自责、沮丧、悲哀、愤怒等情绪变化。

4. 人格类型　评估患者属于依赖、独立型，紧张、松弛型，主动、被动型，内向、外向型中哪一型，为针对提出的护理问题制订护理措施提供相关依据。

三、常见护理诊断 / 问题

护理诊断 / 问题是对患者生命历程中所遇到的生理、心理、精神、社会和文化等方面问题的阐述。护理诊断应包括护理对象潜在性与现存性问题、自我护理的能力及妇女群体健康改变的趋势。这些问题可以通过护理措施解决。妇科护士通过评估全面收集了有关护理对象的资料后，进行综合整理分析，根据存在的问题确定护理诊断。护理诊断可以按照马斯洛的基本需要层次分类，也可以按照戈登的 11 个功能性健康型分类。

我国目前多使用北美护理诊断协会认可的护理诊断，确认后，按照其重要性和紧迫性排列出首优、中优和次优的顺序，使护士能够根据病情轻重缓急采取先后行动。

第 3 节　妇科疾病常见症状及体征

一、阴 道 出 血

阴道出血为最常见的主诉。阴道出血有一部分属生理性阴道出血，是正常阴道出血，如正常月经、产后恶露的排出等，属正常生理范畴，不会危害身体健康。病理性阴道出血就不同了，它不仅是身体疾病的一种表现，而且出血本身也会损害身体健康。阴道出血可来自外阴、阴道、子宫颈、子宫内膜，但以来自子宫者最多。

（一）病因分类

阴道出血是指来自生殖道任何部位的出血，其出血表现形式可分月经过多、经期延长、不规则性出血或接触性出血等，其流血量可多可少。按不同的原因，可将阴道出血分为以下几种类型。

1. 与内分泌有关的出血　新生儿阴道出血、与避孕药有关的出血、异常子宫出血、月经间期出血、绝经后子宫出血等。

2. 与妊娠有关的出血　先兆流产、不全流产、异位妊娠、前置胎盘、胎盘早剥、葡萄胎、绒毛膜癌等。

3. 与炎症有关的出血　外阴溃疡，阴道溃疡，阴道炎，特别是萎缩性阴道炎、滴虫性阴道炎，子宫颈炎，子宫内膜炎，子宫肌炎，盆腔炎等。

4. 与肿瘤有关的出血　子宫肌瘤、子宫颈癌、子宫内膜癌、卵巢的功能性肿瘤等。

5. 损伤、异物和外源性性激素　生殖道创伤如外阴、阴道骑跨伤、性交所致处女膜或阴道损伤均可发生出血。放置宫内节育器常并发异常子宫出血。使用雌激素、孕激素不当，也可引起子宫不规则出血。

6. 全身疾病有关的出血　见于肝脏疾病、再生障碍性贫血、血小板减少性紫癜、白血病及妇产科疾病并发的弥散性血管内凝血。

（二）临床表现

阴道出血症状大致可以分为以下几种类型。

1. 经量增多　月经量增多（＞ 80ml），经期延长但周期正常。多可能是子宫肌瘤、子宫肌腺症、异常子宫出血。此外，放置宫内节育器者也有可能经量增多。

2. 月经周期不规则的阴道出血　常为异常子宫出血，但应先排除子宫内膜癌。

3. 长期持续阴道出血　多为生殖器官恶性肿瘤，如子宫颈癌、子宫内膜癌等。

4. 停经后不规则出血　育龄妇女则多考虑与妊娠有关的疾病，如流产、异位妊娠、葡萄胎等；绝经后妇女则多有恶性肿瘤的可能。

5. 性交后出血　多为子宫颈息肉、子宫颈癌或黏膜下肌瘤。

6. 阴道出血伴白带增多　考虑为晚期子宫颈癌、子宫内膜癌或子宫黏膜下肌瘤伴感染。

7. 阵发性阴道出血　应警惕原发性输卵管癌的可能。

8. 经期之间出血　发生在两次月经之间，历时 3 ～ 4 天，血量极少时，大多为排卵期出血。

9. 经前或经后点滴出血　月经来潮前或后数日少量血性分泌物，一般为卵巢功能异常或放置宫内节育器的副作用，亦可能是子宫内膜异位症。

10. 月经周期不规律，经量过多，经期延长或不规则出血　异常子宫出血在临床上非常多见，主要是由调节生殖的神经内分泌功能失常所致。由于长期出血，有些人还伴有不同程度的贫血，所以纠正贫血也很重要。

11. 绝经后阴道出血　若出血量极少，历时 2 ～ 3 日，多为绝经后子宫内膜脱落引起的出血或萎缩性阴道炎；若出血量较多、出血持续不净或反复阴道出血，应考虑子宫内膜癌的可能。

12. 外伤后阴道出血　常见于发生骑跨伤后，出血量可多可少。

除以上各种不同形式的阴道出血外，年龄对诊断有重要参考价值。新生女婴生后数日内有少量阴道出血，系因离开母体后雌激素骤降，子宫内膜脱落所致。幼女出现阴道出血，应考虑有性早熟或生殖道恶性肿瘤的可能。青春期少女阴道出血多为异常子宫出血。育龄期妇女出现阴道出血，应考虑与妊娠相关的疾病。绝经过渡期阴道出血以异常子宫出血最多见，但应首先排除生殖道恶性肿瘤。

非月经期出血大多是一种病理性的，而由于很多患者无法分辨出血是生理性还是病理性的，所以安全起见，建议最好及时就诊，以免贻误早期诊治的良机。

二、白带异常

白带是由阴道黏膜渗出物、子宫颈管及子宫内膜腺体分泌物等混合而成。白带分为生理性白带和病理性白带，生理性白带呈白色稀糊状或蛋清样，高度黏稠，无腥臭味，量少。白带的形成与雌激素有着密切的关系，当雌激素的分泌达到高峰时，会出现白带量多、白带透明，白带像蛋清样具有黏性并能拉成丝状。病理性白带多是由炎症引起的。临床上常见的病理性白带有以下几类。

1. 无色透明黏性白带　症状是外观正常，白带量多，伴腰酸乏力。应考虑慢性子宫颈炎、卵巢功能失调、因应用雌激素药物或体质虚弱所致。

2. 脓性白带　表现为黄色或黄绿色，有腥臭味。常因子宫颈炎、萎缩性阴道炎、子宫内膜炎、宫腔积液、子宫颈癌、阴道癌、阴道异物残留等化脓性细菌感染所引起。

3. 凝乳状或豆腐渣样白带　为外阴阴道假丝酵母菌病所致，常伴有严重的外阴瘙痒或局部灼痛。

4. 灰黄色泡沫状稀薄白带　为滴虫性阴道炎的特征，可伴有外阴瘙痒。

5. 灰白色匀质鱼腥味白带　常见于细菌性阴道病，常伴有外阴瘙痒。

6. 血性白带　白带中混有多少不等的血液，伴头晕。多由子宫颈息肉、老年性阴道炎、重度慢性子宫颈炎、子宫颈癌或宫内节育器副作用等因素引起。

7. 水样白带　持续流出淘米水样白带，且具有奇臭者一般为晚期子宫颈癌、阴道癌或黏膜下肌瘤伴感染。间断性排出清澈、黄红褐色或红色水样白带，应考虑输卵管癌的可能。

三、下腹疼痛

下腹疼痛为妇女常见的症状，多为妇科疾病所引起。应根据下腹疼痛的性质和特点，考虑各种不同的妇科情况。

1. 起病缓急　起病缓慢而逐渐加重者，多为生殖器官炎症或恶性肿瘤所引起；急骤发病者，应考虑卵巢肿瘤蒂扭转或破裂，或子宫浆膜下肌瘤蒂扭转；反复隐痛后突然出现撕裂样剧痛者，应考虑输卵管妊娠破裂的可能。

2. 下腹疼痛的部位　下腹正中出现疼痛多为子宫病变引起的疼痛，较少见；一侧下腹部应考虑为该侧子宫附件病变，如卵巢囊肿蒂扭转、输卵管卵巢炎症，右侧下腹痛还应除外急性阑尾炎等；双侧下腹疼痛常见于子宫附件炎性病变、卵巢囊肿破裂、输卵管妊娠破裂或盆腔腹膜炎，盆腔腹膜炎时可引起整个下腹部，甚至全腹疼痛。

3. 下腹疼痛的性质　持续性钝痛多为炎症或腹腔内积液所致；顽固性疼痛难以忍受应考虑晚期生殖器官肿瘤的可能；子宫或输卵管等空腔器官收缩表现为阵发性绞痛；输卵管妊娠或卵巢囊肿破裂可引起撕裂样锐痛；宫腔内积血或积脓不能排出，常可引起下腹坠痛。

4. 下腹疼痛的时间　在月经周期中间出现一侧下腹隐痛，应考虑为排卵性疼痛；经期出现腹痛，应考虑原发性痛经或子宫内膜异位症的可能；周期性下腹疼痛但无月经来潮多为经血受阻所致，见于先天性生殖道畸形或术后宫腔、子宫颈粘连等。

5. 腹痛放射的部位　放射至肩部为腹腔内出血；放射至腰骶部多为子宫颈、子宫病变所致；放射至腹股沟及大腿内侧，一般为该侧子宫附件病变所引起。

6. 腹痛伴随的症状　同时有停经史，多为妊娠并发症；伴恶心、呕吐考虑有卵巢肿瘤蒂扭转的可能；有畏寒、发热常为盆腔炎症；有休克症状应考虑腹腔内出血；出现肛门坠胀一般为直肠子宫陷凹有积液所致；伴有恶病质为生殖器官晚期肿瘤的表现。

四、外阴瘙痒

外阴瘙痒是妇科疾病中很常见的一种症状，外阴是特别敏感的部位，妇科多种病变及外来刺激均可引起外阴瘙痒。外阴瘙痒多发生于阴蒂、小阴唇，也可波及大阴唇、会阴和肛周。

（一）原因

1. 局部原因　外阴阴道假丝酵母菌病和滴虫性阴道炎是引起外阴瘙痒的最常见原因，还可见于细菌性阴道病、老年性阴道炎、慢性局部刺激、阴虱、蛲虫、疥疮、寻常疣、疱疹、湿疹、外阴鳞状上皮增生、药物过敏或化学品刺激及不良卫生习惯等。

2. 全身原因　糖尿病、尿毒症、维生素缺乏、贫血、白血病、妊娠期肝内胆汁淤积症及不明原因的外阴瘙痒等。

（二）临床表现

1. 外阴瘙痒的部位　多发生于阴蒂、小阴唇，也可波及大阴唇、会阴和肛周。长期搔抓可引起抓痕、血痂或继发毛囊炎。

2. 外阴瘙痒的症状及特点　外阴瘙痒常为阵发性发作，也可为持续性，通常夜间加重。瘙痒程度因不同疾病和不同个体而有明显差异。外阴阴道假丝酵母菌病、滴虫性阴道炎以外阴瘙痒、白带增多为主要症状。外阴鳞状上皮增生以外阴奇痒为主要症状，伴有外阴皮肤色素脱失。蛲虫病引起的外阴瘙痒以夜间为甚。糖尿病患者尿糖对外阴皮肤刺激，特别是并发外阴阴道假丝酵母菌病时，外阴瘙痒特别严重。无原因的外阴瘙痒一般仅发生在生育年龄或绝经后妇女，外阴瘙痒症状严重，甚至难以忍受，但局部皮肤和黏膜外观正常，或仅有抓痕和血痂。黄疸、维生素 A 缺乏、维生素 B 族缺乏、重度贫血、白血病等疾病患者出现外阴瘙痒时，常为全身瘙痒的一部分。妊娠期肝内胆汁淤积症也可出现包括外阴在内的全身皮肤瘙痒。

五、下腹肿块

下腹肿块是妇科患者就医时的常见主诉。肿块可能是患者本人或家属无意发现，或因其他症状（如下腹痛、阴道流血等）做妇科检查时或行 B 型超声检查盆腔时发现。

（一）根据下腹肿块质地分类

1. 囊性包块　多为良性病变，如充盈膀胱，卵巢囊肿、输卵管卵巢囊肿、输卵管积水等。
2. 实性包块　除妊娠子宫、子宫肌瘤、卵巢纤维瘤、盆腔炎性包块等为良性外，其他实性肿块均应首先考虑为恶性肿瘤。

（二）根据下腹肿块发病器官或部位分类

根据发病器官或部位不同，下腹肿块可来自于肠道、泌尿道、腹壁、腹腔或生殖道等，但以来自生殖道者多见。

1. 子宫增大　凡位于下腹正中且与子宫颈相连的肿块，多为子宫增大。子宫增大有以下几种可能。

（1）妊娠子宫　育龄妇女有停经史，且在下腹部扪及包块，应首先考虑为妊娠子宫。停经后出现不规则阴道出血且子宫迅速增大者，可能为葡萄胎。妊娠早期子宫峡部变软时，子宫体似与子宫颈分离，此时应警惕将子宫颈误认为子宫体，而将妊娠子宫误诊为卵巢肿瘤。

（2）子宫肌瘤　为子宫均匀增大，表面有单个或多个球形隆起。子宫肌瘤的典型症状为月经过多。带蒂的浆膜下子宫肌瘤仅蒂与子宫体相连，且一般无症状，故检查时有可能将其误诊为卵巢实质性肿瘤。

（3）子宫腺肌病　指子宫均匀增大、质硬，一般不超过妊娠 12 周子宫大小。患者多伴有逐年加剧的进行性痛经，经量增多及经期延长。

（4）子宫畸形　双子宫或残角子宫妇科检查时，可扪及子宫另一侧有与其对称或不对称的包块，两者相连，硬度亦相同。

（5）子宫、阴道积血或子宫积脓　子宫及阴道积血多系处女膜闭锁或阴道横隔引起的经血外流受阻所致。患者至青春期无月经来潮，但有周期性腹痛及下腹部肿块。子宫亦可因宫腔积脓或积液而增大，可见于子宫内膜癌、老年性子宫内膜炎合并子宫积脓或在子宫颈癌放射治疗后多年出现。

（6）子宫恶性肿瘤　围绝经期或绝经后患者子宫增大，伴有不规则阴道出血，应考虑子宫内膜癌的可能。子宫增长迅速，伴有腹痛及不规则阴道出血者，可能为子宫肉瘤。以往有生育或流产史，特别是有葡萄胎史者，若子宫增大，甚至外形不规则，且伴有子宫出血时，应考虑子宫绒毛膜癌的可能。

2. 子宫附件肿块　在正常情况下，子宫附件（包括输卵管和卵巢）难以扪及。当附件出现肿块时，多属病理现象。常见的子宫附件肿块有以下几种可能。

（1）输卵管妊娠　肿块位于子宫旁，大小、形状不一，有明显触痛。患者多有短期停经后阴道持续少量出血和腹痛史。

（2）附件炎性肿块　肿块多为双侧性，位于子宫两旁，与子宫有粘连，压痛明显。急性附件炎症时患者有发热、腹痛。慢性盆腔炎患者有不育症及下腹部隐痛史，甚至出现反复急性盆腔炎发作。

（3）卵巢非赘生性囊肿　多为单侧可活动的囊性包块，直径一般不超过 6cm。黄体囊肿可在妊娠早期扪及，葡萄胎患者常并发一侧或双侧卵巢黄素囊肿。卵巢子宫内膜异位囊肿多为与子宫有粘连、活动受限且有压痛包块。

（4）卵巢赘生性囊肿　不论肿块大小，凡其表面光滑、囊性且可活动者多为良性肿瘤。凡肿块为实性，表面不规则，活动受限，特别是盆腔内扪及其他结节或伴有胃肠道症状者多为卵巢恶性肿瘤。

第4节　妇科门诊及病区的管理

一、妇科门诊的布局、设施与管理

（一）妇科门诊的布局与设施

1. 布局　由于妇科疾病的特殊性，为方便妇女就诊，妇科门诊一般设在门诊区的一端，布局需符合感染控制的要求，防止交叉感染。诊区应包含候诊区、诊区（含检查室）、处置室（治疗室）等，附近应有卫生间，男性陪伴者应有专门的休息区。候诊区布置，应配备多媒体播放设备、宣传栏、卫生知识宣传单（册）等，方便向广大患者及家属宣传妇女保健及计划生育相关知识。

计划生育手术室应设置在妇科门诊内，要严格划分三区（限制区、半限制区、非限制区）、三通道（医务人员通道、患者通道、污物通道）。限制区内设置手术间、洗手间、无菌物品存放间（或在手术间内放无菌物品存放柜）。半限制区内设置更衣室（半限区与非限制区间）、冲洗室。非限制区内设置办公室、术后休息室、卫生间、污物处理间等。各区要有严格的分界标识。

2. 设施　诊室内设有妇科检查床，要求室内空气流通、光线明亮、整齐清洁、温湿度适宜，温度 22 ～ 24℃为宜。检查床边备屏风或围帘遮挡，以保护患者隐私。室内安装紫外线灯定期进行消毒。物品配备如下。

（1）妇科诊室　检查床上铺床单、一次性检查垫、床旁备脚蹬、床尾备转凳、床下备污物桶，方便治疗、检查使用。

（2）照明设备　室内光线充足，备可移动照明灯。

（3）治疗车　备有无菌镊子罐、一次性阴道窥器、无菌手套、消毒药液棉球、阴道常用外用药等。

（4）器械柜　放置专科常备器械、敷料、专科常用外用药等。

1）专科常备器械，如宫颈钳、子宫探针、卵圆钳、导尿管、活体组织钳、宫颈刮板、小刮匙、止血钳、阴道灌洗器、弯盘、干燥玻片、试管和小标本瓶等。

2）敷料包括长棉签、大棉球、纱布块、带线棉球、消毒纸垫或者无菌巾等。

3）专科常用外用药，包括95% 乙醇、75% 乙醇、2.5% 碘酊（或碘伏）、1% 利多卡因、0.9% 生理盐水、10% ～ 20% 硝酸银、10% 氢氧化钠、10% 甲醛、10% 肥皂液、1% 苯扎溴铵液或其他消毒液。

（5）污物台　器械初步浸泡消毒容器。

（6）其他　备血压计、听诊器等。

（二）妇科门诊的护理管理

1. 保持诊区内清洁卫生　诊区内每日定时开窗通风、做好清洁消毒。室内每日用紫外线灯进行空气消毒 60 分钟，每周彻底清洁消毒一次。患者检查时要做到一人一具、一人一垫巾，防止交叉感染。使用过的器械初步处理后、高压灭菌备用。

2. 做好开诊前的准备工作　每日清点、备齐室内物品如消毒物品、处方、表格、洗手液、快速手消毒液等，做到固定摆放、整齐有序、方便使用。做好各项记录和资料整理，积极配合医生进行病史采集和体格检查。

3. 维护诊区良好就诊环境　主动热情、态度和蔼接待就诊患者，解释就诊程序和治疗目的，耐心解答患者及家属提出的问题，缓解患者紧张、焦虑的情绪。观察候诊患者病情变化，安排年老体弱、危重患者优先就诊。维持候诊秩序，避免非工作人员和其他人员随意进出。

4. 健康教育　对于需要多次诊治（如人工调节周期）和需要复查（如阴道炎）的患者，护理人员应充分讲解使其认识到坚持诊疗和复查的必要性，告知复诊时间，指导药物使用。同时充分利用诊区的多媒体设备、宣传栏、宣传单（册）等宣传设施进行妇女保健、计划生育、疾病筛查的宣传指导。

二、妇科病房的布局、设施与管理

（一）妇科病区的布局及设施

妇科病区设有护士站、治疗室、妇科检查室、处置室、妇科病室、污物处理室等。病房分普通病室和危重病室（需备抢救物品）等，病室内或病房的一端设有卫生间。病房内要求空气清新，整洁舒适，温馨规范。病区内可设宣传栏，宣教疾病相关知识。另外不同病区可根据需求调整布局，如妇科肿瘤病房可设置安全配药室。

（二）妇科病区的护理管理

1. 病区环境管理　病区应保持整洁舒适、温馨安全，避免大声喧哗。病室内物品和床位定位摆放，定时通风，空气和环境定期消毒，床单位终末消毒，被服及时更换。护理人员要做到走路轻、说话轻、操作轻、关门轻，诊疗操作尽量集中进行，晚上尽量减少检查和治疗，使用床头灯保证患者睡眠。

2. 病区组织管理　热情接待新入院患者，并详细介绍病区环境和相关制度，安排病室及病床。对于危重患者要及时抢救，屏风遮挡，保持镇静，做到忙而不乱。对于手术患者，做好解释和安慰工作，以消除患者紧张情绪，保持良好心理状态。严格执行各项操作规范和护理常规，严格查对制度，完备各项医疗文件记录，做到规范、整齐、准确。病区相关制度完备，保证诊疗和护理工作的顺利进行，如仪器使用、保养及维修制度，保护性医疗制度等。

3. 消毒隔离制度　医护人员必须穿戴工作服，服装整洁，严格遵守无菌原则，诊疗操作前后均洗手，检查操作用物一人一具，严格消毒。及时消毒处理患者的排泄物及分泌物，避免交叉感染。

4. 健康教育　护理人员应耐心、细心做好患者思想工作，了解其对治疗、生活、饮食护理等方面的需求，稳定患者情绪，消除患者思想顾虑，增强患者康复的信心，对不能满足的需求做好解释工作，促进其早日康复。定期或随时向患者宣传卫生知识，提高防病能力。对于出院患者，应根据其对疾病的了解、治疗配合、心理特征等给予出院带药用法、病情观察、复查时间、注意事项等方面的健康指导。

◎ 目标检测

A₁/A₂ 型题

1. 关于妇科检查前的注意事项下述描述错误的是（　　）
   - A. 检查前嘱患者排空膀胱
   - B. 臀垫及检查器具应每人次更换
   - C. 协助患者取膀胱截石位
   - D. 未婚者仅限于行三合诊
   - E. 避免经期检查

2. 询问月经史不包括（　　）
   - A. 初潮年龄
   - B. 周期与持续时间
   - C. 月经量及颜色
   - D. 分泌物情况
   - E. 末次月经时间

3. 某女士流产两次，无早产史，足月产一次，现有一女，其生育史可简写为（　　）
   - A. 1-0-2-1
   - B. 1-2-0-1
   - C. 2-0-1-1
   - D. 1-1-0-2
   - E. 0-1-2-1

4. 妇科检查注意事项哪项不妥（　　）
   - A. 指导患者张口呼吸
   - B. 检查前排尿
   - C. 垫巾应每人更换
   - D. 阴道出血照常检查
   - E. 未婚者用直肠 - 腹部诊

5. 有关妇科检查准备和注意事项，下述哪项不妥（　　）
   - A. 检查时应认真、仔细
   - B. 男医生进行检查，必须有女医务人员在场
   - C. 防止交叉感染
   - D. 检查前应导尿
   - E. 未婚妇女作外阴视诊和肛腹诊

6. 妇科检查床上的垫单更换方式是（　　）
   - A. 按人
   - B. 每天
   - C. 隔天
   - D. 每周
   - E. 必要时

7. 关于三合诊的陈述，不正确的是（　　）
    A. 阴道、腹部和直肠的联合检查
    B. 是未婚者理想的阴道检查方式
    C. 适用于后位子宫及盆腔后部有病变者
    D. 较满意地触及直肠子宫凹陷
    E. 检查者示指进入阴道，中指插入直肠，另一手按下腹部

8. 刘某，女，18岁，未婚，因月经过多和腹部包块到妇科门诊就诊，医生应采用的最合适的检查方法为（　　）
    A. 阴道窥器检查　　　　B. 双合诊
    C. 直肠 - 腹部诊　　　　D. 三合诊
    E. 阴道镜检查

A₃/A₄ 型题
（9 ～ 10 题共用题干）

李某，女，63岁，已绝经，六个月前出现阴道少量血水样分泌物，有臭味，于是到医院就诊。医生小李询问病史后，给她做妇科检查发现：阴道黏膜充血，子宫颈萎缩，子宫如孕40天大小，质软，双附件正常。

9. 医生对李女士行妇科检查时，观察阴道壁、子宫颈情况所用的检查方法是（　　）
    A. 外阴检查　　　　　B. 阴道窥器检查
    C. 双合诊检查　　　　D. 三合诊检查
    E. 直肠 - 腹部诊检查

10. 有关妇科双合诊检查法的概念，正确的是（　　）
    A. 是一种阴道与腹壁的联合检查
    B. 检查者双手的示、中指进入阴道
    C. 可较清晰地触及子宫后壁
    D. 被检查者取左侧卧位
    E. 适用于未婚女性

（张　欣）

第4章
妇科常用的特殊检查及护理配合

第1节 生殖道分泌物检查

一、阴道分泌物检查

阴道分泌物又称白带，检查阴道分泌物是否正常，要从量、色、质地、气味几方面观察。正常的阴道分泌物应该是乳白色或无色透明，略带腥味或无味。正常情况下，阴道分泌物的质与量随月经周期而改变。月经干净后，阴道分泌物量少、色白，呈糊状。在月经中期卵巢即将排卵时，由于子宫颈腺体分泌旺盛，阴道分泌物增多，透明，微黏似蛋清样。排卵2～3天后，阴道分泌物变混浊，黏稠而量少。行经前后因盆腔充血、阴道黏膜渗出物增加，阴道分泌物往往增多。妊娠期阴道分泌物较多。

【适应证】 各种类型的阴道炎、子宫内膜炎、慢性子宫颈炎、子宫积脓、女性生殖道肿瘤、卵巢功能与雌激素水平判断等。

【禁忌证】 月经期、阴道异常出血时不能检查。

【用物准备】 除妇科检查用物外，另备生理盐水、10% 氢氧化钠、小玻璃试管、清洁玻片。

【操作方法】 阴道分泌物通常由妇产科医务人员采集。已婚妇女一般通过阴道窥器，在阴道深部或阴道后穹隆、子宫颈口等处，用无菌棉拭子旋转采集阴道分泌物，未婚女子不可使用阴道窥器暴露。取材所用的消毒的吸管或棉拭子必须干燥，不黏有任何化学药品或润滑剂。

阴道分泌物检查方法有涂片法、悬滴法、培养法。

【护理配合】

（1）术前准备 热情接待患者，向患者讲解阴道分泌物检查的目的、流程，解除患者的焦虑情绪，使患者主动配合。准备好所需物品。

（2）检查前几天应注意饮食，尽量避免一些油腻、不易消化的食物，此外，还应禁酒，避免一些对肝功能、肾功能有损害的药物。

（3）阴道分泌物常规检查应选择在月经干净3天之后，在检查前应避免阴道用药，以保证检查结果的准确性；检查前3天，应注意避免冲洗阴道，检查的前1天应用温水清洗外阴部，保持会阴部清洁干爽。在阴道分泌物常规检查前1天应避免性生活，因性生活后阴道内会残存精液，从而影响检查结果的准确性。

（4）给已婚妇女放置阴道窥器前不涂润滑剂，可涂生理盐水，避免影响检查结果。

【结果和临床意义】

1. 一般性状检查 阴道内环境呈弱酸性，正常 pH 为 3.8～4.4，分泌物异常可表现色、质和量的改变。

（1）无色、透明的黏性分泌物 见于雌激素治疗、卵巢颗粒细胞瘤。

（2）脓性分泌物 呈黄色或黄绿色，有臭味，见于滴虫性和化脓性阴道炎、慢性宫颈炎、子宫内膜炎、阴道积脓、萎缩性阴道炎等。

（3）红色或棕红色分泌物 常有特殊臭味，见于子宫颈癌或子宫体癌、子宫颈息肉、子宫肌瘤、萎缩性阴道炎、重度宫颈炎、子宫内节育器所致副作用出血等。

（4）泡沫状脓性分泌物　见于滴虫性阴道炎。

（5）豆腐渣样分泌物　有时可见凝乳状小碎块，为外阴阴道假丝酵母菌病的特征之一。

（6）黄色水样分泌物　多由于生殖道病变组织变性或坏死所致，可见子宫颈癌、子宫体癌、输卵管癌、子宫肌瘤等。

（7）奶油状分泌物　量多且有恶臭，见于阴道加德纳菌感染。

2. 清洁度检查　阴道清洁度改变与雌激素水平密切相关。排卵前期，雌激素水平高时，阴道上皮细胞增生，分泌物中的表层鳞状上皮细胞和阴道乳酸杆菌较多，pH 值偏酸性，无杂菌或极少，阴道清洁度较好；月经前或绝经后，雌激素水平偏低时，阴道分泌物的表层鳞状上皮细胞和阴道乳酸杆菌较少，pH 值上升杂菌可能增多，清洁度相对较差。

将阴道分泌物加生理盐水做涂片，在高倍镜下观察，主要依靠白细胞、上皮细胞、阴道杆菌与杂菌的多少划分清洁度，共分为四度（表 4-1）。

表 4-1　阴道清洁度判断标准

清洁度	阴道杆菌	球菌	上皮细胞	脓细胞或白细胞	意义
I	++++	–	++++	0 ～ 5 个 /HPF	正常
II	+++	–	++	5 ～ 1.5 个 /HPF	正常
III	–	++	–	1.5 ～ 30 个 /HPF	提示炎症
IV	–	++++	–	> 30 个 /HPF	严重阴道炎

3. 微生物检查　阴道分泌物的微生物检查是确诊女性生殖道感染的重要手段，凡是阴道分泌物外观及清洁度异常者都有必要进行检查。阴道分泌物涂片经革兰氏染色，即可对其病原菌进行检查。

（1）寄生虫感染　阴道可发生少数的寄生虫感染，常见的为阴道毛滴虫，可引起滴虫性阴道炎，而且常累及尿道、膀胱和肾盂，患者常有外阴灼痛、瘙痒，阴道分泌物呈脓性或泡沫状。阿米巴性阴道炎时，阴道分泌物中还可见阿米巴滋养体。

（2）真菌感染　在阴道的清洁度较差时可引起真菌感染，多见白假丝酵母菌（白色念珠菌），偶见阴道纤毛菌。患者常发生外阴阴道假丝酵母菌病，阴道分泌物呈"豆腐渣"样，显微镜下直接涂片可见卵圆形的菌体或孢子及假菌丝，革兰氏染色后可见革兰氏阳性孢子或相连的假菌丝，呈链状或分枝状。

（3）阴道加德纳菌感染　阴道分泌物中的阴道加德纳菌（GV）经革兰氏染色后呈阴性或阳性的小杆菌，也可呈球杆菌状等多形性。正常阴道分泌物中无或较少见 GV。GV 常与某些厌氧菌混合感染引起细菌性阴道病。患者阴道分泌物量多、呈奶油状并伴有恶臭。

（4）其他病原体　淋病奈瑟球菌、衣原体、梅毒螺旋体、单纯疱疹病毒、人巨细胞滋养体病毒、人乳头瘤病毒等感染可引起性传播疾病。

二、子宫颈黏液检查

子宫内膜腺体的分泌功能受卵巢激素的影响，子宫颈黏液的量及性状，特别是黏稠度及结晶形状，会随月经周期发生周期性变化。通过子宫颈黏液检查，可了解卵巢的功能状态。

【适应证】　适用于不孕症、月经不调、闭经、早孕等。

【禁忌证】　月经期及子宫出血时禁忌检查；孕妇及绝经者不用做此检查。

【用物准备】　准备阴道窥器、手套、注射器、无齿镊、长吸管、清洁玻片、棉球等用物。

【操作方法】　患者取膀胱截石位，用阴道窥器暴露子宫颈，观察子宫颈口黏液的量与性状，拭净子宫颈及阴道穹隆的分泌物；用干燥长镊子伸入子宫颈管内 0.5 ～ 1.0cm 处夹取少量子宫颈黏液，取出后缓慢张开镊子，观察黏液拉丝度，再将黏液涂于玻片上，待干燥后在低倍镜下观察其结晶形态。

【护理配合】

（1）取材前 24 小时避免阴道冲洗、检查、上药、性交。向患者说明检查的意义和步骤，消除患者思想顾虑取得其配合。

（2）协助患者取合适体位，取材时动作应轻巧，避免出血。

（3）检查前保持正常的饮食和作息时间，不要熬夜。

【结果与临床意义】

1. 结晶的形态　可分为四型，具体见表 4-2。

表 4-2　结晶的分型与形态

结晶的分型	结晶的形态
Ⅰ 型	典型的羊齿植物叶状结晶，主干硬而直或略有弯曲，分枝密而长
Ⅱ 型	羊齿植物叶状结晶，结构较稀疏，主干软而弯曲，分枝短而不全，有时像金鱼草样分枝纤细
Ⅲ 型	羊齿植物叶状结晶叶有离解，主干残缺不全，分枝短而稀疏，呈离散存在
Ⅳ 型	已无羊齿植物叶状结构，仅见排列成行的狭长形椭圆体，较白细胞大 2 ~ 3 倍，透光度大，镜下有光感

2. 临床意义

（1）预测排卵期，指导受孕。

（2）早孕。

（3）闭经。

（4）诊断月经异常。

第 2 节　生殖道脱落细胞学检查

女性生殖道细胞病理学检查主要是对子宫、阴道和外阴三种上皮的检查，包括外阴、阴道和子宫颈外口的非角化鳞状上皮细胞、子宫颈管上皮细胞和子宫内膜上皮细胞。通过连续动态检查阴道脱落细胞，了解卵巢及胎盘功能。

【适应证】

（1）可疑外阴、阴道、子宫颈、子宫内膜等部位肿瘤或炎症的普查。

（2）阴道排液、可疑输卵管肿瘤。

（3）明确机体雌激素水平。

（4）子宫颈、阴道病毒感染。

【禁忌证】　月经期、生殖器官急性炎症期及子宫出血时禁忌检查。

【用物准备】　无菌干燥的阴道窥器、刮板、吸管、宫腔探针、长棉签、脱脂处理的玻片、干棉球、固定液（95% 乙醇或 10% 甲醛溶液）。

【操作方法】

1. 阴道侧壁刮片　阴道窥器扩张阴道后，用刮板在阴道侧壁上 1/3 处刮取细胞均匀涂在玻片上，干燥后放入 95% 乙醇中固定后染色镜下观察。对于未婚女性可用无菌长棉签深入阴道取材涂片。

2. 宫颈刮片　用阴道窥器暴露子宫颈，用无菌干棉签轻轻拭去子宫颈表面黏液，在子宫颈外口鳞 - 柱状上皮交界处，将刮板以子宫颈外口为中心轻轻旋刮 1 周，将刮取物涂片检查。应注意取材全面，勿过度用力而致组织损伤出血。

3. 子宫颈管吸取涂片　对疑有子宫颈管癌或内生殖器肿瘤者，可用吸管在子宫颈管内吸取分泌物。

4. 子宫腔抽吸涂片　对疑有子宫颈管癌或子宫内膜癌者，严格消毒外阴、阴道、子宫颈，阴道窥器暴露子宫颈后用子宫探针探测子宫腔方向和深度，然后用吸管吸出子宫腔内分泌物涂片检查。

5.局部印片　从病变部位表面直接印片检查。

【护理配合】

（1）取材前 24 小时避免阴道冲洗、检查、上药、性交。向患者说明检查的意义和步骤，消除患者思想顾虑取得其配合。

（2）协助患者取合适体位，取材时动作应轻巧，避免出血。如分泌物过多可先用无菌干棉球轻拭后再行取材。

（3）涂片应薄而均匀，禁止来回涂抹损伤细胞，涂片标记后用 95% 乙醇或 10% 甲醛溶液固定，及时送检并收集结果。

【结果与临床意义】

1.妇科肿瘤诊断方面的意义　生殖道细胞学诊断的报告形式主要为分级诊断及描述性诊断两种。目前我国多数医院仍采用分级诊断，临床常用巴氏 5 级分类法（表 4-3）。近年来更推荐应用宫颈细胞学贝塞斯达报告系统（TBS 分类法）及其描述性诊断。

表 4-3　生殖道细胞学巴氏分类法

巴氏分类	诊断标准
I	正常。为正常子宫颈细胞涂片
II	炎症。细胞核增大，核染色质较粗，但染色质分布尚均匀。一般属良性改变或炎症。个别细胞核异质明显，但又不支持恶性
III	可疑癌。需马上做进一步确诊，大约有 10% 的概率向癌症发展。主要是核异质，表现为核大深染，核形不规则或双核。对不典型细胞，性质尚难肯定
IV	高度可疑癌，全面检查。细胞有恶性特征，但在涂片中恶性细胞较少
V	癌。具有典型的多量癌细胞

2. TBS 分类法及其描述性诊断内容　为使细胞学的诊断与组织病理学术语一致，并与临床处理密切结合，1988 年美国制订了阴道细胞阴道贝塞斯达命名系统。1991 年子宫颈 / 生殖道细胞学的诊断报告正式采用了 TBS 分类法。

TBS 分类法改良了以下三方面：①将涂片制作质量作为细胞学检查报告的一部分；②对病变的必要描述；③给予细胞病理学诊断并提出治疗建议。

3.生殖道脱落细胞涂片用于妇科疾病诊断

（1）闭经　①涂片有正常周期性变化，提示闭经原因在子宫及其以下部位，如子宫内膜结核、宫颈宫腔粘连等。②涂片中层和底层细胞多，表层细胞极少或无，无周期性变化，提示病变在卵巢，如卵巢早衰。③涂片表现不同程度雌激素低落，或持续雌激素轻度影响，提示垂体或下丘脑或其他全身性疾病的闭经。

（2）异常子宫出血　①排卵障碍性异常子宫出血：涂片显示中至高度雌激素影响，但也有较长期处于低至中度雌激素影响者，雌激素水平下降时，出现阴道流血。②排卵性异常子宫出血：涂片显示有周期性变化，排卵期出现高度雌激素影响，嗜伊红细胞指数（EI）可达 90%。但排卵后，细胞堆积和皱褶较差或持续时间短。

（3）流产　①先兆流产：黄体功能不足的先兆流产表现为 EI 于孕早期增高，经治疗后 EI 稍下降提示好转。若 EI 再度增高，细胞开始分散，流产可能性大。若先兆流产涂片正常，表明流产非黄体功能不足引起，用孕激素治疗无效。②稽留流产：EI 升高，出现圆形致密细胞，细胞分散，舟形细胞少，较大的多边形细胞增多。

（4）生殖道炎症　①细菌性阴道病：涂片中炎性阴道细胞表现为细胞核呈豆状核，核破碎和核溶解，上皮细胞核周围有空晕，胞质内有空泡。②衣原体性宫颈炎；在宫颈涂片上可见化生的细胞，胞质内有球菌样物及嗜碱性包涵体，感染细胞肥大多核。③病毒感染：常见的有单纯疱疹病毒Ⅱ型和人乳头瘤病毒。

第 3 节 生殖器官活组织检查

生殖器官活组织检查指在生殖器官病变处或可疑部位取小部分组织作病理学检查，简称活检。绝大多数的活检可以作为诊断的最可靠依据。常用的取材方法有局部活组织检查术、诊断性子宫颈锥切术、诊断性刮宫术、组织穿刺检查。

一、子宫颈活组织检查术

【适应证】

（1）子宫颈脱落细胞学涂片检查巴氏Ⅲ级或Ⅲ级以上者；子宫颈脱落细胞学涂片检查巴氏Ⅱ级经反复治疗无效者；TBS 分类鳞状细胞异常者。

（2）阴道镜检查反复可疑阳性或阳性者。

（3）子宫颈柱状上皮异位，有接触性出血，疑有子宫颈癌需确定病变性质者。

（4）疑为子宫颈恶性病变或子宫颈特异性感染，需明确诊断者。

【禁忌证】

（1）外阴、阴道有急性或亚急性炎症者。

（2）妊娠期、月经期或有不规则子宫出血者。

（3）患血液病有出血倾向者。

【用物准备】 无菌洞巾 1 块，阴道窥器 1 个，碘伏棉球若干，干棉球或棉签若干，纱布卷 1 个，子宫颈钳 1 把，子宫颈活检钳 1 把，小刮匙 1 把，手套 1 双；复方碘溶液，装有固定液的小标本瓶 4～6 个及消毒液等。

【操作方法】

（1）嘱患者排空膀胱，取膀胱截石位，常规消毒外阴，铺无菌洞巾。用阴道窥器暴露子宫颈，拭净子宫颈表面黏液及分泌物，用消毒棉球消毒子宫颈、阴道。

（2）子宫颈用活检钳在子宫颈外口鳞 - 柱状上皮交接处或肉眼观察糜烂较深或特殊病变处取材。可疑子宫颈癌者在子宫颈 3、6、9、12 点 4 处取材。临床已明确为子宫颈癌，为明确病理类型时可做单点取材。为提高取材准确率，可在阴道镜指导下进行定位活检，或在子宫颈阴道部涂以复方碘溶液，选择不着色区取材。必要时用小刮匙搔刮子宫颈管组织送检。

（3）将所取组织立即分装于标本瓶内，并做好标记送检。

（4）手术结束时协助医生以棉球或纱布卷局部压迫止血。

【护理配合】

1. 术前准备 向患者介绍宫颈活检的目的、基本操作过程、做病理学检查的临床意义及对疾病诊断的重要性，以取得患者的配合。协助医生填写子宫颈活组织检查知情同意书并请患者签字。准备好所需物品。

2. 术中配合 为医生提供活检所需物品；标本瓶应注明患者姓名、取材部位，封好瓶口送检；护理人员应陪伴在患者身边，观察术中反应，给患者提供心理支持。

3. 术后护理 子宫颈局部填塞纱布压迫止血，嘱患者 24 小时后自行取出。若出现大量阴道流血须立即就诊；保持外阴清洁；2 周内禁止盆浴及性生活。

二、诊断性子宫颈锥切术

诊断性子宫颈锥切术是对子宫颈活检诊断不足或有怀疑时，实施的补充诊断手段，不是子宫颈癌及其癌前病变诊断的必需步骤。

【适应证】

（1）宫颈刮片细胞学检查多次找到恶性细胞，而子宫颈多处活检及分段诊刮病理检查均未发现癌灶者。

（2）宫颈活检为原位癌或镜下早期浸润癌，而临床可疑为浸润癌，为明确病变累及程度及决定手术范围者。

（3）宫颈活检确定为重度不典型增生者。

【禁忌证】 同宫颈局部活检。

【用物准备】 无菌导尿包1个，洞巾1块，阴道窥器1个，手套1双，长镊子2把，宫颈钳1把，宫颈扩张器4～7号各1个，尖手术刀1把（或高频电切仪1台，环形电刀1把，等离子凝切刀1把，电凝球1个），刮匙1把，子宫探针1根，肠线，持针器1把，圆针1枚，纱布、干棉球或棉签若干，带尾线的棉球或纱布卷1个；复方碘溶液，0.5%聚维酮碘溶液，装有固定液的小标本瓶1个。

【操作方法】

（1）患者在蛛网膜下腔麻醉或硬膜外阻滞麻醉下，取膀胱截石位。

（2）常规消毒外阴、阴道，铺无菌洞巾，导尿。

（3）暴露子宫颈，消毒阴道和子宫颈。

（4）在病灶外围或碘不着色区外0.5cm处，用尖刀在子宫颈表面做环形切口，深约0.2cm，按30°～50°向内作子宫颈锥形切除。根据不同的手术指征，可深入子宫颈管1～2.5cm处，作锥形切除。

（5）于切除组织点处做标记，装入标本瓶中送检。

（6）退出阴道窥器，以带尾棉球或带尾纱布卷局部填塞压迫止血，嘱患者术后24小时自行取出。若有动脉出血，可用肠线缝扎止血，也可加用明胶海绵或止血药粉止血。

【护理配合】

（1）不宜用电刀、激光刀，以免破坏边缘组织而影响诊断。应在月经干净后3～7日内施行，耐心解答患者提问，减轻患者的心理压力。

（2）术中配合医生做好导尿、止血、标本标记与固定送检。

（3）术后留室观察1小时，注意有无阴道出血、头晕及血压下降等反应，有异常及时处理。

（4）术后留置导尿管24小时，持续开放。

（5）嘱患者术后休息3日；术后用抗生素预防感染。术后6周复查。2个月内禁止性生活及盆浴。

三、诊断性刮宫术

诊断性刮宫简称诊刮，是诊断宫腔疾病最常采用的方法。其目的是刮取子宫内膜和内膜病灶行活组织检查，作出病理学诊断。怀疑同时有子宫颈管病变时，需对子宫颈管及子宫腔分别进行诊断性刮宫，简称分段诊刮。

【适应证】

（1）子宫异常出血或阴道排液需证实或排除子宫内膜癌、子宫颈管癌等。

（2）判断异常子宫出血类型。

（3）不孕症行诊断性刮宫有助于了解有无排卵，并能发现子宫内膜病变。

（4）疑有子宫内膜结核者。

（5）宫腔内有组织残留、反复或多量异常子宫出血时，彻底刮宫有助于明确诊断，并可迅速止血。

【禁忌证】 急性、亚急性生殖器炎症或盆腔炎性疾病。

【用物准备】 人工流产包1个，内有：阴道窥器2个、长持物钳1把、宫颈钳1把、子宫探针1根、宫颈扩张器1套、有齿卵圆钳1把、子宫刮匙1把、弯盘1个、洞巾1块，腿套2个，纱布2～3块，棉球数个，装有固定液的小标本瓶2个。

【操作方法】

（1）受检者排尿后取膀胱截石位，常规外阴消毒后铺巾，双合诊查清子宫的位置、大小及附件情况。

（2）暴露子宫颈，清除阴道分泌物，并消毒子宫颈及子宫颈管，然后用宫颈钳钳夹子宫颈前唇或后唇。

（3）用探针测量子宫颈管及子宫腔深度后，用宫颈扩张器逐号扩张子宫颈管至 8 号扩张器能放入，送入中型刮匙。

（4）用刮匙自子宫前壁、侧壁、后壁、底部自上而下沿子宫壁刮取内膜组织，置于无菌纱布上。

（5）术毕，取下宫颈钳及阴道窥器。将刮出的全部组织放入标本瓶内送病理检查。

（6）如需分段刮宫者，先不探查宫腔深度，以免将子宫颈管组织带入子宫腔混淆诊断。用小刮匙自子宫颈内口至外口顺序刮子宫颈管 1 周，将所刮取组织置纱布上，然后刮匙进入子宫腔再自上而下刮取子宫内膜一周。刮出的子宫颈管组织及宫腔内膜组织分别装瓶、固定，送病理检查。

（7）术中严格无菌操作。对于异常子宫出血患者，在刮宫过程中应彻底清除肥厚的内膜；对绝经期疑有子宫内膜癌患者，刮宫时应轻柔操作，刮出物以够用为度，当刮出豆腐渣样物时，应立即停止诊刮，以防出血、癌扩散或子宫穿孔，将刮出物装瓶送病理检查；疑子宫内膜结核者，刮宫时要特别注意刮取两侧子宫角部，因该部位阳性率较高。

【护理配合】

1. 术前准备

（1）一般刮宫者应术前 5 天禁止性生活。术前禁用激素类药物。

（2）检查当日热情接待患者，向患者讲解诊断性刮宫的目的、手术过程，指导患者放松，避免过度紧张。使患者主动配合手术。准备好刮宫所需物品。备好各种抢救用物，以便术中出现出血、子宫穿孔、感染等情况时进行抢救。

（3）刮取时间及部位　①不孕症患者：应选在月经前或月经来潮 6 小时内刮宫，以判断有无排卵或黄体功能不良。②异常子宫出血患者：如疑为子宫内膜增生症，应选在月经前 1 ~ 2 日或月经来潮 6 小时内刮宫；疑为子宫内膜不规则脱落时，则应于月经第 5 ~ 7 日取材。③原发性不孕者：应在月经来潮前 1 ~ 2 日取材。如为分泌相内膜，提示有排卵；内膜仍呈增殖期改变则提示无排卵。④疑子宫内膜结核者：应于经前 1 周或月经来潮 6 小时内取材。诊刮前 3 日及术后 4 日每日肌内注射链霉素 0.75g 及异烟肼 0.3g 口服，以防诊刮引起结核病灶扩散。

2. 术中配合　填写好病理检查单，备好固定标本的小瓶。陪伴在患者身边，教患者放松技巧。将刮出的组织放入已做好标记、装有固定液的小瓶内立即送病理检查，并做好记录。

3. 术后护理　观察患者有无腹痛和阴道出血，1 小时后患者方可离院。患者按医嘱服抗生素 3 ~ 5 天。

4. 健康教育　嘱患者术后保持外阴清洁，防止感染。1 个月内禁止性生活及盆浴。1 周后门诊复诊，了解病理结果。

第 4 节　妇科肿瘤标志物检查

肿瘤标志物是肿瘤细胞异常表达所产生的蛋白抗原或生物活性物质，可在肿瘤患者的组织、血液或体液及排泄物中检测出，有助于肿瘤诊断、鉴别诊断及疗效与预后监测。

一、肿瘤相关抗原及胚胎抗原

（一）糖类抗原 125（CA125）

1. 检测方法及正常值　检测多选用放射免疫法（RIA）和酶联免疫法（ELISA），常用血清检测阈

值为 < 35U/ml。

2. 临床意义　CA125 是目前应用最广的卵巢上皮性肿瘤标志物，临床上广泛用于鉴别诊断盆腔肿块，检测治疗后病情进展及判断预后等。CA125 水平高低可反映肿瘤大小。

（二）人附睾蛋白 4（HE4）

1. 检测方法及正常值　HE4 可使用标准试剂盒。常用血清检测阈值为 < 150pmol/L。

2. 临床意义　HE4 是继 CA125 之后被高度认可的又一上皮性卵巢癌的标志物。HE4 在正常卵巢表面上皮中是不表达的，而在卵巢浆液性癌和子宫内膜样癌中明显高表达。HE4 联合 CA125 在卵巢上皮性癌的早期诊断、病情监测和术后复发监测中及与良性肿瘤的鉴别诊断中显示出优越的临床价值。

（三）糖类抗原 19-9（CA19-9）

1. 检测方法及正常值　CA19-9 测定方法有单抗或双抗 RIA 法，血清正常值为 < 37U/ml。

2. 临床意义　CA19-9 是由直肠癌细胞系相关抗原制备的单克隆抗体，除对消化道肿瘤有标志作用外，对卵巢上皮性肿瘤也有约 50% 的阳性表达，子宫内膜癌及子宫颈腺癌也可阳性。

（四）甲胎蛋白（AFP）

1. 检测方法及正常值　AFP 是由胚胎肝细胞及卵黄囊产生的一种糖蛋白，通常应用 RIA 或 ELISA 法检测，血清正常参考范围为 < 20μg/L。

2. 临床意义　AFP 属于胚胎期的蛋白产物，但在出生后部分器官恶性病变时可以恢复合成 AFP 的能力，在卵巢生殖细胞肿瘤中，相当一部分类型肿瘤的 AFP 水平明显升高，如卵黄囊瘤（内胚窦瘤）、卵巢胚胎性癌和未成熟畸胎瘤血 AFP 水平也可升高，上述肿瘤患者经手术及化疗后，血浆 AFP 可转阴或消失，若 AFP 持续一年保持阴性，患者在长期临床观察中多无复发；若 AFP 升高，即使临床上无症状，也可能有隐性复发或转移，应严密随访，及时治疗。

（五）癌胚抗原（CEA）

1. 检测方法及正常值　CEA 检测方法多采用 RIA 和 ELISA 法。血浆正常阈值 < 2.5μg/L。当 CEA > 5μg/L 可视为异常。

2. 临床意义　CEA 属于一种肿瘤胚胎抗原，胎儿胃肠道及胰腺、肝脏有合成 CEA 的能力，出生后血浆中含量甚微。多种妇科恶性肿瘤 CEA 均可表达阳性，因此 CEA 对肿瘤类别无特异性标记功能。

（六）鳞状细胞癌抗原（SCCA）

1. 检测方法和正常值　SCCA 测定方法为 RIA、ELISA 和化学发光方法，正常阈值为 < 1.5μg/L。

2. 临床意义　SCCA 是从子宫颈鳞状上皮细胞癌分离制备得到的一种肿瘤糖蛋白相关抗原，其分子量为 48 000kD。70% 以上的子宫颈鳞癌患者血 SCCA 升高，对外阴及阴道鳞状上皮细胞癌敏感性为 40% ～ 50%。SCCA 对肿瘤患者有判断预后、监测病情发展的作用。

二、雌激素受体（ER）及孕激素受体（PR）

1. 检测方法及正常值　多采用单克隆抗体组织化学染色定性测定,若从细胞或组织匀浆进行测定，则定量参考阈值为 20pmol/ml，PR 为 50pmol/ml。

2. 临床意义　激素与受体的结合有专一性强、亲和力高和结合容量低等特点。

三、妇科肿瘤相关的癌基因和肿瘤抑制基因

1. *Myc* 基因　在卵巢恶性肿瘤、子宫颈癌和子宫内膜癌等妇科恶性肿瘤可发现有 *Myc* 基因的异常

表达。*Myc* 基因的过度表达在卵巢肿瘤患者中约占 20%，多发生在浆液性肿瘤。而 30% 的子宫颈癌有 *Myc* 基因过度表达。表达量可高于正常 2 ～ 40 倍。

2. *ras* 基因　在子宫颈癌、子宫内膜癌和部分卵巢癌患者均发现 *ras* 基因突变，其中 *K-ras* 作为判断卵巢恶性肿瘤患者预后的指标之一。子宫颈癌 *ras* 基因异常发生率为 40% ～ 100% 不等，在 *ras* 基因异常的子宫颈癌患者中，70% 患者同时伴有 *Myc* 基因的扩增或过度表达。提示这两种基因共同影响子宫颈癌的预后。

3. *p53* 基因　是当今研究最为广泛的人类肿瘤抑制基因。50% 卵巢恶性肿瘤有 *p53* 基因的缺陷，在各期卵巢恶性肿瘤中均发现有 *p53* 异常突变，这种突变在晚期患者中远远高于早期患者，提示预后不良。在子宫内膜癌患者中，20% 样本有 *p53* 的过度表达。

4. *BRCA1/BRCA2* 基因　对于遗传性卵巢癌的防治有着非常大的意义。

5. *HER2* 基因　过度表达可见于卵巢癌、子宫内膜癌等疾病。

6. 血管内皮生长因子　肿瘤的生长、侵袭及转移必须依靠新生血管提供一样物质和氧气支持，抑制血管通路可阻止初始肿瘤细胞生长和转移。

7. *PTEN* 基因　在子宫内膜癌中突变率最高。

8. *MMR* 基因　也称 DNA 错配修复基因，它有消除 DNA 复制错误以及微卫星不稳定性的功能。

9. *hTERC* 基因　在调控端粒酶活性及促使子宫颈肿瘤发生、发展中发挥了非常关键的作用。

10. PD-1　其抑制剂对治疗 *MMR* 基因缺陷性子宫内膜癌很有价值。

第 5 节　基础体温测定

基础体温（BBT）又称静息体温，是指机体经过较长时间（6 ～ 8 小时以上）的睡眠，醒来未进行任何活动之前所测得的口腔温度。它反映了静息状态下的基础能量代谢，未受到运动饮食或情绪变化影响，是机体一昼夜中的最低体温。临床可通过基础体温测定判断甲状腺及卵巢等器官的功能状态，在妇科临床中主要运用于判断卵巢功能状况，测量有无排卵、确定排卵日期、黄体功能和诊断早孕。

（一）测定方法

1. 置备一支体温表。每晚临睡前将体温表水银柱甩至 35℃以下，如果是电子体温计则变成初始值，放在醒来后伸手可及的地方。

2. 每天清晨醒后，不进行任何活动，立即将体温计放在舌下，测口腔温度 5 分钟后拿出来读数，并记录在特制的表格上。

3. 每日测量的时间最好固定，一般在早上 5 ～ 7 时，夜班工作者应休息 6 ～ 8 小时后测量。

4. 将测量到的基础体温正确地记录在体温记录单上，能反映出卵巢的功能情况（图 4-1）。纵轴坐标表示体温的度数，每一小格为 0.1℃；横轴坐标表示日期和月经周期日，每一小格为 1 天。从月经来潮的第 1 天开始，将每天所测量到的体温度数用小点画在相应的体温记录单的格子中，直到下次月经来潮的前 1 天为止，最后将各个小点用直线按顺序连接起来，就成为 1 个月经周期的基础体温曲线。

5. 必须坚持连续测定体温至少 3 个月，并力求准确，否则不能反映卵巢功能。

（二）健康指导

1. 向受检者说明检查的目的、方法和要求，一般需连续测量 3 个月经周期以上，故需要向受检查者说明。

2. 指导患者将每日的测量结果及时标记在体温单上，并学会正确的记录方法。

3. 告知患者要注意生活中有关情况如上呼吸道感染、失眠、性生活、月经期、饮酒、服药、情绪等可能影响体温的因素及所采取的治疗记录在基础体温单上，以便随时参考。

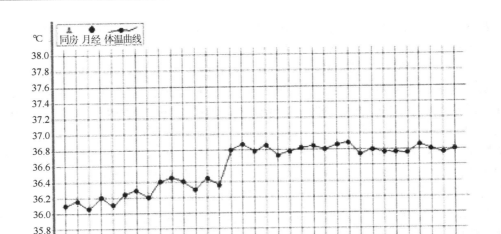

图 4-1　基础体温曲线图

（三）测量基础体温的作用与临床意义

1. 测量基础体温的作用　判断是否排卵指导避孕；诊断早孕和判断孕早期安危；观察黄体功能；提示其他病变；推算适宜的内膜活检时间。

2. 测量基础体温的临床意义　正常育龄妇女的基础体温与月经周期一样，呈周期性变化，这种体温变化与排卵有关。在正常情况下，女性在排卵前的基础体温较低，排卵后升高。这是因卵巢排卵后，形成的黄体以及分泌较多的孕激素，刺激下丘脑的体温调节中枢，使体温上升 0.3 ~ 0.5℃，并一直持续下次月经来潮前才开始下降。下一个月经周期的基础体温又重复上述这种变化。将每天测量的基础体温记录在体温记录单上，连成曲线，后可观察月经前半期体温较低，月经后半期体温上升，这种前低后高的体温曲线称为双相型体温曲线（图 4-2）。

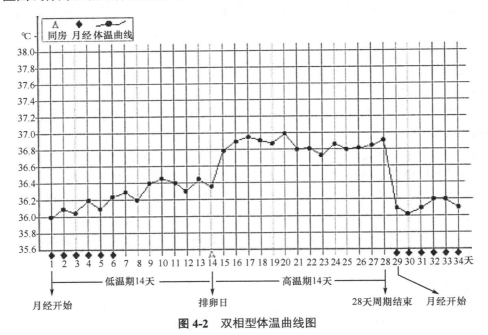

图 4-2　双相型体温曲线图

无排卵时周期中的基础体温始终处于较低水平，没有高温期，没有形成高低温双相变化，基础体温呈单相型（图 4-3）。如果是测量发现有如图 4-3 的成年妇女需要到医院就诊，检查无排卵的原因，及早治疗。

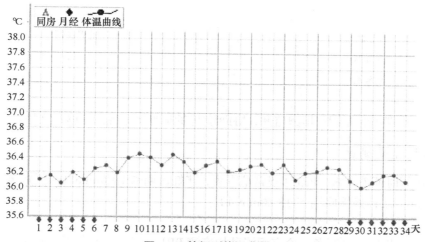

图 4-3　单相型体温曲线图

如未受孕时，黄体酮浓度会急速下降，子宫内膜即将脱落。如果黄体功能不良，可导致体温下降速度缓慢，不利于怀孕。基础体温上升如果持续 18 日以上可协助诊断早孕。

体温受许多因素的影响，如夜班工作、上呼吸道感染或其他疾病、性交或服用药物等，生活不规律或睡眠欠佳者不宜使用本法。

第 6 节　女性内分泌系统激素测定

女性内分泌系统激素包括下丘脑、垂体、卵巢分泌的激素。各器官分泌的各类激素相互调节、相互影响，发挥正常的生理功能。

（一）下丘脑促性腺激素释放激素

1. GnRH 兴奋试验的临床意义　青春期延迟；垂体功能减退；下丘脑功能减退；卵巢功能不全；多囊卵巢综合征。

2. 氯米酚试验临床意义　下丘脑病变；青春期延迟。

（二）垂体促性腺激素测定 [卵泡刺激素（FSH）和黄体生成素（LH）]

1. 正常值　血中 FSH 和 LH 的浓度，正常值具体见表 4-4、表 4-5。

表 4-4　血 FSH 参考值表

生命时期	测定时间	正常范围（U/L）
青春期		≤ 4
生育期正常女性	卵泡期	1 ～ 9
	排卵期	6 ～ 26
	黄体期	1 ～ 9
	绝经期	30 ～ 118

表 4-5　血 LH 参考值表

测定时间	正常范围（U/L）
卵泡期	1 ～ 12
排卵期	16 ～ 104

续表

测定时间	正常范围（U/L）
黄体期	1 ～ 12
绝经期	16 ～ 66

2. 临床意义　鉴别闭经原因；排卵监测；协助诊断多囊卵巢综合征；诊断女性性早熟；卵巢早衰。

（三）垂体催乳素测定

1. 正常值　不同时期催乳素（PRL）正常范围为，非妊娠期＜ 1.14mmol/L；妊娠早期＜ 3.64mmol/L；妊娠中期＜ 7.28mmol/L；妊娠晚期＜ 18.20mmol/L。

2. 临床意义

（1）闭经、不孕及月经失调者无论有无泌乳均应测 PRL，以除外高催乳素血症。

（2）垂体肿瘤患者伴 PRL 异常增高时，应考虑有垂体催乳素瘤。

（3）PRL 水平升高还见于性早熟、原发性甲状腺功能低下、卵巢早衰、黄体功能欠佳、长期哺乳、神经精神刺激、药物作用（如氯丙嗪、避孕药、大量雌激素、利血平等）因素等；PRL 水平降低多见于垂体功能减退、单纯性催乳素分泌缺乏症等。

（4）10% ～ 15% 的多囊卵巢综合征患者表现为轻度的高催乳素血症，其可能为雌激素持续刺激所致。

（四）雌激素测定

1. 正常值　见表 4-6。

表 4-6　血雌二醇（E_2）、雌酮（E_1）参考值

测定时间	E_2（pmol/L）	E_1（pmol/L）
青春前期	18.35 ～ 110.10	62.9 ～ 162.8
卵泡期	92.0 ～ 275.0	125.0 ～ 377.4
排卵期	734.0 ～ 2200.0	125.0 ～ 377.4
黄体期	367.0 ～ 1101.0	125.0 ～ 377.4
绝经期	＜ 100.0	—

2. 临床意义

（1）监测卵巢功能　①鉴别闭经原因；②监测卵泡发育；③诊断有无排卵；④诊断女性性早熟；⑤协助诊断多囊卵巢综合征。

（2）监测胎儿 - 胎盘单位功能　妊娠期 E_3 主要由胎儿 - 胎盘单位产生，测定孕妇尿 E_3 含量反映胎儿胎盘功能状态。

（五）孕激素测定

1. 正常值　见表 4-7。

表 4-7　血孕酮（P）正常范围

测定时间	正常范围（nmol/L）
卵泡期	＜ 3.2
妊娠中期	159 ～ 318

续表

测定时间	正常范围（nmol/L）
黄体期	9.5 ～ 89
妊娠晚期	318 ～ 1272
妊娠早期	63.6 ～ 95.4
绝经后	＜ 2.2

2. 临床意义　监测排卵；了解黄体功能；观察胎盘功能；辅助诊断先兆流产或异位妊娠；孕酮代替疗法的监测。

（六）雄激素测定

1. 正常值　见表 4-8。

表 4-8　血总睾酮（T）参考范围

测定时间	正常范围（nmol/L）
卵泡期	＜ 1.4
黄体期	＜ 1.7
排卵期	＜ 2.1
绝经后	＜ 1.2

2. 临床意义　卵巢肿瘤；多囊卵巢综合征；肾上腺皮质增生或肿瘤时；两性畸形的鉴别；女性多毛症；应用雄激素制剂或具高雄激素作用的内分泌药物；高催乳素血症。

（七）人绒毛膜促性腺激素（hCG）测定

1. 正常值　见表 4-9。

表 4-9　不同时期血清 β-hCG 浓度

测定时间	正常范围（U/L）
非妊娠妇女	＜ 3.1
妊娠 40 日	＞ 2000
妊娠 7 ～ 10 日	＞ 5.0
滋养细胞疾病	＞ 100 000
妊娠 30 日	＞ 100

2. 临床意义　诊断早期妊娠；异常妊娠与胎盘功能的判断；滋养细胞肿瘤诊断与治疗监测，包括葡萄胎及妊娠滋养细胞肿瘤；性早熟和肿瘤。

（八）人胎盘生乳素（HPL）测定

1. 正常值　见表 4-10。

表 4-10　不同时期血 HPL 正常范围

测定时间	正常范围（mg/L）
非孕期	＜ 0.5
孕 30 周	2.8 ～ 5.8

续表

测定时间	正常范围（mg/L）
孕 22 周	1.0 ～ 3.8
孕 40 周	4.8 ～ 12.0

2.临床意义　监测胎盘功能；协助诊断妊娠合并糖尿病。

第 7 节　输卵管通畅检查

一、输卵管通液术

输卵管通液术是检查输卵管是否通畅的一种方法，且具有一定的治疗功效。

【适应证】

（1）不孕症患者，男方精液正常，疑有输卵管阻塞者。

（2）检验和评价输卵管绝育术、输卵管再通术或输卵管成形术的效果。

（3）对输卵管黏膜轻度粘连者行疏通治疗。

【禁忌证】

（1）体温高于 37.5℃者。

（2）内外生殖器官急性炎症、慢性盆腔炎急性或亚急性发作者。

（3）月经期或有异常阴道流血者。

（4）严重的全身性疾病，如心、肺功能异常等，不能耐受手术者。

（5）可疑妊娠者。

（6）产后、流产后、刮宫术后 6 周内。

【用物准备】　子宫导管 1 根，阴道窥器 1 个，弯盘 1 个，卵圆钳 1 把，宫颈钳 1 把，子宫探针 1 根，长镊子 1 把，子宫颈扩张器 1 套，洞巾 1 块，纱布 4 块，干棉球数个，20ml 注射器 1 副，注射用水 20ml，0.9% 氯化钠注射液，庆大霉素 8 万 U，地塞米松 5mg，透明质酸酶 1500U，1% 利多卡因 2ml，氧气等抢救用品等。

输卵管造影还需要 40% 碘化油或 76% 泛影葡胺 20 ～ 40ml。

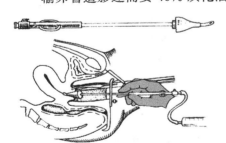

图 4-4　输卵管通液检查

【操作方法】

1.检查方法（图 4-4）

（1）患者取膀胱截石位，外阴、阴道常规消毒铺无菌巾，双合诊了解子宫位置及大小。

（2）阴道窥器暴露子宫颈后，再次消毒阴道穹隆及子宫颈，以子宫颈钳钳夹子宫颈前唇，沿宫腔方向置入子宫颈导管。

（3）用 Y 型管将子宫颈导管与压力表、注射器相连，并使子宫颈导管内充满生理盐水或抗生素溶液（庆大霉素 8 万 U、地塞米松 5mg、透明质酸酶 1500U、注射用水 20ml）。排出空气后沿宫腔方向将其置入子宫颈内，缓慢推注液体，压力不超过 160mmHg。

（4）术毕取出子宫颈导管，再次消毒子宫颈、阴道，取出阴道窥器。

2.结果评定

（1）输卵管通畅　顺利推注液体 20ml，无阻力，压力维持在 60 ～ 80mmHg 以下；或开始稍有阻力，随后阻力消失，无液体回流，患者也无不适感。

（2）输卵管通而不畅　推注液体有阻力，再经加压推注又能注入，为轻度粘连已被分离，患者可感轻微腹痛。

（3）输卵管阻塞　注入液体 5ml 即感有阻力，压力持续上升而不见下降，患者感下腹胀痛，停止推注后液体又回流至注射器内。

二、子宫输卵管造影术

子宫输卵管造影是通过导管向宫腔及输卵管注入造影剂，行 X 线透视及摄片，根据造影剂在输卵管及盆腔内的显影情况了解输卵管是否通畅、阻塞部位及宫腔形态。

【适应证】

（1）了解输卵管是否通畅及其形态、阻塞部位。

（2）了解宫腔形态，确定有无子宫畸形及类型，有无宫腔粘连、子宫黏膜下肌瘤、子宫内膜息肉及异物等。

（3）内生殖器结核非活动期。

（4）不明原因的复发性流产，了解子宫颈内口是否松弛，子宫颈及子宫有无畸形。

【禁忌证】

（1）急性、亚急性生殖器炎症或盆腔炎性疾病。

（2）严重的全身性疾病，不能耐受手术者。

（3）妊娠期、月经期。

（4）产后、流产、刮宫术后 6 周内。

（5）碘过敏者禁用子宫输卵管碘油造影。

【术前准备】

（1）造影时间以月经干净 3 ～ 7 日为宜，术前 3 日禁性生活。

（2）做碘过敏试验，阴性者方可造影。

（3）术前半小时肌内注射阿托品 0.5mg 解痉。

（4）术前排空膀胱，便秘者术前行清洁灌肠。

【操作方法】　前两步步骤同输卵管通液术（1）、（2）。

（3）将造影剂充满子宫颈导管，排出空气，沿宫腔方向将其置入子宫颈管内，徐徐注入碘化油，在 X 线透视下观察碘化油流经输卵管及宫腔情况并摄片。24 小时后再摄盆腔平片，以观察腹腔内有无游离碘化油。若为泛影葡胺液造影，应在注射后立即摄片，10 ～ 20 分钟后第二次摄片，观察其流入盆腔情况。

（4）结果评定

1）正常子宫、输卵管：宫腔呈倒三角形，双侧输卵管显影形态柔软，24 小时后摄片盆腔内见散在造影剂。

2）宫腔异常：子宫黏膜下肌瘤可见宫腔充盈缺损；子宫内膜结核内膜呈锯齿状不平，宫腔失去原有的倒三角形态；子宫畸形时有相应显示。

3）输卵管异常：输卵管结核显示输卵管形态不规则、僵直或呈串珠状，有时可见钙化点；输卵管积水见输卵管远端呈气囊状扩张；24 小时后盆腔 X 线摄片未见盆腔内散在造影剂，说明输卵管不通；输卵管发育异常，可见过长或过短、异常扩张的输卵管、输卵管憩室等。

【并发症及注意事项】

1. 并发症　主要有出血、盆腔感染、输卵管内压力过高致输卵管损伤、心脑综合征、造影剂过敏或栓塞等。

2. 注意事项　碘化油充盈子宫颈导管时必须排尽空气。注入碘化油时用力不可过大，推注不可过快，防止损伤输卵管。透视下发现造影剂进入异常通道，同时患者出现咳嗽，应警惕发生油栓，立即停止操作，取头低脚高位，严密观察。造影后 2 周禁盆浴及性生活，可酌情给予抗生素预防感染。

有时有因输卵管痉挛造成输卵管不通的假象，必要时重复进行。

第8节　妇科常用穿刺检查

一、经阴道后穹隆穿刺术

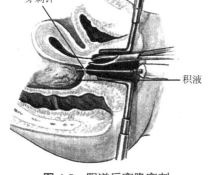
穿刺针
积液

图 4-5　阴道后穹隆穿刺

直肠子宫陷凹是腹腔最低部位，盆腔、腹腔内的积血最易积聚于此。通过阴道后穹隆穿刺，抽出物进行肉眼观察、化验、病理检查，是妇产科临床常用的辅助诊断方法（图4-5）。

【适应证】

（1）疑有盆腔、腹腔内出血时，如异位妊娠、卵巢黄体破裂等。

（2）疑有盆腔积液、积脓时，可行穿刺抽液检查以了解积液性质。盆腔脓肿的穿刺引流及抽取脓液后注入抗生素治疗。

（3）位于直肠子宫陷凹内的肿块，可经后穹隆穿刺抽吸肿块内容物检查以明确肿块性质。

（4）阴道 B 型超声引导下行卵巢囊肿穿刺抽吸囊液及注射药物治疗。

（5）各种助孕技术取卵时，可在 B 型超声引导下经阴道后穹隆穿刺进行。

【禁忌证】

（1）高度怀疑恶性肿瘤。

（2）较大肿块，完全占据直肠子宫陷凹并已凸向直肠。

（3）严重盆腔粘连，尤其疑有子宫后壁与肠管粘连。

【用物准备】　阴道窥器 1 个，卵圆钳 1 把，宫颈钳 1 把，7～9 号腰椎穿刺针头 1 枚，10ml 注射器 1 个，洞巾 1 块，纱布 2 块，无菌试管 1 支，手套 1 副。

【操作方法】

（1）患者排尿后取膀胱截石位。外阴、阴道常规消毒铺巾，盆腔检查了解子宫、附件情况，注意阴道后穹隆是否膨隆。

（2）放置阴道窥器暴露子宫颈及阴道后穹隆并消毒，宫颈钳钳夹宫颈后唇，向前提拉，充分暴露后穹隆。

（3）用腰椎穿刺针或 22 号长针头接 5～10ml 注射器，于宫颈后唇与阴道后壁之间，取与子宫颈平行稍向后的方向刺入 2～3cm。有落空感后抽吸，做到边抽吸边拔出针头。若为肿物，则选择最突出或囊性感最明显部位穿刺。

（4）抽吸完毕，拔针。若穿刺点渗血，用无菌纱布填塞压迫止血，待血止后连同阴道窥器取出。

【注意事项】

（1）穿刺方向应是阴道后穹隆中点进针与子宫颈管平行的方向，不可过分向前或向后，以免针头刺入子宫体或进入肠管。

（2）穿刺深度要适当，一般 2～3cm。

（3）有条件时，先行超声检查，协助诊断直肠子宫陷凹有无液体及液体量。

（4）抽吸为鲜血，放置 4～5 分钟，血液凝固为血管内血液；若放置 6 分钟以上仍为不凝血，则为腹腔内出血。

（5）阴道后穹隆穿刺未抽出血液，不能完全排除异位妊娠。

二、经腹壁腹腔穿刺术

经腹壁腹腔穿刺术为通过腹壁穿刺进入腹腔，对被吸出物进行化验或病理检查以协助诊断。

【适应证】

（1）协助诊断腹腔积液性质。

（2）盆腔、腹腔脓肿的穿刺引流及抽取脓液后注入抗生素治疗。

（3）鉴别贴近腹壁的肿物性质。

（4）注入抗癌药物进行腹腔化疗。

（5）穿刺放出部分腹水，缓解患者呼吸困难等压迫症状，使腹壁松软便于盆腔检查。

（6）穿刺注入二氧化碳后行 X 线摄片，使气腹造影术中盆腔器官显影清晰。

【禁忌证】

（1）疑有盆腔内器官严重粘连，尤其是卵巢癌晚期有盆腹腔广泛转移致肠梗阻者。

（2）疑为巨大卵巢囊肿者。

【用物准备】　无菌腹腔穿刺包 1 个（内有洞巾 1 块，7～9 号腰穿针 1 个，弯盘 1 个，小镊子 2 把，止血钳 1 把，硅胶管 3 个，玻璃接头 1 个），卵圆钳 1 把，子宫颈钳 1 把，20ml 注射器 1 个，无菌手套 1 副，棉球若干个，纱布 6 块，标本瓶，胶布。

【操作方法】

（1）排空膀胱后，积液较多者取仰卧位；积液较少者取半卧位或侧卧位。取脐与左髂前上棘连线中外 1/3 交界处为穿刺点，常规消毒铺巾。

（2）穿刺一般不需麻醉。

（3）7 号穿刺针从穿刺点垂直刺入，通过腹膜时有抵抗消失感，拔去针芯，即有液体溢出，连接注射器，按需要抽取足够数量液体，并送化验或病理检查。

（4）若需放腹水则接导管，导管另一端连接器皿，放液量及导管放置时间依病情决定。若为查明盆腔内有无肿瘤存在，可放至腹壁变松软易于检查为止。

（5）细针穿刺活检常用特制的穿刺针，在超声引导下穿入肿块组织，抽取少量组织送检。

（6）穿刺术毕拔出穿刺针，局部敷以无菌纱布。穿刺引流者须缝合伤口并固定导管。

【穿刺液性质和结果判断】

1. 血液　①新鲜血液：放置后迅速凝固，为刺伤血管。②陈旧性暗红色血液：表明有腹腔内出血。③小血块或不凝固陈旧性血液：多见于陈旧性异位妊娠。④巧克力色黏稠液体：多为卵巢子宫内膜异位囊肿破裂。

2. 脓液　呈黄色、黄绿色、淡巧克力色，质稀薄或脓稠，有臭味，提示盆腹或腹腔内有化脓性病变或脓肿破裂。应行细胞学涂片、细菌培养、药敏试验。必要时行切开引流术。

3. 炎性渗出物　呈粉红色、淡黄色混浊液体，提示盆腹腔内有炎症。应行细胞学涂片、细菌培养、药敏试验。

4. 腹水　有血性、浆液性、黏液性等。应送常规化验及细胞学检查，必要时检查抗酸杆菌、结核杆菌培养及动物接种。

【注意事项】

（1）术前注意患者生命体征，测量腹围，检查腹部体征。

（2）控制针头进入深度，以免刺伤血管及肠管。

（3）大量放液时，针头必须固定好，以免针头移动损伤肠管；放液速度不宜过快，不应超过 1000ml/h，一次放液量不应超过 4000ml，并注意患者血压、脉搏、呼吸等生命体征。若出现休克征象，立即停止放液。

（4）向腹腔内注入药物应慎重，很多药物不宜腹腔内注入；行腹腔化疗时，注意不良反应。

（5）术后卧床休息 8～12 小时，必要时给予抗生素预防感染。

第9节 妇科内镜检查

内镜检查术是用连接于摄像系统和冷光源的内窥镜，窥视人体体腔及脏器内部，用于妇产科疾病诊断和治疗的常用手段。常用的内镜有阴道镜、宫腔镜、腹腔镜等。

一、阴 道 镜

阴道镜检查是利用阴道镜在强光源照射下将宫颈阴道部上皮放大 10 ～ 40 倍，以观察肉眼看不到的微小病变，并在可疑部位行定位活检，以提高对子宫颈癌及癌前病变的早期发现、早期诊断，也用于外阴皮肤和阴道黏膜的相应病变和相关疾病的观察。阴道镜分为光学阴道镜和电子阴道镜两种。

【适应证】

（1）宫颈刮片细胞学检查巴氏Ⅲ级或Ⅲ级以上，或 TBS 提示 AGS 阳性以上或高危型 HPV-DNA 阳性者。

（2）肉眼观察有可疑癌变，可疑病变处指导性活检。

（3）有接触性出血，肉眼观察子宫颈无明显病变者。

（4）阴道和外阴病变：阴道和外阴上皮内瘤样变、早期阴道癌、阴道腺病、梅毒、结核、尖锐湿疣等。

（5）子宫颈、阴道及外阴病变治疗后复查和评估。

【禁忌证】

（1）生殖道急性、亚急性炎症。

（2）月经期或活动性子宫出血者。

【用物准备】 阴道镜检查系统 1 套，无菌手套 1 副，弯盘 1 个，阴道窥器 1 个，宫颈钳 1 把，卵圆钳 1 把，活检钳 1 把，标本瓶 4 ～ 6 个，纱布 4 块，棉球数个及棉签数根。3% 醋酸（蒸馏水 97ml+ 纯冰醋酸 3ml），复方碘液（碘 30g、碘化钾 0.6g，加蒸馏水至 100ml），40% 三氯醋酸（蒸馏水 60ml+ 纯三氯醋酸 40ml）。

【操作方法】

（1）患者排空膀胱，取膀胱截石位，用阴道窥器充分暴露子宫颈。

（2）用棉球拭净子宫颈分泌物或黏液。

（3）肉眼观察子宫颈大小、形态、色泽，以及有无糜烂、赘生物、裂伤、外翻等。

（4）将阴道镜镜头放置距外阴 10cm 的位置，镜头对准子宫颈，调好阴道镜光源，调整镜头的位置和焦距，使图像清晰达到最佳状态。先用低倍镜观察子宫颈外形、颜色、血管及有无白斑。然后再增大倍数循视野观察。

（5）用 3% 醋酸棉球浸湿子宫颈表面，使上皮净化并肿胀，可更清楚地观察病变表面的形态和境界。若检查时间超过 3 ～ 5 分钟，应重复涂醋酸溶液。对血管作精密观察时加上绿色滤光镜片，并放大 20 倍。

（6）碘试验 涂复方碘液，使富含糖原的正常鳞状上皮着色，呈深棕色，称为碘试验阳性；柱状上皮、未成熟化生上皮、不典型增生上皮及癌变上皮不含糖原，涂碘后均不着色，称为碘试验阴性。观察不着色区域的分布，在碘试验阴性区或可疑病变部位取组织，并放入装有固定液的标本瓶内送病理检查。

（7）40% 三氯醋酸 使尖锐湿疣呈刺状突起，与正常黏膜界限清楚。

【结果判断】 异常阴道镜图像几乎均出现在转化区内，碘试验均为阴性。

1. 上皮变化 若出现白色上皮、白斑，应常规取活组织检查，病理学检查可为化生上皮、不典型增生或有恶性病变。

2. 血管改变 血管异常增生可发现点状血管、镶嵌、异型血管等图像，病理学检查可以从不典型增生至原位癌。

3.早期子宫颈浸润癌　白色醋酸上皮增厚，结构不清；局部血管异常增生，管腔扩大，走向紊乱，形态特殊；涂 3% 醋酸后，表面呈玻璃样水肿或熟肉状。碘试验阴性或着色极浅。

【护理配合】

（1）向患者讲解阴道镜检查的目的及方法，以消除患者的顾虑。

（2）检查前应排除阴道感染性疾病如阴道毛滴虫、假丝酵母菌、淋球菌等感染。

（3）术前 24 小时内避免性交及阴道检查、冲洗等操作。

（4）阴道窥器上不涂润滑剂，以免影响观察结果。

（5）术中配合医生调整光源，及时传递所需用物。

（6）若取活体组织，应填好申请单，标本瓶上注明标记后及时送检。

（7）保持局部清洁，2 周内禁止盆浴和性生活。

二、宫　腔　镜

　　宫腔镜检查是采用膨宫介质扩张宫腔，通过光导玻璃纤维束和柱状透镜将冷光源经宫腔镜导入宫腔内，直视下观察子宫颈管、子宫颈内口、子宫内膜及输卵管开口，以便针对病变组织直观准确取材并送病理检查。也可在直视下行宫腔内手术治疗。目前应用比较广泛的宫腔镜为电视宫腔镜（图 4-6）。

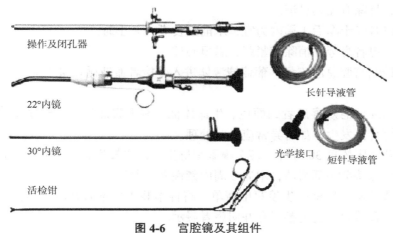

操作及闭孔器

22°内镜

30°内镜

活检钳

长针导液管

光学接口　　短针导液管

图 4-6　宫腔镜及其组件

【适应证】

　　1.宫腔镜检查　异常子宫出血疑宫腔粘连及畸形超声检查有异常宫腔回声及占位病变；宫内节育器的定位与取出；原因不明的不孕；子宫造影异常；复发性流产等。

　　2.宫腔镜治疗　子宫内膜息肉；子宫黏膜下肌瘤及部分突向宫腔的肌壁间肌瘤；宫腔粘连分离；子宫内膜切除；子宫中隔切除；宫腔内异物取出，如嵌顿节育器及流产残留物等；宫腔镜引导下输卵管插管通液、注药及绝育术等。

【禁忌证】

　　1.绝对禁忌证　生殖道急性感染；心、肝、肾衰竭急性期及其他不能耐受手术者；近 3 个月内有子宫手术史或子宫穿孔史者；宫颈恶性肿瘤者。

　　2.相对禁忌证　月经期及活动性子宫出血者宫颈裂伤或松弛；灌流液大量外漏者；宫颈瘢痕，不能充分扩张者。

【用物准备】　宫腔镜检查系统 1 套，阴道窥器 1 个，宫颈钳 1 把，敷料钳 1 把，卵圆钳 1 把，宫腔探针 1 根，宫腔刮匙 1 把，宫颈扩张器 1 套，小药杯 1 个，弯盘 1 个，纱布 2 ～ 3 块，棉球若干，治疗巾 4 块或洞巾 1 块。膨宫药液：单极电切或电凝时选择非导电的 5% 葡萄糖，糖尿病患者可选用 5% 甘露醇；双极电切或电凝则选用 0.9% 氯化钠溶液（可减少过量低渗液体灌注导致的过度水化综合征），庆大霉素 8 万 U，地塞米松 5mg，0.5% 聚维酮碘溶液，必要的急救物品等。

【操作方法】

（1）患者取膀胱截石位，常规消毒外阴、阴道，铺无菌巾。

（2）检查子宫位置及大小。以阴道窥器扩张阴道，充分暴露子宫颈，再次消毒阴道、子宫颈，用宫颈钳钳夹子宫颈，扩张子宫颈至大于镜体外鞘直径半号。

（3）接通液体膨宫泵，调节压力在 100mmHg 左右，排净管内气体，向宫腔内注入膨宫药液，将宫腔镜与冷光源及膨宫装置相连，宫腔镜直视下按其子宫颈管轴径缓缓插入宫腔。

（4）冲洗宫腔内血液至液体清净，调整液体流量，使宫腔内压达到所需压力，宫腔扩展即可看清宫腔和子宫颈管。

（5）观察宫腔　先观察宫腔全貌，宫底、宫腔前后壁、输卵管开口，在退出过程中观察子宫颈内口和子宫颈管。

（6）按需要进行宫腔操作。

（7）取出宫腔镜。

【并发症】　主要有子宫穿孔、泌尿系及肠管损伤、出血、盆腔感染、心脑综合征、过度水化综合征、宫腔粘连等。如为子宫内膜癌有造成癌细胞向腹腔扩散的危险。

【护理配合】

（1）术前评估，排除有无禁忌证。

（2）检查时间以月经干净后 1 周内为宜；术前禁食 6～8 小时。

（3）术中陪伴在患者身旁，消除其紧张、恐惧心理。

（4）配合医生控制宫腔总灌流量，葡萄糖液体进入受检者血液循环量不应超过 1L，否则易发生水中毒。

（5）术中、术后应注意观察患者的面色、生命体征、有无腹痛等，及时发现有无类似人工流产术时可能引起的心脑综合征发生，如有异常应及时处理。

（6）术后嘱患者卧床休息 30 分钟；遵医嘱服用抗生素；告知患者经宫腔镜检查后 1 周阴道可能有少量血性分泌物，需保持会阴部清洁；术后 2 周内禁性交及盆浴。

（7）如有活检或诊刮，协助医生填写申请单，将标本装入标本瓶并注明标记送病理检查。对于取出的异物，如宫内节育器等，应妥善保存并向患者展示。

三、腹　腔　镜

　　腹腔镜技术是将腹腔镜自腹壁插入盆腔、腹腔内观察病变的形态、部位，必要时取有关组织做病理学检查，借以明确诊断，并可在腹腔镜下进行各类手术。20 世纪 80 年代后期，由于腹腔镜设备、器械不断更新，腹腔镜手术范围逐渐扩大，大部分经典的妇科剖腹手术已被腹腔镜手术所取代。目前，腹腔镜临床已普遍用于腹腔或盆腔疾病的检查和治疗。

【适应证】

1. 诊断性腹腔镜

（1）怀疑子宫内膜异位症，腹腔镜是诊断的金标准。

（2）了解盆腹腔肿块的性质、部位或取活检诊断。

（3）不明原因的急、慢性腹痛和盆腔疼痛。

（4）不孕、不育患者可了解子宫、输卵管、卵巢情况，判断输卵管是否通畅，观察卵巢有无排卵等。

（5）恶性肿瘤手术或化疗后效果评价，可代替二次探查术。

（6）计划生育并发症的诊断，如寻找和取出异位宫内节育器、确诊吸宫术导致的子宫穿孔等。生殖道发育异常的诊断。

2. 手术性腹腔镜

（1）输卵管妊娠在腹腔镜下确诊后，即可行输卵管切开取胚胎术、输卵管切除术或输卵管部分切除术。

（2）输卵管性不孕，行输卵管粘连松解整形术、输卵管造口术、输卵管通液术或绝育后输卵管端端吻合术。

（3）盆腔子宫内膜异位症行病灶切除或电凝，分离粘连，卵巢巧克力囊肿剥除术等。

（4）卵巢良性肿瘤剥除术，患侧卵巢或附件切除术，输卵管系膜囊肿剥除术。

（5）多囊卵巢综合征患者行卵巢打孔术。

（6）子宫肌瘤行肌瘤剔除术、子宫次全切除术、全子宫切除术、筋膜内子宫切除术、腹腔镜辅助下阴式子宫切除术或子宫动脉阻断等手术。

（7）盆腔脓肿引流术、盆腔粘连松解术。

（8）计划生育手术，在腹腔镜下行输卵管电凝、钳夹法绝育术。

（9）早期生殖道恶性肿瘤（子宫颈癌、子宫内膜癌）腹腔镜下广泛性子宫切除术及盆腔淋巴清扫术。

【禁忌证】

1. 绝对禁忌证　严重心肺功能不全者；凝血功能障碍；绞窄性肠梗阻；腹壁疝或膈疝；腹腔内广泛粘连；弥漫性腹膜炎；腹腔内大出血。

2. 相对禁忌证　既往有下腹部手术史或腹膜炎病史；过度肥胖者或过度消瘦；盆腔肿块过大，超过脐水平；妊娠超过 16 周。

【用物准备】　腹腔镜系统 1 套，阴道窥器 1 个，宫颈钳 1 把，宫腔探针 1 个，举宫器 1 个，布巾钳 6 把，直血管钳 2 把，弯血管钳 5 把，组织钳 5 把，持针钳 5 把，线剪 1 把，有齿镊 1 把，弯盘 1 个，7 号刀柄 1 把，11 号尖刀片 1 片，小药杯 2 个，无菌巾 6 块，缝线、缝针、棉球、纱布各适量，CO_2 气腹机，2ml 注射器 1 具等。局部麻醉药，0.9% 氯化钠溶液。

【操作方法】

（1）腹腔镜检查可选用局部麻醉或硬膜外麻醉；腹腔镜手术选用全身麻醉。

（2）患者取仰卧位，常规消毒腹部及外阴、阴道，留置导尿管和举宫器（无性生活史者不用举宫器）。

（3）人工气腹　于脐轮下缘切开皮肤 10 ～ 12mm，用巾钳提起腹壁，以 90° 角插入气腹针，接 CO_2 气腹机，以 1 ～ 2L/min 速度充入 CO_2。当充气 1L 后，调整患者体位至头低臀高位（倾斜度为 15° ～ 25°）。当腹腔内压力达 12 ～ 15mmHg 时停止充气，拔出气腹针。

（4）用套管针从切口处穿刺，将腹腔镜自套管针鞘送入腹腔，打开冷光源，即可见盆腔内器官。

（5）按顺序常规检查盆腔内各器官。

（6）根据盆腔疾病进行输卵管通液、病灶活检等进一步检查。

（7）如需行腹腔镜手术，根据不同的手术种类选择下腹部不同部位穿刺，形成 2 ～ 3 个放置手术器械的操作孔，插入必要的器械进行操作。

（8）操作完毕，0.9% 氯化钠溶液冲洗，检查无出血及内脏损伤，取出腹腔镜，放尽气体，拔出套管。必要时缝合穿刺口，以无菌纱布覆盖，弹力胶布固定。

【并发症】　主要有出血性损伤、脏器损伤、与气腹相关的并发症（皮下气肿、气胸、气体栓塞等）、其他并发症（电能量器械引起的相应并发症、体位不当导致的神经损伤、切口疝）等。

【护理配合】

1. 术前准备

（1）向患者讲解腹腔镜检查的目的、操作步骤等，使患者消除疑虑，配合手术。协助医生签署知情同意书。

（2）患者准备同一般妇科腹部手术，尤其注意脐部的清洁。

（3）检查腹腔镜系统运行是否正常，CO_2 气体是否充足，负极板连接是否正确。

2.术中配合

（1）体位　患者麻醉后取平卧位或膀胱截石位。腹腔注气时将患者改为头低臀高位并倾斜15°～25°，遵医嘱及时更换所需体位。留置导尿管。

（2）注意观察患者生命体征的变化，如有异常及时报告医生处理。

（3）连接好各种管、线，协助医生进行电刀单双极的切换。

3.术后护理

（1）患者卧床休息，询问其有无不适，并密切观察生命体征、有无并发症发生，如发现异常，及时向医生汇报处理。

（2）嘱患者如有发热、出血、腹痛等应及时到医院就诊；术后如因腹腔残留气体而引起肩痛及上肢不适的症状，会逐渐缓解；2周内禁止性生活。

（3）观察脐部及腹部其他穿刺孔情况。

（4）鼓励患者早期活动，尽早排出腹腔气体。

第10节　妇科影像学检查

妇科影像学检查包括超声检查、X线检查、计算机体层成像（CT）、磁共振成像（MRI）、正电子发射断层成像（PET）等，因其对人体损伤小、诊断准确而广泛应用于妇科领域。

一、超声检查

1.检查途径　有经腹壁、经阴道（或直肠）及经会阴三种途径。

2.超声检查在妇科疾病诊疗中的应用　子宫肌瘤、子宫腺肌病和腺肌瘤、盆腔子宫内膜异位症、盆腔炎性疾病、盆底功能障碍性疾病、葡萄胎、子宫内膜癌、子宫肉瘤、子宫颈癌、卵巢肿瘤、监测卵泡发育、探测宫内节育器、介入超声的应用。

3.超声造影　是利用造影剂增强"后散射"回声，提高图像分辨力的一种超声诊断技术。可用于妇科肿瘤的早期诊断，卵巢良恶性肿瘤、子宫肌瘤与腺肌病的鉴别诊断等。

宫腔超声造影通过向宫腔内注入对比剂（生理盐水或过氧化氢）将宫腔扩张，超声下可清晰观察到子宫内膜息肉、黏膜下肌瘤、子宫内膜癌和子宫畸形等病变以及观察输卵管腔是否通畅。

二、X线检查

借助造影剂X线是诊断先天性子宫畸形和输卵管通畅程度常用的检查方法。X线胸片是诊断妇科恶性肿瘤肺转移的重要方法。

三、CT检查

CT的分辨率高，能显示肿瘤的结构特点、周围侵犯及远处转移情况，用于各种妇科肿瘤治疗方案的制订、预后评估、疗效观察及术后复发的诊断。但对卵巢肿瘤定位诊断特异性不如MRI。

四、MRI检查

MRI无放射性损伤，无骨性伪影，对软组织分辨率高，尤其适合盆腔病灶定位及病灶与相邻结构关系的确定。被广泛应用于妇科肿瘤和子宫内膜异位症的诊断和手术前的评估。

五、PET检查

PET是一种通过示踪原理，以显示体内脏器或病变组织生化和代谢信息的影像技术。被用于妇科恶性肿瘤的诊断、鉴别诊断、预后评价及复发诊断等。

目标检测

A₁/A₂ 型题

1. 阴道分泌物悬滴检查用于（　　）
   A. 防癌普查
   B. 查滴虫与真菌
   C. 检查阴道 pH 值
   D. 了解卵巢功能
   E. 了解子宫内膜情况

2. 下列哪项方法不宜用于闭经与早孕的鉴别（　　）
   A. 妇科检查　　　　B. 基础体温测定
   C. 尿妊娠试验　　　D. 腹部 X 线检查
   E. B 型超声检查

3. 某女士婚后四年不孕，为其作功能检查，连续 3 个月每日清晨测得基础体温成一规则水平线，说明其（　　）
   A. 有排卵　　　　　B. 无排卵
   C. 黄体功能不全　　D. 子宫发育不良
   E. 子宫内膜脱落不全

4. 下列情况中，可以行宫颈活体组织检查的是（　　）
   A. 月经期　　　　　B. 妊娠早期
   C. 月经来潮前 3 天　D. 急性生殖道感染
   E. 急性子宫颈炎症

5. 下列不属于阴道后穹隆穿刺术目的的是（　　）
   A. 明确直肠子宫陷凹有无积液
   B. 明确直肠子宫陷凹积液性质
   C. 注入药物以治疗疾病
   D. 明确盆腔恶性肿瘤的类型
   E. 穿刺取卵用于助孕技术

6. 下列疾病中，首选分段诊断性刮宫检查进行确诊的是（　　）
   A. 子宫肌瘤　　　　B. 子宫颈癌
   C. 子宫内膜癌　　　D. 不孕症
   E. 异常子宫出血

7. 下列几种情况中可以进行阴道镜检查的是（　　）
   A. 外阴阴道假丝酵母菌病
   B. 滴虫性阴道炎
   C. 急性宫颈炎
   D. 月经期
   E. 阴道恶性肿瘤

8. 患者，女，46 岁，阴道不规则流血、流液 4 个月。检查：子宫颈为菜花样组织，子宫体大小正常，活动差，考虑为子宫颈癌，为确诊应做哪项检查（　　）
   A. 子宫颈和子宫颈管活组织检查
   B. 阴道镜检查
   C. 分段诊刮
   D. 子宫颈刮片细胞学检查
   E. 碘试验

9. 患者，女，55 岁，已绝经 2 年，不规则阴道流血 3 天，为排除子宫内膜癌，应尽早去医院做的辅助检查项目是（　　）
   A. 宫颈刮片细胞学检查
   B. 阴道分泌物悬滴检查
   C. X 线摄片
   D. 分段诊断性刮宫
   E. 阴道后穹隆穿刺

（谭海燕）

第5章
女性生殖系统炎症患者的护理

第1节 概 述

女性生殖系统炎症是女性生殖系统常见病、多发病，主要包括外阴炎、阴道炎、子宫颈炎及盆腔炎。女性生殖系统的解剖、生理、生化和免疫学特点，使其具有比较完善的自然防御机制，但是妇女在特殊生理时期如月经期、妊娠期、分娩期及产褥期，防御功能易受到破坏，而且其解剖位置与肛门及尿道相邻，病原体容易侵入生殖道造成炎症。炎症可以是急性发作，也可由于患者抵抗力低、治疗不及时或不彻底而转变为慢性炎症，严重者可引起败血症甚至感染性休克而导致死亡。因此，对于生殖系统炎症应积极防治。

（一）女性生殖系统的自然防御功能

1. 外阴　外阴皮肤为鳞状上皮，两侧大阴唇自然合拢，遮掩阴道口和尿道外口，防止外界微生物污染。

2. 阴道　由于盆底肌的作用，阴道口闭合，阴道前壁、后壁紧贴，可减少外界微生物的侵入。经产妇阴道松弛，防御功能较差。生理情况下，阴道上皮在卵巢分泌的雌激素影响下增生变厚，增加抵抗病原体侵入的能力，同时上皮细胞中含有丰富糖原，在阴道乳杆菌的作用下分解为乳酸，维持阴道正常的酸性环境（pH 在 3.8 ～ 4.4），使其他病原体的生长受到抑制，称为阴道自净作用。此外，阴道分泌物可维持巨噬细胞活性，防止细菌侵入阴道黏膜。若体内雌激素水平下降、性生活频繁、阴道灌洗等，阴道 pH 升高，不利于乳杆菌生长；长期应用广谱抗生素，则抑制乳杆菌生长；机体免疫力下降，阴道其他致病菌成为优势菌，则引起炎症。

3. 子宫颈　子宫颈内口紧闭，宫颈管黏膜分泌大量黏液，形成胶冻状黏液栓，成为上生殖道感染的机械屏障；宫颈管黏液栓内含乳铁蛋白、溶菌酶等，可抑制病原体侵入子宫内膜。

4. 子宫内膜　育龄妇女子宫内膜周期性剥脱，是消除宫腔感染的有利条件。此外，子宫内膜分泌液也含有乳铁蛋白、溶菌酶，可清除少量进入宫腔的病原体。

5. 输卵管　输卵管黏膜上皮细胞的纤毛向子宫腔方向摆动以及输卵管的蠕动，均有利于阻止病原体的侵入。输卵管分泌液与子宫内膜分泌液一样，含有乳铁蛋白、溶菌酶，可清除偶尔进入输卵管的病原体。

6. 生殖道的免疫系统　生殖道黏膜聚集有不同数量的淋巴组织及散在的淋巴细胞，包括 T 细胞、B 细胞。此外，中性粒细胞、巨噬细胞、补体以及一些细胞因子，均在局部有重要的免疫功能，发挥抗感染作用。

女性生殖系统虽具有自然防御功能，但是外阴阴道与尿道和肛门邻近，易受污染；外阴与阴道又是性交、分娩及宫腔操作的必经之道，容易受到损伤及外界病原体的感染。此外，妇女在特殊生理时期，如月经期、妊娠期、分娩期和产褥期，防御功能受到破坏，机体免疫功能下降，病原体容易侵入生殖道而形成炎症。

（二）病原体

1. 细菌　以化脓菌多见，如葡萄球菌、链球菌、大肠杆菌、厌氧菌、变形杆菌、淋病奈瑟球菌、结核杆菌等。

2. 原虫　以阴道毛滴虫多见，偶见阿米巴原虫。

3. 真菌　以假丝酵母菌为主。

4. 病毒　如疱疹病毒、人乳头瘤病毒。

5. 螺旋体　如苍白密螺旋体。

6. 衣原体　以沙眼衣原体多见，感染症状不明显，但常导致输卵管黏膜结构及功能的破坏，并引起盆腔广泛粘连。

7. 支原体　正常阴道菌群的一种，在一定条件下可引起生殖道炎症。

（三）传染途径

1. 沿生殖道黏膜上行蔓延　病原体由外阴侵入阴道，沿黏膜上行，通过子宫颈、子宫内膜、输卵管内膜到达卵巢及腹腔。葡萄球菌、淋球菌、沙眼衣原体多沿此途径蔓延（图 5-1）。

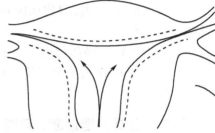

图 5-1　炎症经黏膜上行蔓延

2. 经血液循环蔓延　病原体先侵入人体其他器官组织，再通过血液循环侵入生殖器官，是结核杆菌的主要传播途径（图 5-2）。

3. 经淋巴系统蔓延　病原体由外阴、阴道、子宫颈及子宫体等创伤处的淋巴管侵入后经丰富的淋巴系统扩散至盆腔结缔组织、子宫附件与腹膜。链球菌、大肠杆菌、厌氧菌多沿此途径感染（图 5-3）。

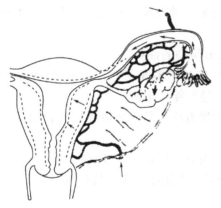

图 5-2　炎症经血液循环蔓延

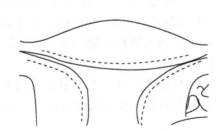

图 5-3　炎症经淋巴系统蔓延

4. 直接蔓延　腹腔中其他脏器感染后直接蔓延到内生殖器，如阑尾炎可引起右侧输卵管炎。

第 2 节　非特异性外阴炎

（一）概述

外阴炎主要指外阴皮肤与黏膜的炎症。其中以非特异性外阴炎为常见，是由于外阴与尿道、肛门临近，经常受到经血、阴道分泌物、尿液、粪便刺激，若不注意外阴清洁均可引起。

（二）护理评估

1. 健康史　询问患者有无诱发因素，如有无个人卫生不良、经常穿着紧身化纤衣物、分泌物增多、粪便刺激等情况；有无糖尿病、尿瘘、粪瘘等疾病。外阴不适的程度和发病时间。

2.身心状况

（1）症状　外阴皮肤瘙痒、疼痛、灼热感，性交、活动、排便时可加重。

（2）体征　外阴检查可见局部皮肤黏膜充血水肿、糜烂，常有抓痕，严重者形成溃疡、湿疹。慢性炎症可使皮肤增厚、粗糙、皲裂，甚至苔藓样变。

（3）心理 - 社会状况　了解病程及患者对不适的反应，有无烦躁、不安、恐惧等心理。

3.辅助检查　行阴道分泌物检查，必要时做细菌培养；检查血糖；排除蛲虫病。

（三）治疗要点

1.病因治疗　积极寻找病因并给予去除，糖尿病患者应及时治疗糖尿病；尿瘘、粪瘘患者，应及时进行修补术。

2.局部治疗　局部可用 1 ∶ 5000 高锰酸钾溶液或 0.1% 聚维酮碘液坐浴，每日 2 次，每次 15 ～ 30 分钟，5 ～ 10 次为 1 个疗程；坐浴后可涂抗生素软膏或紫草油。急性期还可选用微波或红外线局部物理治疗。

（四）主要护理诊断 / 问题

1.皮肤黏膜完整性受损　与局部炎症有关。

2.焦虑　与疾病影响生活及治疗效果不佳有关。

3.舒适度改变　与瘙痒、疼痛、分泌物多有关。

（五）护理措施

1.一般护理　指导患者保持外阴清洁、干燥，消除刺激来源。嘱患者不能挠抓皮肤，以防皮肤破溃继发感染。

2.病情观察　观察患者外阴皮肤、黏膜的变化及分泌物的性状。

3.治疗护理　教会患者坐浴方法，局部使用 1 ∶ 5000 高锰酸钾溶液或 0.1% 聚维酮碘液坐浴，溶液温度以 41 ～ 43℃为宜，每次 20 分钟，每日 2 次。经期停止坐浴。

4.心理护理　向患者解释疾病相关知识及治疗护理方法，鼓励患者积极配合治疗与护理，增强患者战胜疾病的信心。

5.健康教育　指导患者注意个人卫生，勤洗勤换内衣，保持外阴干燥、清洁。做好经期、孕期和产后的卫生保健。向妇女宣教疾病预防知识，使用消毒卫生用品，穿着棉质内衣裤等。

第3节　前庭大腺炎

（一）概述

病原体侵入前庭大腺引起炎症，称为前庭大腺炎。包括前庭大腺脓肿和前庭大腺囊肿。多见于育龄妇女，幼女及绝经后妇女少见。由于前庭大腺开口于阴道前庭后方的小阴唇与处女膜之间，在性交、分娩或外阴卫生不良时，病原体易侵入腺管内而致腺管充血、水肿引起炎症。如炎性分泌物堵塞管口，脓液积聚不能外流，形成前庭大腺脓肿。如急性炎症消退后，腺管口粘连闭塞，分泌物不能排出，脓液逐渐转清则形成前庭大腺囊肿。

（二）护理评估

1.健康史　了解个人卫生习惯，是否处在经期或产后。询问局部不适的程度和病程情况。

2. 身心状况

（1）症状　初起时局部疼痛、肿胀、烧灼感、压痛明显，行走不便，发热等。

（2）体征　脓肿多发生于一侧，脓肿形成时呈鸡蛋大小，表面发红，有波动感，疼痛加剧。前庭大腺囊肿较大时（直径＞6cm），外阴有坠胀或性交不适。

（3）心理-社会状况　了解患者有无焦虑、悲观情绪等。

3. 辅助检查　做外阴检查，了解局部皮肤黏膜有无红肿热痛，脓肿的大小等。

（三）治疗要点

急性炎症发作，应卧床休息，局部保持清洁。可取前庭大腺开口处分泌物作细菌培养和药敏试验，针对性使用抗生素治疗。也可选用蒲公英、紫花地丁、金银花、连翘等局部坐浴或热敷。脓肿形成后需行切开引流及造口术，并放置引流条。

（四）主要护理诊断/问题

1. 皮肤黏膜完整性受损　与局部囊肿、脓肿有关。

2. 疼痛　与炎症刺激有关。

3. 焦虑　与知识缺乏、羞耻感有关。

（五）护理措施

1. 一般护理　嘱患者急性期卧床休息，教会患者热敷和坐浴方法。

2. 病情观察　注意观察外阴局部红肿、疼痛、脓肿或囊肿的变化。

3. 对症护理　疼痛严重者，遵医嘱使用止痛剂。

4. 治疗护理　脓肿或囊肿切开术后，局部放置引流条引流，引流条需每日更换。外阴用 0.5% 碘伏擦洗，每日 2 次，伤口愈合后，改用 1：8000 呋喃西林坐浴，每日 2 次。

5. 心理护理　为患者提供心理支持，给予关心、安慰。

6. 健康教育　指导患者注意外阴清洁，经期、产褥期禁止性交，日常使用消毒卫生用品预防感染等。

第 4 节　阴道炎症

一、阴道毛滴虫病

（一）概述

阴道毛滴虫病病原体为阴道毛滴虫。滴虫呈梨形，体积为多核白细胞的 2～3 倍，虫体顶端有 4 根鞭毛，体部有波动膜。活的滴虫透明无色，呈水滴状，适宜在 pH 5.2～6.6，温度 25～40℃的潮湿环境中生长和繁殖，在 pH 5.0 以下或 7.5 以上的环境中停止生长。月经前、后因阴道 pH 发生变化，月经后接近中性，故隐藏在腺体和阴道皱襞中的滴虫于月经前、后得以繁殖，引起炎症发作。滴虫能消耗或吞噬阴道上皮细胞内的糖原，阻碍乳酸生成，使阴道 pH 升高。阴道毛滴虫病患者的阴道 pH 在 5.0～6.5。滴虫能消耗氧，使阴道成为厌氧环境，易致厌氧菌繁殖。由于阴道毛滴虫可同时感染生殖道及泌尿道，可引起尿道炎或膀胱炎，而大部分患者无症状，本病现在更多被称为"阴道毛滴虫病"。阴道毛滴虫病的感染途径主要为性接触（异性或同性间）或垂直传播（阴道分娩）。

（二）护理评估

1. 健康史　询问患者既往阴道炎健康史，发病、治疗经过及不适程度。了解个人卫生习惯，分析感染途径，如有无不洁性生活史，与污染的公共浴池、浴盆、浴巾、游泳池、坐式便器、衣物及医疗器械等接触史等。

2.身心状况

（1）症状　滴虫感染后潜伏期为4～28天。发病后主要表现为阴道分泌物增多，伴外阴瘙痒或有灼热、疼痛、性交痛等。分泌物典型特征为稀薄脓性、黄绿色、泡沫状、有臭味。若合并尿道感染，可有尿频、尿痛，有时可见血尿。阴道毛滴虫能吞噬精子，并阻碍乳酸生成，影响精子在阴道内存活，可致不孕。

（2）体征　妇科检查可见阴道黏膜充血，严重者有散在出血点，甚至子宫颈有出血斑点，子宫颈外口呈"草莓样"外观；后穹隆有多量分泌物，呈灰黄色、黄白色稀薄液体，或黄绿色脓性分泌物，呈泡沫状。带虫者阴道黏膜无异常改变。

（3）心理-社会状况　患者因外阴局部不适而影响工作、睡眠和性生活而产生情绪低落、焦虑，因易复发、久治不愈、担心被人歧视而忧心忡忡。担心性伴侣不愿意同时治疗。

3.辅助检查　行阴道分泌物悬滴法或培养法检查，找到阴道毛滴虫，可确诊。

（三）治疗要点

本病防治原则为切断传染途径，杀灭阴道毛滴虫，恢复阴道自净功能。

1.局部治疗　先用1∶5000高锰酸钾溶液或1%乳酸或0.5%醋酸溶液冲洗阴道，改变阴道内环境，抑制滴虫生长，然后用甲硝唑阴道泡腾片200mg，每晚置入阴道深处，连用7日。

2.全身用药　初次治疗可选择甲硝唑2g，单次顿服；或替硝唑2g，单次顿服；或甲硝唑400mg，每日2次，连服7日。口服药物的治愈率为90%～95%。性伴侣应同时接受治疗，以防交叉感染。

3.治愈标准、停药指征　治疗后，于每次月经干净后复查分泌物，查找滴虫，连续3次阴性者方为治愈。分泌物转阴后，巩固1～2个疗程后方可停药。

（四）主要护理诊断/问题

1.舒适度的改变　与分泌物增多伴外阴瘙痒等有关。

2.组织完整性受损　与炎症刺激、搔抓或用药不当有关。

3.焦虑　与治疗效果不佳有关。

4.知识缺乏：缺乏阴道炎预防和治疗的相关知识。

（五）护理措施

1.一般护理　治疗期间注意外阴清洁卫生，避免性生活。指导患者自我护理的方法，将内衣裤、清洗用具煮沸消毒5～10分钟，避免交叉感染。

2.病情观察　注意观察阴道分泌物的量、性状及外阴瘙痒的变化；口服甲硝唑患者注意观察有无胃肠道反应，如食欲不振、恶心、呕吐，有无头痛、皮疹、白细胞减少等，一旦发现应报告医生并停药。

3.对症护理　外阴瘙痒时禁用刺激性药物、肥皂擦洗或搔抓；分泌物较多应勤洗勤换内衣，保持外阴清洁、舒适。

4.治疗护理

（1）指导患者配合治疗，做外阴和阴道分泌物悬滴法检查时，告知患者取分泌物前24～48小时避免性生活、阴道灌洗和局部用药。

（2）教会其阴道灌洗方法，注意灌洗液的温度、浓度。

（3）指导患者正确用药。①行阴道药物填塞时，注意手的清洁卫生，减少感染，并将药片或栓剂送入阴道后穹隆。②全身用药，口服甲硝唑者，嘱其饭后或临睡前服用，减少胃肠道刺激。并注意观察药物不良反应，如胃肠道反应：恶心、呕吐、食欲下降，偶可见头痛、皮疹、白细胞减少等，一旦发现及时停药。

5. 心理护理　关心、理解患者，告知患者坚持按医嘱规范治疗即可治愈，缓解焦虑。

6. 健康教育

（1）知识宣教　解释阴道毛滴虫病的病因、传播途径，增强自我保健意识，注意局部清洁卫生，消除诱因。治疗期间禁止性生活，性伴侣应同时治疗。向患者解释彻底治疗的必要性，督促患者按时复查，告知患者治愈标准；阴道毛滴虫病于月经后易复发，应于每次月经干净后复查 1 次分泌物，连续 3 次检查均阴性方为治愈。

（2）其他　保持外阴清洁、干燥，注意性卫生；避免到游泳池、浴池等公共场所，以防交叉感染；穿透气性好的棉织品内裤。

二、外阴阴道假丝酵母菌病

（一）概述

外阴阴道假丝酵母菌病（VVC）曾称念珠菌性阴道炎，是由假丝酵母菌引起的常见的外阴阴道炎症。80% ～ 90% 病原体为白假丝酵母菌，10% ～ 20% 为光滑假丝酵母菌、近平滑假丝酵母菌、热带假丝酵母菌等。假丝酵母菌在酸性环境中生长，其阴道 pH 通常 < 4.5。假丝酵母菌对热的抵抗力不强，加热至 60℃，1 小时即死亡；但对干燥、日光、紫外线及化学制剂等因素的抵抗力较强。

白假丝酵母菌为双相菌，有酵母相和菌丝相。酵母相为孢子，在无症状寄居及传播中起作用；菌丝相为孢子伸长形成假菌丝，具有侵袭组织的能力。10% ～ 20% 非孕妇女及 30% 孕妇阴道中有此菌寄生，但菌量极少，呈酵母相，并不引起炎症反应；只有在条件适宜时大量繁殖转变成菌丝相，才出现症状。发病的常见诱因有：长期应用广谱抗生素、孕期、糖尿病、大量应用免疫抑制剂以及接受大量雌激素治疗等，胃肠道假丝酵母菌感染者粪便污染阴道、穿紧身化纤内裤及肥胖使外阴局部温度与湿度增加，也是发病的影响因素。

（二）护理评估

1. 健康史　询问患者末次月经，了解是否妊娠；详细了解患者有无糖尿病、是否使用抗生素或激素类药物及用药时间；询问患者发病、治疗的经过及不适程度等。

2. 身心状况

（1）症状　主要为外阴瘙痒、灼痛、性交痛以及尿痛，有时奇痒难忍、坐卧不安。阴道分泌物稠厚，呈白色凝乳块状或豆腐渣样。

（2）体征　妇科检查可见外阴红斑、水肿、抓痕，阴道黏膜红肿，小阴唇内侧及阴道黏膜附有白色块状物，擦除后露出红肿黏膜面，急性期还可能见到糜烂及浅表溃疡。

（3）心理 - 社会状况　因外阴严重瘙痒、病情反复而致患者异常痛苦，影响正常的工作、休息、性生活；有些患者因为害羞而不能及时就诊。

3. 辅助检查　行阴道分泌物悬滴法或培养法检查，低倍镜下见到假丝酵母菌的芽孢和假菌丝可确诊。

（三）治疗要点

1. 消除诱因　积极治疗糖尿病、及时停用广谱抗生素、雌激素及免疫抑制剂。

2. 局部用药　以 2% ～ 4% 碳酸氢钠溶液进行外阴阴道冲洗或坐浴，然后选用下列药物阴道内给药：①咪康唑栓剂，每晚 1 粒（200mg），连用 7 天；②克霉唑栓剂，每晚 1 粒（150mg），连用 7 天；③制霉菌素栓剂，每晚 1 粒（10 万 U），连用 10 ～ 14 天。

3. 全身用药　对未婚妇女、局部用药效果较差或病情顽固者，可选用口服药物。常用药物：氟康唑 150mg，顿服。

4. 妊娠期用药　以局部治疗为主，禁止口服药物。可选用克霉唑、硝酸咪康唑或制霉菌素栓剂，坚持治疗。

5. 性伴侣治疗　无需对性伴侣进行常规治疗。约 15% 男性与女性患者接触后患有龟头炎，对有症状男性应进行假丝酵母菌检查及治疗，预防女性重复感染。

（四）主要护理诊断 / 问题

1. 舒适度改变　与瘙痒、分泌物多有关。
2. 组织完整性受损　与炎症刺激、搔抓有关。
3. 焦虑　与影响生活、担心治疗效果不佳有关。

（五）护理措施

1. 一般护理　指导患者自我护理，保持外阴清洁、干燥，尽量避免搔抓外阴部致皮肤受损。勤换洗内裤，内裤及洗涤用具应煮沸消毒 5 ～ 10 分钟以消灭病原体，避免交叉和重复感染的机会。治疗期间避免性生活。

2. 病情观察　注意观察外阴、阴道皮肤黏膜及阴道分泌物量、性状的变化。

3. 对症护理　外阴瘙痒时禁用刺激性药物、肥皂擦洗或搔抓；分泌物较多应勤洗勤换内衣，保持外阴清洁、舒适。

4. 治疗护理　口服药物治疗时，有肝病史和孕妇禁用伊曲康唑、氟康唑、酮康唑等；鼓励患者坚持治疗，不可随意中断疗程，以免影响治疗效果；治疗期间禁止性生活或性交时使用避孕套；病情顽固者性伴侣应同时进行假丝酵母菌的检查和治疗；注意糖尿病患者血糖监测，消除病因。

5. 心理护理　向患者讲解疾病的原因，消除顾虑积极就医。

6. 健康教育

（1）加强对患者的知识宣教，积极治疗糖尿病，正确使用抗生素、雌激素，避免诱发外阴阴道假丝酵母菌病。

（2）向患者解释坚持疗程的必要性。强调坚持用药，按时复查。

（3）注意外阴瘙痒时禁用刺激性药物擦洗或搔抓。居家治疗中，专用物品要及时煮沸消毒，以防交叉感染。

（4）为妊娠患病者讲解治疗意义和方法，消除顾虑，配合治疗。

三、细菌性阴道病

（一）概述

细菌性阴道病（BV）是阴道内正常菌群失调引起的一种混合感染，但临床及病理特征无炎症改变。

正常阴道菌群以乳杆菌占优势。若阴道内乳杆菌减少而其他微生物大量繁殖，主要有加德纳菌、厌氧菌（动弯杆菌、普雷沃菌、紫单胞菌、类杆菌、消化链球菌等）以及人型支原体感染，导致细菌性阴道病。促使阴道菌群发生变化的原因仍不清楚，可能与频繁性交、反复阴道灌洗等因素有关。

（二）护理评估

1. 健康史　询问有无诱发因素，如患者个人的性生活及卫生情况，性伴侣健康状况。如使用女性护理液者应了解护理液的酸碱性及使用方法。病程较长者应询问其疾病的发作情况，治疗、护理措施以及疗效。

2. 身心状况

（1）症状　10% ～ 40% 患者临床无症状，有症状者的主要表现为阴道分泌物增多，有鱼腥臭味。可伴有轻度外阴瘙痒或烧灼感，多在性交后或月经后加重。

（2）体征　外阴可有外阴炎的改变，并以阴道前庭为明显。阴道内分泌物增多，呈稀薄均质状或稀糊状，呈灰白色、灰黄色或乳黄色，有腥臭味。阴道黏膜无充血的炎症表现。

（3）心理 - 社会状况　外阴瘙痒明显者可影响工作、生活及睡眠，妊娠期细菌性阴道病患者担心疾病影响胎儿的正常发育，因此，患者常出现明显的焦虑、烦躁不安等心理反应。

3. 辅助检查　阴道分泌物 pH 测定，pH ＞ 4.5（pH 多为 5.0 ～ 5.5），胺试验，线索细胞检查。

（三）治疗要点

本病治疗选用抗厌氧菌药物，主要有甲硝唑、替硝唑、克林霉素。甲硝唑可抑制厌氧菌生长而不影响乳杆菌生长，是较理想的治疗药物。BV 用药方案具体见表 5-1。

表 5-1　BV 用药方案

方案	全身用药	局部用药
推荐方案	甲硝唑 400mg，口服，2 次 / 天，共 7 天	方案①：0.75% 甲硝唑凝胶 5g，阴道用药，1 次 / 天，共 5 天
替代方案	方案①：替硝唑 2g，口服，1 次 / 天，共 5 天 方案②：替硝唑 1g，口服，1 次 / 天，共 5 天 方案③：克林霉素 300mg，口服，2 次 / 天，5 天	方案②：甲硝唑阴道栓（片）200mg，1 次 / 天，共 5 ～ 7 天 方案③：2% 克林霉素软膏 5g，阴道用药，每晚 1 次，共 7 天；克林霉素阴道栓 100mg，睡前阴道用药，共 3 天

注：硝基咪唑类药物治疗期间、服用甲硝唑后 24 小时、服用替硝唑后 72 小时应避免饮酒，以避免发生双硫仑样反应；克林霉素阴道栓剂（使用 72 小时内）或克林霉素乳膏（使用 5 天内）油性基质可能减弱乳胶避孕套的防护作用，建议患者在治疗期间避免性生活；BV 表示细菌性阴道病。

（四）主要护理诊断 / 问题

1. 舒适度改变　与外阴瘙痒、疼痛及分泌物增多有关。
2. 皮肤完整性受损　与外阴瘙痒、搔抓有关。

（五）护理措施

1. 一般护理　指导患者自我护理，保持外阴部清洁干燥，避免搔抓。注意性卫生，治疗期间性生活时宜用避孕套，停用碱性女性护理液。

2. 病情观察　注意观察外阴及阴道黏膜的变化、分泌物的量及性状特点。

3. 对症护理　外阴瘙痒时，尽量克制搔抓和摩擦患处，保持外阴部的清洁卫生，不用肥皂清洗外阴；饮食忌辛辣。

4. 治疗护理　遵医嘱给予抗厌氧菌药物，嘱其按时按量用药；阴道给药时，注意手的清洁卫生，减少感染，并将药片或栓剂送入阴道后穹隆处。

5. 心理护理　做好解释工作，鼓励患者积极配合治疗。

6. 健康教育　告知患者治疗后无症状者不需常规随访；症状持续或症状重复出现者，应复诊并接受治疗，可选择与初次治疗不同的药物。指导患者注意个人卫生，不穿化纤内裤和紧身衣；保持外阴清洁、干燥，做好经期、孕期、分娩期及产褥期卫生，每日清洗外阴，更换内裤；注意性卫生，避免不洁性行为；局部严禁搔抓，勿用刺激性药物或肥皂擦洗。

四、萎缩性阴道炎

（一）概述

萎缩性阴道炎常见于自然绝经或人工绝经后的妇女，也可见于产后闭经、接受药物假绝经治疗者。

绝经后妇女因卵巢功能衰退或缺失，雌激素水平降低，阴道壁萎缩，黏膜变薄，上皮细胞内糖原减少，阴道内 pH 升高（5.0 ～ 7.0），嗜酸的乳杆菌不再为优势菌，局部抵抗力降低，以需氧菌为主的其他致病菌过度繁殖，从而引起炎症。

（二）护理评估

1. 健康史　了解患者年龄、月经史、是否闭经及闭经时间、有无手术切除卵巢或盆腔放射治疗史或药物性闭经史。

2. 身心状况

（1）症状　外阴瘙痒、灼热不适。阴道分泌物量增多，稀薄、呈淡黄色，严重者为脓血性，有臭味。由于阴道黏膜萎缩，可伴有性交痛。

（2）体征　妇科检查可见阴道呈萎缩性改变，上皮皱襞消失、萎缩、菲薄。阴道黏膜充血，有散在小出血点或浅表溃疡。溃疡偶可引起阴道粘连，导致阴道闭锁。

（3）心理 - 社会状况　由于外阴不适、白带增多甚至出血致患者心情不畅。有些患者不愿意诊治，需评估影响其不愿就医的因素，家庭支持系统及以往应对问题的方式。

3. 辅助检查　阴道清洁度检查，活组织检查。

（三）治疗要点

补充雌激素，增加阴道抵抗力；使用抗生素抑制细菌生长。

1. 补充雌激素　针对病因进行治疗，雌激素制剂可局部给药，也可全身给药。局部涂抹雌三醇软膏，每日 1 ～ 2 次，连用 14 日。口服替勃龙 2.5mg，每日 1 次，也可选用其他雌孕激素制剂连续联合用药。

2. 抑制细菌生长　阴道局部应用抗生素，如诺氟沙星制剂 100mg，放于阴道深部，每日 1 次，7 ～ 10 日为 1 个疗程。对阴道局部干涩明显者，可应用润滑剂。

（四）主要护理诊断 / 问题

1. 舒适度改变　与外阴、阴道瘙痒、分泌物增多有关。

2. 有感染的危险　与局部分泌物增多、溃破有关。

3. 知识缺乏：缺乏更年期保健知识。

（五）护理措施

1. 一般护理　加强健康教育，告知患者要保持会阴部清洁、干燥，勤换内裤；对卵巢切除、放射治疗患者给予激素替代治疗的指导。

2. 病情观察　治疗期间观察阴道分泌物的变化。

3. 对症护理　分泌物较多应勤换内衣，保持外阴清洁、舒适。外阴瘙痒时禁用刺激性药物、肥皂擦洗或搔抓。

4. 治疗护理

（1）对有血性分泌物者，需做子宫颈刮片细胞学检查，必要时行子宫颈活组织检查及诊断性刮宫，以排除子宫颈癌与子宫内膜癌。

（2）指导患者及家属阴道上药的方法，注意操作前洗净双手、消毒器具。

5. 心理护理　鼓励家属多关心和帮助老年患者。

6. 健康教育　对绝经过渡期、绝经后期妇女进行健康教育。使其掌握萎缩性阴道炎的预防措施；指导患者及家属阴道上药的方法，注意操作前洗净双手、消毒器具，以免感染。

第5节　子宫颈炎症

子宫颈炎症是妇科常见疾病之一，包括子宫颈阴道部炎症及子宫颈管黏膜炎症。因子宫颈阴道部鳞状上皮与阴道鳞状上皮相延续，阴道炎症均可引起子宫颈阴道部炎症。由于子宫颈管黏膜上皮为单层柱状上皮，抗感染能力较差，易发生感染。临床多见的子宫颈炎是急性子宫颈管黏膜炎，若急性子宫颈炎未经及时诊治或病原体持续存在，可导致慢性子宫颈炎。

一、急性子宫颈炎

（一）概述

急性子宫颈炎指子宫颈发生急性炎症，包括局部充血、水肿，上皮变性、坏死，黏膜、黏膜下组织、腺体周围见大量中性粒细胞浸润，腺腔中可有脓性分泌物。可由多种病原体引起，也可由物理因素、化学因素刺激或机械性子宫颈损伤、子宫颈异物伴发感染所致。

急性子宫颈炎的病原体有几类。①性传播疾病病原体：如淋病奈瑟球菌及沙眼衣原体，主要见于性传播疾病的高危人群。②内源性病原体：部分子宫颈炎发病与细菌性阴道病病原体、生殖支原体感染有关。但也有部分患者的病原体不清楚。沙眼衣原体及淋病奈瑟球菌均感染子宫颈管柱状上皮，沿黏膜面扩散引起浅层感染，病变以子宫颈管明显。除子宫颈管柱状上皮外，淋病奈瑟球菌还常侵袭尿道移行上皮、尿道旁腺及前庭大腺。

（二）护理评估

1.健康史　详细询问婚育史，有无阴道分娩史、妇科手术史等造成子宫颈损伤，以评估其发病原因。并了解有无分泌物增多、病程时间、治疗方法及效果等。

2.身心状况

（1）症状　阴道分泌物增多，呈黏液脓性，阴道分泌物的刺激可引起外阴瘙痒及灼热感，伴有腰酸及下腹部坠痛。此外，若合并尿路感染，患者有尿急、尿频、尿痛的表现。

（2）体征　妇科检查见子宫颈充血、水肿、糜烂，有黏液脓性分泌物附着甚至从子宫颈管流出。子宫颈管黏膜质脆，容易诱发出血。淋病奈瑟球菌感染还可见到尿道口、阴道口黏膜充血、水肿以及多量脓性分泌物。

（3）心理-社会评估　分泌物的刺激可引起外阴瘙痒及灼热感，常伴有烦躁、焦虑等情绪，拒绝性生活等现象。故应评估患者的心理状况及家属的态度。

3.辅助检查　出现两个特征性体征之一，显微镜检查子宫颈或阴道分泌物白细胞增多，可做出急性子宫颈炎的初步诊断。子宫颈炎诊断后，需进一步做沙眼衣原体和淋病奈瑟球菌的检测。

（三）治疗要点

本病治疗主要为抗生素药物治疗。根据不同情况采用经验性抗生素治疗及针对病原体的抗生素治疗。

（四）主要护理诊断/问题

1.组织完整性受损　与炎症刺激有关。

2.舒适度改变　与分泌物增多、腰酸及下腹部坠痛有关。

3.知识缺乏：缺乏该病的相关知识。

（五）护理措施

1.一般护理　加强会阴部护理，保持外阴清洁，干燥，减少局部摩擦。

2.抗生素用药指导　指导患者按医嘱及时、足量、规范地应用抗生素。

3.子宫颈炎患者的病原体为淋病奈瑟球菌或沙眼衣原体，应对其性伴侣进行相应的检查及治疗。

二、慢性子宫颈炎

（一）概述

慢性子宫颈炎指子宫颈间质内有大量淋巴细胞、浆细胞等慢性炎细胞浸润，可伴有子宫颈腺上皮及间质的增生和鳞状上皮化生。慢性子宫颈炎可由急性子宫颈炎迁延而来，也可为病原体持续感染所致，病原体与急性子宫颈炎相似。

根据病变特点有以下几种类型。

1. 慢性子宫颈管黏膜炎　由于子宫颈管黏膜皱襞较多，感染后容易形成持续性子宫颈黏膜炎，表现为子宫颈管黏液增多及脓性分泌物，反复发作。

2. 子宫颈息肉　是子宫颈管腺体和间质的局限性增生，并向子宫颈外口突出形成息肉。检查见子宫颈息肉通常为单个或多个，红色，质软而脆，呈舌形，可有蒂，根部可附在子宫颈外口或子宫颈管内。子宫颈息肉极少恶变，但应与子宫的恶性肿瘤鉴别。

3. 子宫颈肥大　由于慢性炎症的长期刺激导致腺体及间质增生。此外，子宫颈深部的腺囊肿均可使子宫颈呈不同程度肥大，硬度增加。

（二）护理评估

1. 健康史　详细询问婚育史，有无阴道分娩史、妇科手术史等造成子宫颈损伤，以评估其发病原因。并了解有无分泌物增多、病程时间、治疗方法及效果等。

2. 身心状况

（1）症状　主要症状是阴道分泌物增多。由于病原体、炎症的范围及程度不同，分泌物的量、性质、颜色及气味也不同。分泌物多呈乳白色黏液状，有时呈淡黄色脓性，伴有息肉形成时易有血性分泌物或性交后出血。当炎症沿子宫骶韧带扩散到盆腔时，可有腰骶部疼痛、盆腔部下坠痛等。子宫颈黏稠脓性分泌物不利于精子穿过，可造成不孕。

（2）体征　阴道窥器检查时可见子宫颈有不同程度糜烂、肥大，有时可见息肉、裂伤、外翻及子宫颈腺囊肿。

（3）心理 - 社会评估　由于患者的分泌物增多有异味，常伴有害羞、烦躁、焦虑等情绪。血性分泌物或接触性出血患者，易引起患者及家属的惊恐不安，害怕癌变、拒绝性生活等现象。故应评估患者的心理状况及家属的态度。

3. 辅助检查　对有性传播疾病的高危妇女，应做淋病奈瑟球菌及沙眼衣原体的检查。慢性子宫颈炎在治疗前必须进行检查以排除早期子宫颈癌，如宫颈刮片细胞学检查等。

（三）治疗要点

慢性子宫颈炎治疗前先排除早期子宫颈癌，以局部治疗为主，方法主要有物理治疗、手术治疗。

1. 慢性子宫颈管黏膜炎　针对病因给予局部药物治疗。对于有糜烂样改变、有接触性出血药物治疗无效者可给予微波、激光、冷冻、红外线凝结疗法等物理治疗或行宫颈锥形切除术，术后组织及时送病理检查。

2. 子宫颈肥大　无需治疗。

3. 子宫颈息肉　行息肉摘除术，并及时送病理检查。

（四）主要护理诊断 / 问题

1. 组织完整性受损　与炎症刺激有关。

2. 舒适度改变　与分泌物增多、腰酸及下腹部坠痛有关。

3. 焦虑　与害怕子宫颈癌变及手术疼痛有关。

4. 知识缺乏：缺乏该病的相关知识。

（五）护理措施

1. 一般护理　加强会阴部护理，保持外阴清洁、干燥，减少局部摩擦。

2. 物理治疗注意事项　临床常用的物理治疗方法有激光治疗、冷冻治疗、红外线凝结疗法及微波疗法等。接受物理治疗的患者应注意：①治疗前应常规行子宫颈癌筛查；②有急性生殖器炎症者列为禁忌；③治疗时间选择在月经干净后 3 ～ 7 日内进行；④物理治疗后应每日清洗外阴 2 次，保持外阴清洁，在创面尚未愈合期间（4 ～ 8 周）禁盆浴、性交和阴道冲洗；⑤患者治疗后均有阴道分泌物增多，在子宫颈创面痂皮脱落前，阴道有大量黄水流出，在术后 1 ～ 2 周脱痂时可有少量血水或少许流血，若出血量多，需急诊处理，局部用止血粉或压迫止血，必要时加用抗生素；⑥一般于两次月经干净后 3 ～ 7 日复查，了解创面愈合情况，同时注意观察有无子宫颈管狭窄。未痊愈者可择期再作第二次治疗。

3. 采取预防措施　积极治疗急性子宫颈炎；定期做妇科检查；提高助产技术，避免分娩时或器械损伤子宫颈，发现子宫颈裂伤应及时正确缝合。

4. 心理护理　向患者及其家属讲解子宫颈炎的相关知识，做好解释工作，减轻患者心理负担，鼓励患者积极配合治疗。

5. 健康教育　指导患者保持个人局部卫生，避免不洁性生活，保持会阴部清洁、干燥；科学接产，避免分娩时损伤子宫颈，发现子宫颈裂伤应及时缝合；规范操作，避免计划生育手术及宫腔镜检查中子宫颈损伤；月经期、妊娠晚期及产褥期禁止性生活；定期行妇科检查，发现子宫颈炎症予以积极治疗。

第 6 节　盆腔炎性疾病

（一）概述

盆腔炎性疾病（PID）是指女性内生殖器及周围的结缔组织、盆腔腹膜发生的炎症。盆腔炎性疾病多发生在性活跃的生育期妇女，初潮前、无性生活和绝经后妇女很少发生盆腔炎性疾病，即使发生也常常是邻近器官炎症的扩散。盆腔炎性疾病若未能得到及时、彻底治疗，可导致不孕、输卵管妊娠、慢性盆腔痛，炎症反复发作，从而严重影响妇女的生殖健康，且增加家庭与社会经济负担。

盆腔炎性疾病病理类型包括以下几类。①急性子宫内膜炎及子宫肌炎。②急性输卵管炎、输卵管积脓、输卵管卵巢脓肿。③急性盆腔腹膜炎。④急、慢性盆腔结缔组织炎。⑤败血症及脓毒血症。⑥肝周围炎（Fitz-Hugh-Curtis 综合征）：是指肝包膜炎症而无肝实质损害的肝周围炎，淋病奈瑟球菌及衣原体感染均可引起。由于肝包膜水肿，吸气时患者的右上腹疼痛。肝包膜上有脓性或纤维渗出物，早期在肝包膜与前腹壁腹膜之间形成松软粘连，晚期形成琴弦样粘连。5% ～ 10% 输卵管炎患者可出现肝周围炎，临床表现为继下腹痛后出现右上腹痛，或下腹疼痛与右上腹疼痛同时出现。⑦盆腔炎性疾病后遗症：是指盆腔炎性疾病未得到及时、正确的治疗，可能会发生的一系列后遗症。主要病理改变为组织破坏、广泛粘连、增生及瘢痕形成，导致输卵管阻塞、输卵管增粗、输卵管卵巢肿块、输卵管积水或输卵管卵巢囊肿，盆腔结缔组织炎的遗留改变表现为子宫主韧带、子宫骶韧带增生、变厚，若病变广泛可使子宫固定。

（二）护理评估

1. 健康史　了解患者的年龄、婚育史。询问其月经期的卫生习惯。流产后患者，应了解人工流产术术前准备、术中无菌操作及术后护理措施。产后患者应了解分娩过程，有无急产、宫颈裂伤等，并询问其产后恢复、有无体温升高等感染表现。已婚妇女需了解其性卫生情况及配偶的健康状况。病程长、反复发作者，应询问其发病过程、治疗方案及疗效。

2. 身心状况

（1）症状　可因炎症轻重及范围大小而有不同的临床表现。轻者无症状或症状轻微，主要症状为持续性下腹痛、阴道分泌物增多、发热，若病情严重可有头痛、寒战、高热、食欲不振、月经量增多、经期延长。若有腹膜炎，可出现恶心、呕吐、腹胀、腹泻等消化系统症状。若有脓肿形成，可有下腹包块及局部压迫刺激症状，包块位于子宫前方出现排尿困难、尿频等膀胱刺激症状；包块位于子宫后方可有直肠刺激症状，若在腹膜外出现腹泻、里急后重感和排便困难。如有输卵管炎的症状及体征并同时出现右上腹疼痛者，应考虑有肝周围炎。

（2）体征　患者大多呈急性病容，体温升高，心率加快，下腹部有压痛、反跳痛及肌紧张，叩诊鼓音明显，肠鸣音减弱或消失。盆腔检查：阴道黏膜充血，大量脓性臭味分泌物；子宫颈充血、水肿，脓性分泌物从子宫颈口流出；阴道后穹隆触痛明显；子宫颈举痛，子宫体稍大，有压痛，活动受限，子宫两侧压痛明显；单纯输卵管炎，可触及增粗压痛明显的输卵管；输卵管积脓或输卵管卵巢脓肿，可触及包块且压痛明显；宫旁结缔组织炎时，可扪及宫旁一侧或两侧片状增厚，或两侧子宫骶韧带增粗，压痛明显；盆腔脓肿形成时，可扪及后穹隆或侧穹隆有肿块且有波动，三合诊检查能进一步了解盆腔情况。

（3）心理 - 社会评估　患者可因起病急而有怀疑、否定的心理，因病程发展较快或需手术而产生恐惧感。由于病程长、反复发作，甚至导致患者不孕而影响患者的健康、工作及家庭生活，容易出现焦虑、抑郁，缺乏治疗的信心。

3. 辅助检查

（1）血液检查　白细胞总数及中性粒细胞数均增高，血沉增快。体温达39℃以上者做血培养及药敏试验。

（2）子宫颈分泌物检查　取子宫颈管分泌物行涂片检查，或细菌培养加药敏试验。

（3）阴道后穹隆穿刺检查　临床怀疑子宫直肠陷凹脓肿形成者，行阴道后穹隆穿刺检查，抽出脓液即可确诊。

（4）B 型超声　对盆腔脓肿有较好的诊断价值，并可初步排除其他疾病，如子宫内膜异位症和生殖器恶性肿瘤等，需要时可进一步行腹腔镜、CT 等检查。

（三）治疗要点

本病以抗菌药物治疗为主，正确、规范使用抗菌药物可使90% 以上的盆腔炎性疾病患者治愈，必要时行手术治疗。

1. 一般治疗　急性期应卧床休息，取半坐卧位，以利炎症局限。给予高热量、高蛋白、高维生素饮食，补充液体，纠正脱水和电解质紊乱。避免不必要的妇科检查，以免炎症扩散。高热时用物理降温。

2. 抗生素治疗　为主要治疗方法，多采用联合用药。常用药物有青霉素类、头孢菌素类、氨基糖苷类、四环素类、喹诺酮类等。

3. 手术治疗　主要用于治疗抗生素控制不满意的输卵管卵巢脓肿或盆腔脓肿，手术指征如下。①药物治疗无效：输卵管卵巢脓肿或盆腔脓肿经药物治疗48 ～ 72 小时，体温持续不降，患者中毒症状加重或包块增大者，应及时手术，以免出现脓肿破裂。②脓肿持续存在：经药物治疗病情好转，继续控制炎症2 ～ 3 周，包块仍未消失但已局限化，应手术切除。③脓肿破裂：腹痛突然加剧，寒战、高热、恶心、呕吐、腹胀，检查腹部拒按或有中毒性休克表现，应怀疑脓肿破裂，如未及时诊治，死亡率高，需在抗生素治疗的同时立即剖腹探查。

4. 中药治疗　主要为活血化瘀、清热解毒药物，如银翘解毒汤、安宫牛黄丸或紫血丹等。

（四）主要护理诊断／问题

1. 疼痛　与炎症有关。

2. 体温过高　与急性炎症有关。

3. 睡眠型态紊乱　与病程长、疼痛引起的心理障碍有关。

4. 焦虑　与治疗效果不理想或不孕有关。

（五）护理措施

1. 一般护理

（1）急性期　卧床休息，取半卧位有利于炎症局限及阴道分泌物的排出。给予高热量、高蛋白和高维生素流食或半流食，补充液体，纠正电解质紊乱及酸碱失衡，必要时考虑少量输血。禁止性生活。

（2）病情迁延反复发作者，嘱患者劳逸结合，积极锻炼身体，改善睡眠质量。

（3）保持外阴清洁卫生，指导患者节制性生活。

2. 病情观察　重症患者应每 4 小时测体温、脉搏、呼吸；注意观察腹痛、阴道分泌物情况；使用抗生素后，应注意观察疗效并注意用药后有无过敏反应。

3. 对症护理　患者体温过高时，给予物理降温；如出现腹胀，可行胃肠减压。

4. 治疗配合　应根据患者的年龄、症状的严重程度以及有无生育要求等，配合医生为患者制订合理的治疗方案，为患者实施个性化的护理。药物治疗应交代清楚用药的剂量、方法及注意事项，抗生素不宜长期使用，使用地塞米松停药时应逐渐减量。

5. 心理护理　耐心倾听患者的述说，满足患者需求，解释疾病的原因、发展及预后，解除患者的困惑和恐惧，说明治疗的重要性，鼓励患者积极配合治疗，增强其战胜疾病的信心。

6. 健康教育

（1）做好经期、孕期及产褥期的卫生宣传。

（2）严格掌握产科、妇科手术指标，做好术前准备；术时注意无菌操作；术后做好护理，预防感染。

（3）及时彻底治疗急性炎症，防止转为慢性。

（4）注意性生活卫生，减少性传播疾病，经期禁止性生活。

第 7 节　生殖器结核

（一）概述

由结核分枝杆菌引起的女性生殖器炎症，称为生殖器结核，又称结核性盆腔炎。多见于 20 ～ 40 岁妇女，也可见于绝经后的老年妇女。近年因耐多药结核、艾滋病的增加以及对结核病控制的松懈，生殖器结核发病率有升高趋势。一旦确诊为生殖器结核，应转诊至结核病专科医院治疗。

生殖器结核是全身结核的表现之一，常继发于身体其他部位结核如肺结核、肠结核、腹膜结核等，约 10% 肺结核患者伴有生殖器结核。生殖器结核潜伏期很长，可达 1 ～ 10 年，多数患者在日后发现生殖器结核时，其原发病灶多已痊愈。传播途径有以下几种。

1. 血行传播　为最主要的传播途径。青春期时正值生殖器发育，血供丰富，结核菌易经血行传播。结核杆菌感染肺部后，大约 1 年内可感染内生殖器，由于输卵管黏膜有利于结核杆菌的潜伏感染，结核杆菌首先侵犯输卵管，然后依次扩散到子宫内膜、卵巢，侵犯子宫颈、阴道、外阴者较少。

2. 直接蔓延　腹膜结核、肠结核可直接蔓延到内生殖器。

3. 淋巴传播　较少见。消化道结核可通过淋巴管传播感染内生殖器。

4. 性交传播　极罕见。男性患泌尿系结核，通过性交传播上行感染。

（二）护理评估

1. 健康史　详细询问发病年龄，疾病的发生发展过程、有无结核病的接触史和家族史。

2. 身心状况

（1）症状　依病情轻重、病程长短而异。有的患者无任何症状，仅因不孕做诊断性刮宫时病理检查才证实为结核，有的患者则症状较重。①不孕：结核感染多见于年轻人，因此患者多表现为原发不孕。由于输卵管黏膜破坏与粘连，常使管腔阻塞；或因输卵管周围粘连，有时管腔尚保持部分通畅，但黏膜纤毛被破坏，输卵管僵硬、蠕动受限，丧失运输功能；子宫内膜结核妨碍受精卵的着床与发育，也可致不孕。②月经失调：早期因子宫内膜充血及溃疡，可有经量过多；晚期因子宫内膜遭不同程度破坏，往往逐渐出现月经稀少，甚至闭经。多数患者就诊时已为晚期。③下腹坠痛：由于盆腔炎性疾病和粘连，可有不同程度的下腹坠痛，经期、性生活过频、劳累后加重。④全身症状：在活动期，可有发热、盗汗、乏力、食欲缺乏、体重减轻等表现，与结核病的一般症状相同。轻者全身症状不明显，有时仅有经期发热，但症状重者可有高热等全身中毒症状。

（2）体征　由于病变程度与范围不同而有较大差异。单纯轻型的盆腔结核，无明显体征和其他自觉症状，多因不孕行诊断性刮宫、子宫输卵管碘油造影及腹腔镜检查才发现；较严重患者，盆腔结核常合并腹膜结核，检查腹部时有柔韧感或腹水征，形成包裹性积液时，可触及囊性肿块，边界不清，不活动，表面因有肠管粘连，叩诊空响。子宫一般发育较差，往往因周围有粘连使活动受限。若附件受累，在子宫两侧可触及条索状的输卵管或输卵管与卵巢等粘连形成大小不等、形状不规则的肿块，质硬、表面不平、呈结节状突起。

（3）心理 - 社会状况　患者可因治疗疗程长，药物不良反应重，非常担心是否能恢复身体健康及生育能力，不孕患者则易产生悲观情绪。此外，患者还担心、害怕疾病传染给家人。

3. 辅助检查

（1）子宫内膜病理检查　是本病最可靠的诊断依据。选择经前 1 周或月经来潮 6 小时内做诊断性刮宫。术前 3 日及术后 4 日应每日肌内注射链霉素 0.75g 及口服异烟肼 0.3g，以防病灶扩散。刮宫应全面，注意刮取子宫角内膜，将刮出物送病理检查，找到典型结核结节，即可确诊。若可疑子宫颈结核，做活组织检查确诊。

（2）X 线检查

1）胸部、盆腔、胃肠道及泌尿系统 X 线摄片，可协助发现原发病灶。

2）子宫输卵管碘油造影，可见到以下特征：①宫腔狭窄、变形，边缘呈锯齿状；②输卵管管腔细小、僵直，呈串珠状；③在相当于盆腔淋巴结、输卵管、卵巢部位有钙化灶；④若碘油进入子宫一侧或两侧静脉丛，应考虑有子宫内膜结核。子宫输卵管造影有可能将输卵管管腔中的干酪样物质及结核菌带到腹腔，造影前后肌内注射链霉素及口服异烟肼。

（3）腹腔镜检查　能直接观察子宫、输卵管浆膜面有无粟粒结节，并可取腹腔液行结核菌培养，或在病变处做活组织检查。做此项检查时应注意避免肠道损伤。

（4）结核菌检查　取月经血或宫腔刮出物或腹腔液做结核菌检查，常用方法有三种。①涂片抗酸染色查找结核菌。②结核菌培养，此法准确，但结核菌生长缓慢，通常 1～2 个月才能得到结果。③分子生物学方法，如 PCR 技术，方法快速、简便，但可能出现假阳性。

（5）结核菌素试验　结核菌素试验阳性说明体内曾有结核分枝杆菌感染；若为强阳性说明目前仍有活动性病灶，但不能说明病灶部位。

（6）其他　查血常规，可发现白细胞计数正常、分类中淋巴细胞增多；结核活动期查血沉，可有血沉增快，但正常者也不能除外结核病变。

这些化验检查均非特异性，只能作为参考。

（三）治疗要点

本病采用抗结核药物治疗为主，休息、营养为辅的治疗原则。

1. 抗结核药物治疗　抗结核药物治疗对 90% 女性生殖器结核有效。药物治疗应遵循早期、联合、规律、适量、全程的原则。既往多采用 1.5 ～ 2 年的长疗程治疗，近年采用异烟肼、利福平、乙胺丁醇、链霉素及吡嗪酰胺等抗结核药物联合治疗，将疗程缩短为 6 ～ 9 个月，取得良好疗效。目前推行两阶段短疗程药物治疗方案，前 2 ～ 3 个月为强化期，后 4 ～ 6 个月为巩固期或继续期。WHO 发布的第四版《结核病治疗指南》指出：生殖器结核的抗结核药物的选择、用法、疗程参考肺结核病。

2. 支持疗法　急性患者至少应休息 3 个月，慢性患者可以从事部分工作和学习，但要注意劳逸结合，加强营养，适当参加体育锻炼，增强体质。协助患者及家属做好消毒隔离工作，避免交叉感染。

3. 手术治疗　适用于：①盆腔包块经药物治疗后缩小，但不能完全消退；②治疗后反复发作或治疗无效；③盆腔结核已形成较大包块或包裹性积液；④子宫内膜结核治疗无效形成结核瘘管。为避免手术时病灶扩散及减轻粘连有利于手术，手术前后需用抗结核药物 1 ～ 2 个月。手术方式以全子宫及双侧附件切除为宜，年轻妇女应尽量保留卵巢功能。对病变局限于输卵管，又迫切希望生育者，行双侧输卵管切除术，保留卵巢及子宫。生殖器结核经药物治疗效果良好，但妊娠成功率极低，希望妊娠者，可行辅助生育技术助孕。

（四）主要护理诊断 / 问题

1. 知识缺乏：缺乏结核病的相关知识。
2. 营养失调：低于机体需要量。
3. 焦虑　担心结核病的治疗和预后。

（五）护理措施

1. 一般护理　急性病患者需卧床休息至少 3 个月，慢性病患者可适当从事任务轻、节奏慢的工作，注意劳逸结合。加强营养，适当参加体育锻炼，增强体质。

2. 病情观察及持续时间　实施诊刮及碘油造影术前应观察患者有无适应证及禁忌证，做好检查前准备和术中配合，术后注意观察有无过敏及阴道流血等。

3. 对症护理　结核病患者一般午后低热，应加强休息，如出现高热应按高热护理；结核病多在夜间出现盗汗，应及时擦身，勤换内衣裤，注意保暖；乏力注意卧床休息，减少活动。

4. 治疗护理　嘱患者遵医嘱按时按量按疗程用药；协助其做好消毒隔离工作，避免交叉感染；需要手术者应做好术前准备、术中配合及术后护理。

5. 心理护理　做好心理护理，耐心倾听患者的诉说，尽可能满足患者需求，解除顾虑，增强对治疗的信心。

6. 健康教育　增强体质，做好卡介苗接种，积极预防肺结核、淋巴结核和肠结核等。按传染病隔离要求处理好生殖器结核患者的阴道分泌物、月经血等，避免传染。坚持院外药物巩固治疗，按时复查肝功能、肾功能，注意观察有无严重的不良反应。

🎯 目标检测

A₁/A₂ 型题

1. 外阴阴道假丝酵母菌病的高危人群除外（　　）

　A. 孕妇

　B. 高血压患者

　C. 2 型糖尿病患者

　D. 雌激素替代疗法的患者

　E. 器官移植患者

2. 萎缩性阴道炎患者白带的典型改变症状是（　　）

　A. 呈红色水样　　　　B. 呈黄色水样

　C. 豆渣样白带　　　　D. 稀薄泡沫状

E. 淡黄色、脓性，有恶臭味

3. 治疗中加用雌激素可提高疗效的是（　　）

　　A. 萎缩性阴道炎

　　B. 阴道毛滴虫病

　　C. 外阴阴道假丝酵母菌病

　　D. 非特异性外阴炎

　　E. 前庭大腺炎

4. 前庭大腺炎形成脓肿时，其治疗是（　　）

　　A. 冷敷，局限炎症　　B. 脓肿内注射抗生素

　　C. 静脉用药　　　　　D. 局部理疗

　　E. 切开引流

5. 外阴阴道假丝酵母菌病典型的阴道分泌物特点为（　　）

　　A. 黄白色泡沫状分泌物

　　B. 干酪样或豆渣样分泌物

　　C. 血性分泌物

　　D. 匀质稀薄分泌物

　　E. 米汤样分泌物

6. 外阴阴道假丝酵母菌病改变其阴道酸碱度的药物为（　　）

　　A. 0.5% 醋酸

B. 1 ：5000 高锰酸钾溶液

C. 2%～4% 碳酸氢钠

D. 1% 乳酸

E. 聚维酮碘液

7. 阴道毛滴虫病患者常用的阴道冲洗液为（　　）

　　A. 生理盐水　　　　　B. 1 ：1000 高锰酸钾

　　C. 2% 碳酸氢钠溶液　　D. 0.5% 醋酸

　　E. 0.5% 乳酸

8. 林某，女，慢性盆腔炎性疾病患者，对其进行健康宣教，不妥的是（　　）

　　A. 注意个人卫生

　　B. 避免过度疲劳

　　C. 增强体质和免疫力

　　D. 腹痛、腰痛时注意休息

　　E. 禁止性生活

9. 患者，女，60 岁。医生诊断为非特异性外阴炎，护士指导患者正确的是（　　）

　　A. 搔抓　　　　　　　B. 热水烫

　　C. 穿紧身内衣　　　　D. 输液治疗

　　E. 局部可用 1 ：5000 高锰酸钾溶液坐浴

（谭海燕）

第**6**章
性传播疾病患者的护理

第1节 淋 病

 案例 6-1

　　李某，女，31岁，不洁性生活史后尿急、尿痛、排尿困难，白带增多呈黄色脓性。妇科检查：外阴红肿，子宫颈水肿充血，子宫颈口见脓性分泌物排出。

问题： 1. 为明确诊断还需要为患者做何种检查?

　　　　2. 患者主要的护理问题有哪些?

　　　　3. 如何指导患者配合医生治疗?

（一）概述

　　淋病是由淋病奈瑟球菌引起的泌尿生殖系统的化脓性感染，也可包括眼、咽、直肠、盆腔淋病奈瑟球菌感染和播散性淋病奈瑟球菌感染。该病潜伏期短、传染性强，可致多种并发症和后遗症。

　　淋病奈瑟球菌又称淋球菌，人是唯一天然宿主，主要通过性交传染，也可通过间接接触或产道感染。

（二）护理评估

　　1. 健康史　评估年龄、婚姻、职业等，有无不洁性交史，有无与淋病患者共用衣物、毛巾、浴盆等。淋病潜伏期2～10天，平均3～5天，潜伏期有传染性。产妇有淋病可致新生儿感染。

　　2. 身心状况

　　（1）症状　感染淋病后，约50%的妇女无症状或症状轻微，易被漏诊。急性期主要侵犯子宫颈、尿道。分泌物增多，开始为黏液性，后转为脓性；尿道炎、尿道旁腺炎可有尿频、尿急、尿痛症状。严重时可有全身发热、乏力等。

　　（2）体征　可见子宫颈口红肿、触痛、脓性分泌物。尿道口潮红、黏膜水肿，尿道口有脓性分泌物，挤压尿道旁腺可有脓液渗出。淋菌性前庭大腺炎有单侧前庭大腺红肿痛，严重时形成脓肿。

　　（3）并发症　常见淋菌性盆腔炎，包括急性输卵管炎、子宫内膜炎、继发性盆腔脓肿、腹膜炎等。反复发作可致输卵管狭窄或闭塞，引起异位妊娠、不孕或慢性下腹痛等。少数患者（多见于月经期妇女）淋球菌侵入血液，可引起播散性淋球菌感染；还可引起关节炎、心内膜炎、心包炎、胸膜炎、肺炎等。

　　（4）心理 - 社会状况　评估患者是否有羞耻、恐惧、负罪感等。

　　3. 辅助检查

　　（1）尿道、子宫颈分泌物涂片　可见革兰氏阴性双球菌。

　　（2）细菌培养和药敏实验　可明确诊断并有助于选择抗生素。

（三）治疗要点

本病患者及时、足量、规则使用抗生素，根据不同的病情采用相应的治疗方案，治疗后应进行随访，性伴侣应同时进行检查和治疗。告知患者在其本人和性伴侣完成治疗前禁止性行为。注意多重病原体感染，一般应同时用抗沙眼衣原体的药物或常规检测有无沙眼衣原体感染，也应做梅毒血清学检测以及 HIV 咨询与检测。

（四）主要护理诊断/问题

1. 自尊紊乱　与疾病导致夫妻不和、遭歧视、遭遗弃有关。
2. 潜在并发症：异位妊娠、不孕、盆腔炎等。

（五）护理措施

1. 心理护理　关心和体贴患者，建立患者与医护人员信任关系，保护隐私权，消除思想顾虑。促进和改善患者与家庭成员之间的关系，适应因疾病带来的变化。

2. 提供相关的知识和对应措施　告诫患者禁忌刺激性饮食，如酒、浓茶、咖啡、辛辣食物等。严禁性生活。加强个人卫生，衣物、洗澡用物、洁具等及时清洗消毒。指导患者合理用药，切忌擅自改变药物剂量和疗程，避免到非正规机构就诊。指导性伴侣同时治疗。

3. 并发症的预防　①新生儿淋菌性眼炎：密切观察病情变化，全身使用抗生素，眼部用生理盐水冲洗后涂红霉素眼膏。②育龄妇女患者：应及时、正规治疗。若停经后突然出现腹痛，应及时就诊，以免异位妊娠破裂大出血危及生命。

4. 健康教育　告知淋病的病因、传播途径、治疗方法和预防措施。加强性知识教育，树立正确的性道德。

第2节　尖锐湿疣

（一）概述

尖锐湿疣（CA）是由人类乳头状病毒（HPV）感染引起的皮肤黏膜良性增生性病变。

人是 HPV 的唯一宿主，人类 HPV 有 100 多种亚型，其中与尖锐湿疣最相关的是 HPV6、11、16、18 型。HPV 主要感染上皮组织，被感染的细胞有恶变的潜能。

（二）护理评估

1. 健康史　评估年龄、婚姻、职业等，有无不洁性交史。潜伏期长短不一，一般 1～8 个月，平均 3 个月。

2. 身心状况

（1）症状　多数患者无明显症状，少数有瘙痒、灼痛、性交不适等。

（2）体征　女性多见于大小阴唇、阴蒂、阴道口和子宫颈处等。皮损初起为淡红色丘疹，以后逐渐增大、增多，可相互融合成乳头状、菜花状、鸡冠状等。根部常有蒂；疣体可呈白色、粉红色或污灰色，表面有少许分泌物，有恶臭。

（3）并发症　可合并出血、感染。部分可发生恶变，引起外阴癌、子宫颈癌等。产妇通过产道可感染新生儿。

（4）心理-社会状况　评估患者是否有羞耻、恐惧、负罪感等。评估家庭成员关系等。

3. 辅助检查

（1）醋酸白试验　在可疑皮损处外涂 5% 醋酸 3～5 分钟，若是该病可见局部变白。

（2）病理学检查　皮损处取活检，可见乳头样增生等变化。

（3）分子生物学检查　取病变组织或可疑部位样品，提取 DNA，用聚合酶链反应（PCR）法检测 HPV，敏感度高、方法简便并可分型，已广泛使用。

（三）治疗要点

1.局部治疗

（1）外用药物治疗　可使用 5% 咪喹莫特乳膏、0.5% 鬼臼毒素酊、5% 5- 氟尿嘧啶乳膏等。孕妇不宜使用。

（2）物理治疗　酌情选用激光、冷冻、电灼等方法。

（3）手术治疗　疣体巨大者可手术切除。

2.全身治疗　多用于顽固性、复发性尖锐湿疣。在局部治疗的基础上,可选用免疫调节剂,如干扰素;或抗病毒药物,如阿昔洛韦、泛昔洛韦等治疗。

（四）主要护理诊断 / 问题

1.自尊紊乱　与疾病导致夫妻不和、遭歧视、遭遗弃有关。

2.皮肤和黏膜完整性受损　与皮损处糜烂有关。

3.潜在并发症：恶变等。

（五）护理措施

1.心理护理　关心尊重患者，建立患者与医护人员信任关系，注意维护患者隐私权，消除患者思想顾虑。促进和改善患者与家庭成员之间的关系，使他们适应因疾病带来的变化。

2.提供相关的知识和对应措施　告诫患者禁忌刺激性饮食。严禁性生活。加强个人卫生，衣物、洗澡用物、洁具等及时清洗消毒。指导患者合理用药，避免到非正规机构就诊。指导性伴侣同时治疗。

3.皮损的护理　使用外用药时注意保护周围正常皮肤黏膜，掌握涂药的次数及面积。使用激光、冷冻等物理方法处理时，保持创面干燥，避免受到摩擦刺激，避免继发性感染。

4.健康教育　加强性知识教育，告知尖锐湿疣的病因、传播途径、治疗方法和预防措施。治疗后最初 3 个月，每 2 周随诊 1 次。预后一般良好，但可能复发，需注意观察。

第 3 节　生殖器疱疹

 案例 6-2

贾某，女，27 岁，现妊娠 12 周。近 2 天外阴瘙痒伴有烧灼感。检查发现：生殖器及肛门皮肤处有散在的红斑、丘疹、小水疱，部分已形成糜烂、溃疡。

问题：1.患者可能为何种性传播疾病?

2.为明确诊断，还需对患者做何种检查?

3.疾病对胎儿有无影响?

（一）概述

生殖器疱疹是由Ⅰ型或Ⅱ型单纯疱疹病毒感染引起。任何一种病毒均可在生殖器和口唇引起疱疹，但Ⅰ型单纯疱疹病毒（HSV-1）更常引起口唇疱疹，Ⅱ型单纯疱疹病毒（HSV-2）更常引起生殖器疱疹。

皮肤、黏膜微小裂口即可使单纯疱疹病毒感染人体，在性行为时病毒可通过生殖器、肛门等处进入身体引起感染。第一次发作后，少数患者会自愈，大多数患者疱疹病毒会留在神经细胞中潜伏起来，在劳累、压力大、受凉、月经等免疫力下降的情况下引起发作,随着时间推移发作频率会变低,愈合加快,疼痛减轻。

（二）护理评估

1. 健康史　评估年龄、婚姻、职业等,有无不洁性交史。有无多个性伴侣情况。既往有无疱疹发作史。首次发病患者,多在接触疱疹病毒后 3 ～ 14 天出现生殖器疱疹。

2. 身心状况

（1）症状　大多数患者没有症状,或症状很轻被忽视。部分患者会阴部有瘙痒、疼痛,发生疱疹。部分患者分泌物增多,排尿时有分泌物和疼痛。部分患者可出现发热、头痛、肌肉酸痛等症状。

（2）体征　阴道口可见水疱,伴有疼痛、瘙痒;水疱破裂后可见表浅溃疡,有液体渗出,溃疡一般在 3 周左右愈合。水疱也可发生于肛门、臀部、大腿等处。

（3）并发症　极少数患者可出现脑膜炎、脊髓炎等。孕早期首次感染疱疹可能引起流产。感染疱疹的产妇,分娩时可感染新生儿,新生儿因为免疫功能不全,可引起严重问题。

（4）心理 - 社会状况　评估患者是否有羞耻、恐惧、负罪感等。评估家庭成员关系等。

3. 辅助检查

（1）病毒培养　从水疱底部取材做组织培养分离病毒,为目前最敏感、最特异的检查方法,但需要 5 ～ 10 天时间,且实验室条件要求较高。

（2）细胞学方法　对皮损刮片做巴氏染色,可见特征性的核内包涵体及多核巨细胞。

（3）免疫学检测　① HSV 抗原检测:是最常用的快速诊断方法,时间仅需 1 ～ 2 小时。② HSV 抗体检测:检测 HSV-IgM 和 HSV-IgG 两种抗体。HSV-IgM 抗体阳性,说明近期有 HSV 感染;HSV-IgG 抗体阳性说明曾经有过 HSV 感染。

（三）治疗要点

本病目前尚无彻底治愈方法。阿昔洛韦、泛昔洛韦抗病毒药物可以缓解疼痛和瘙痒,促进愈合。非甾体类药物可减轻疼痛。

（四）主要护理诊断 / 问题

1. 疼痛　与疱疹、皮肤黏膜溃疡有关。
2. 皮肤和黏膜完整性受损　与皮损处糜烂有关。
3. 潜在并发症:流产、新生儿感染疱疹等。

（五）护理措施

1. 心理护理　关心尊重患者,注意维护其隐私权,消除其思想顾虑。树立患者战胜疾病的信心。

2. 提供相关的知识和对应措施　告诫患者禁忌刺激性饮食。发作期禁止性生活,非发作期使用安全套。加强个人卫生,衣物、洗澡用物、洁具等及时清洗消毒。指导患者合理用药。

3. 疱疹、溃疡的护理　保持创面清洁,避免受到摩擦刺激,避免继发性感染。产妇有生殖器疱疹时可采用剖宫产,避免新生儿感染。

4. 健康教育　最可靠的预防措施是确保安全性行为。告知患者疱疹的病因、传播途径、治疗方法和预防措施。疱疹易复发,注意避免劳累、受凉等引起免疫力下降状况。若有复发及时就诊。

第 4 节　梅　　毒

（一）概述

梅毒（syphilis）是由梅毒螺旋体引起的慢性全身性的性传播疾病。梅毒螺旋体离开人体不易生存,煮沸、干燥、日光、肥皂水和普通消毒剂均可迅速将其杀灭，但其耐寒力强，4℃下可存活 3 天，–78℃下保存数年仍具有传染性。

性接触是梅毒最主要的传播途径，占 95%。未经治疗的患者在感染后 1～2 年内最具传染性，随病程延长，传染性逐渐减弱，病程超过 4 年基本无传染性。孕妇若患梅毒，其体内梅毒螺旋体可通过胎盘及脐静脉传染给胎儿，引起死产、流产、早产或胎传梅毒。分娩过程中新生儿通过产道时可于头部、肩部擦伤处发生接触性感染。此外，少数患者可通过医源性途径、接吻、握手、哺乳或接触污染衣物、用具而感染。

（二）护理评估

1. 健康史　详细询问患者的性接触史，评估患者的感染途径，了解疾病的发病时间、病情发展及诊治经过。先天梅毒患者应询问其母亲的患病情况及妊娠、分娩过程。

2. 身心状况

（1）症状　梅毒的潜伏期为 2～4 周。根据传播途径的不同，可分为后天获得性梅毒和胎传（先天）梅毒；后天获得性梅毒又分为早期梅毒和晚期梅毒。早期梅毒指感染梅毒螺旋体 2 年内的梅毒，包括一期、二期和早期隐性梅毒（又称早期潜伏梅毒）。晚期梅毒的病程≥2 年，包括晚期良性梅毒、心血管梅毒、晚期隐性梅毒（又称晚期潜伏梅毒）等。一般将病期不明的隐性梅毒归入晚期隐性梅毒。神经梅毒在梅毒早晚期均可发生。胎传梅毒又分为早期（出生后 2 年内发现）和晚期（出生 2 年后发现）胎传梅毒。①一期梅毒主要表现为硬下疳和硬化性淋巴结炎。②二期梅毒主要表现为皮肤梅毒疹。③三期梅毒主要表现为永久性皮肤黏膜损害，愈合后留下瘢痕。早期主要表现为皮肤黏膜损害，晚期侵犯心血管、神经系统等重要器官，产生各种严重症状及体征，造成劳动能力丧失或死亡。

（2）体征　早期先天梅毒儿表现为皮肤黏膜损伤，皮损与二期获得性梅毒相似，易发生梅毒性鼻炎、骨梅毒，常有全身淋巴结肿大、肝脾大、肾病综合征、脑膜炎、血液系统损害等表现。晚期先天梅毒一般在 2 岁以后发病，类似于获得性三期梅毒，出现炎性损害（基质性角膜炎、胫骨骨膜炎等）或标记性损害（前额圆凸、马鞍鼻、佩刀胫、口腔周围皮肤放射状皲裂等）。

（3）心理 - 社会状况　梅毒进行性发展最终会累及全身，导致劳动力丧失甚至死亡，因此患者易出现焦虑、恐惧等心理反应，得不到家庭和社会的理解及帮助时可有绝望等。

3. 辅助检查

（1）病原体检查　通常采用暗视野显微镜、镀银染色、吉姆萨染色或直接免疫荧光检查等方法，适用于硬下疳或扁平湿疣者。

（2）梅毒血清学检查　是梅毒主要的检查方法和确诊的主要依据。包括密螺旋体抗原血清试验和非密螺旋体抗原血清试验，如荧光密螺旋体抗体吸收试验（FTA-ABS）、苍白密螺旋体血凝试验（TPHA）、快速血浆反应素环状卡片试验（RPR）等。

（3）脑脊液检查　主要用于神经梅毒的诊断。

（4）其他检查　X 线摄片、彩超、CT 和 MRI 检查分别用于骨关节梅毒、心血管梅毒和神经梅毒的辅助诊断。

（三）治疗要点

本病以青霉素药物治疗为主。治疗原则是及早发现，及时正规治疗，越早治疗效果越好；剂量足够，疗程规则。不规则治疗可增加复发风险及促使晚期梅毒损害提前发生；治疗后要经过足够时间的追踪观察；所有梅毒患者均应做 HIV 咨询和检测；患者所有性伴侣应同时进行检查和相应治疗。

（四）主要护理诊断 / 问题

1. 组织完整性受损　与梅毒螺旋体引起皮肤、黏膜破损及组织器官损害有关。

2. 自尊紊乱 与对自己的行为、疾病感到羞耻和自卑有关。

3. 知识缺乏：缺乏梅毒防治的知识。

（五）护理措施

1. 心理护理 尊重患者，保护其隐私，提供可谈及隐私的场所。关心和体贴患者，鼓励患者说出内心感受，有针对性进行心理疏导。动员患者积极参加健康的社会活动，保持良好的心理状态。避免负面评价。帮助其家庭适应疾病带来的变化。

2. 消毒隔离 早期梅毒传染性强，注意隔离治疗，用具分开，污染衣物应煮沸消毒。停止性生活。晚期出现脏器感染、衰竭时，予以保护性隔离，加强休息、营养，增加抵抗力。加强医护人员自身防护，穿隔离衣、戴手套，操作时防止刺破皮肤黏膜。严格无菌技术操作，严禁重复使用一次性物品，创面换药等严格无菌操作，避免医源性感染。

3. 用药护理 首次使用青霉素治疗梅毒的患者，由于梅毒螺旋体被迅速杀死，释放出大量的异种蛋白，引起急性变态反应，在治疗后数小时出现寒战、高热、头痛、肌肉骨骼疼痛、皮肤潮红、恶心、心悸、多汗等全身症状，或原有梅毒损害症状加重，严重者甚至发生主动脉破裂，称为吉海反应（Jarisch-Heyxheimer reaction）。

（1）密切观察病情变化 第一次使用青霉素治疗时，如出现上述表现，应考虑是吉海反应，需立即报告医师进行处理。

（2）预防吉海反应 可根据医嘱，在治疗前使用泼尼松进行预防。

（3）心血管梅毒患者在使用青霉素治疗时，应从小剂量开始。

4. 健康教育

（1）加强性道德教育，提高自身修养。

（2）发现患有梅毒，应早期、彻底治疗，避免严重并发症的发生。切忌因害怕影响而乱投医、进行不正规治疗。

（3）疗程结束后，应定期复查 2～3 年，第 1 年每 3 个月复查 1 次；第 2 年每 6 个月复查 1 次；第 3 年末复查一次，若检查正常，则停止观察。

（4）妊娠妇女严格产前检查，消除先天梅毒患儿，减少胎儿死亡率。妊娠梅毒应每月复查 1 次。

第 5 节 获得性免疫缺陷综合征

（一）概述

获得性免疫缺陷综合征（AIDS，艾滋病）是因为感染人类免疫缺陷病毒（HIV）后导致免疫缺陷，并发一系列机会性感染及肿瘤，严重者可导致死亡的综合征。

本病传染源为 HIV 感染者和艾滋病患者。HIV 主要存在于传染源的血液、精液、阴道分泌物、胸腹水、羊水和乳汁等体液中。其传播途径有：①性接触传播，包括同性之间及异性之间接触。②经血液传播，见于输血、输入血液制品；接受器官移植、介入性操作；共用针具注射毒品或被 HIV 污染的针头刺伤皮肤等。③母婴传播，感染 HIV 的母亲通过胎盘传染给胎儿，也可经产道、产后母乳喂养等途径传染新生儿。

（二）护理评估

1. 健康史 评估患者年龄、婚姻、职业等，有无不洁性交史。有无输血史、使用污染医疗器械、注射吸毒史等。出生时母亲是否患有艾滋病。家族中有无性病等。月经、婚姻、生育情况等。

2. 身心状况

（1）症状 从初始感染 HIV 到终末期是一个较为漫长复杂的过程，可分为急性期、无症状期和艾滋病期。

1）急性期：通常发生在初次感染 HIV 后 6 个月内。大多数患者临床症状轻微，持续 1 ～ 3 周后缓解。临床表现以发热最为常见，可伴有咽痛、盗汗、恶心、呕吐、腹泻、皮疹、关节疼痛、淋巴结肿大及神经系统症状。

2）无症状期：可从急性期进入此期，或无明显的急性期症状而直接进入此期。此期持续时间一般为 4 ～ 8 年。此期由于 HIV 在感染者体内不断复制，免疫系统受损，CD_4^+T 淋巴细胞逐渐下降所致。可出现淋巴结肿大等表现，但一般不易引起重视。

3）艾滋病期：为感染 HIV 后的最终阶段，表现为发热、腹泻、体重下降、全身浅表淋巴结肿大，常合并各种条件感染（如口腔念珠菌感染、卡氏肺囊虫肺炎、巨细胞病毒感染、疱疹病毒感染、弓形体病、隐球菌脑膜炎、肺结核）和肿瘤（如卡波西肉瘤、淋病瘤等），部分患者可出现痴呆。卡氏肺囊虫肺炎或中枢神经系统的感染是多数艾滋病患者死亡的直接原因。未经治疗者进入此期后的平均生存期为 12 ～ 18 个月。

（2）体征　检查患者全身有无消瘦，淋巴结有无肿大、压痛、粘连。评估有无肺部等处感染。评估有无肿块。

（3）并发症　注意患者有无机会性感染，有无肿瘤。

（4）心理 - 社会状况　评估患者有无羞愧、自责、自卑、绝望感，能否面对社会舆论，家庭成员对其态度及接纳程度。社会支持系统对患者的态度等。

3. 辅助检查

（1）HIV-1/2 抗体检测　包括筛查试验和补充试验。筛查试验阴性，见于未被感染者，但窗口期感染者也可呈阴性。筛查试验阳性者进行重复试验，若仍呈阳性进行补充试验确定检查结果。

（2）CD_4^+T 淋巴细胞计数　使用流式细胞术可以直接得到 CD_4^+T 淋巴细胞数，HIV 感染后 CD_4^+T 淋巴细胞数逐渐减少。

（3）HIV 核酸检测　感染 HIV 后，病毒在体内快速复制，血浆中可以检测出病毒 RNA（病毒载量）。

（4）HIV 基因型耐药检测　可为艾滋病治疗方案的制订和调整提供重要参考。

（三）治疗要点

控制 HIV 感染的最佳手段是采用高效抗反转录病毒治疗（HAART），俗称"鸡尾酒疗法"。目的是降低 HIV 感染的发病率和病死率，使患者获得正常的期望寿命，减少 HIV 的传播、预防母婴传播等。目前国际上共有 6 大类 30 多种药物（包括复合制剂），分别为核苷类反转录酶抑制剂、非核苷类反转录酶抑制剂、蛋白酶抑制剂、整合酶抑制剂、膜融合抑制剂及 CCR5 抑制剂。确诊 HIV 感染后应立即开始治疗，启动 HAART 后，需终身治疗。

（四）主要护理诊断 / 问题

1. 营养失调：低于机体需要量　与恶心、呕吐、消耗增多有关。
2. 体温过高　与 HIV 或机会性感染有关。
3. 活动无耐力　与营养不良，长期发热、腹泻有关。
4. 组织完整性受损　与病毒、真菌感染及卡波西肉瘤有关。

（五）护理措施

1. 心理护理　由于社会歧视，患者的情感受到不同程度伤害，产生自卑、压抑、孤独心理。应主动接近患者，多与患者沟通，用同情心、责任心及良好的护理转变患者的态度。

2. 消毒隔离

（1）采取血液、体液隔离　向患者解释 HIV 传播途径及防止传播的具体措施，使其自觉遵守消毒隔离制度。护理患者时，为防止血液感染，应戴口罩及护目镜，接触血液、体液时应穿隔离衣。戴手套处理污物。防止锐器刺伤皮肤。被患者血液、体液、排泄物污染的一切物品应随时严密消毒。对患者使用的被服、衣物、敷料等进行消毒处理。

（2）休息与活动　患者最好住单人房间。如病情允许，可以户外活动；病情较重或有严重并发症时，应限制活动或卧床休息。

（3）防治感染　注意观察患者皮肤、口腔和生殖器黏膜的病损情况。保持清洁，预防、治疗感染。口腔真菌感染，可用 2% 碳酸氢钠溶液漱口；鹅口疮，可用克霉唑或酮康唑粉剂涂擦口腔。肛周涂无菌凡士林或扑以少量滑石粉，保持干燥，防止破损。

3. 用药护理　按照治疗方案正规用药，注意观察药物疗效及副作用，如肝功能损害、过敏反应、周围神经炎、腹泻、口腔炎、癫痫等。治疗中还可产生耐药性，使疗效降低，应及时更换药物。

4. 对症护理

（1）饮食护理　鼓励患者摄入高热量、高蛋白食物。餐前可根据需要给予镇吐药。遵医嘱给予肠外营养。

（2）皮肤、口腔护理　注意保持患者皮肤清洁干燥，每天清洁口腔 3～4 次，避免食物过热过硬，防止局部刺激。

（3）眼部护理　患者眼睑闭合困难时，每日定时用无菌生理盐水洗眼，夜间可用胶布轻轻将眼部闭合，或用湿纱布盖住眼部，防止角膜、结膜干燥。

（4）衰弱患者护理　患者肌力减弱时，要协助生活护理，防止摔伤。将肢体置于功能位，每日做主动和被动活动 1～2 次。出现皮肤感觉障碍时，注意防止冻伤、烫伤。

（5）呼吸困难患者护理　给予半卧位或卧位，及时吸氧，根据患者的病情和血气值，采取不同的给氧方式和浓度。管道和湿化瓶按时消毒。如痰多黏稠，可用雾化吸入稀释痰液。排痰过多时，应注意补充水分。

5. 预防 HIV 母婴垂直传播　原则是降低 HIV 母婴传播率，提高婴儿健康水平和婴儿存活率，关注母亲及所生儿童的健康。预防 HIV 母婴垂直传播的有效措施为尽早服用抗反转录病毒药物干预、安全助产及产后哺乳指导。

6. 健康教育

（1）教育患者正确看待疾病，回归正常生活。

（2）保护自己，避免继发感染。对一般性感染应积极治疗，以免产生难治的危及生命的并发症。

（3）自觉遵守公共道德，避免传染他人。

（4）增加营养，保证休息，提高机体抵抗力。

（5）定期复诊，坚持治疗，控制疾病的发展。

目标检测

A₁/A₂ 型题

1. 患者，女，30 岁，否认不洁性接触史。白带增多 5 天，子宫颈分泌物涂片发现有革兰氏阴性双球菌，考虑为（　　）
   A. 葡萄球菌感染　　　B. 肺炎双球菌感染
   C. 淋病　　　　　　　D. 大肠杆菌感染
   E. 链球菌感染

2. 患者，女，25 岁，有不洁性接触史。3 个月来大小阴唇、阴道口等处出现淡红色丘疹，逐渐增大、增多，成乳头状。检查见疣体呈污灰色，表面有少许分泌物，有恶臭。

考虑为（　　）
   A. 乳头状瘤　　　　　B. 扁平疣
   C. 外阴癌　　　　　　D. 尖锐湿疣
   E. 真菌感染

3. 患者，女，35 岁，3 天前受凉，感觉外阴部疼痛、瘙痒，检查见阴道口有多个水疱，部分水疱破裂，可见表浅溃疡，有液体渗出。考虑为（　　）
   A. 生殖器疱疹　　　　B. 过敏反应
   C. 真菌感染　　　　　D. 淋病
   E. 尖锐湿疣

4. 下列哪项不是 HIV 的传播途径（　　）

    A. 性行为　　　　　　　B. 静脉吸毒

    C. 血液制品　　　　　　D. 共同用餐

    E. 母婴传播

5. 艾滋病无症状期一般为（　　）

    A. 1～2 年　　　　　　B. 3～5 年

    C. 6～8 年　　　　　　D. 9～12 年

    E. 15～20 年

A₃/A₄ 型题

（6～9 题共用题干）

    患者，女，25 岁，2 个月前有不洁性接触史，2 周来外阴部开始出现小红斑，很快形成丘疹和硬结，不痛，后出现破溃。检查见外阴部、阴道内有数个直径 1～2cm，圆形或椭圆形的无痛性溃疡，边界清楚，基地呈肉红色，触压硬度如软骨，表面有浆液性分泌物。

6. 考虑为（　　）

    A. 梅毒　　　　　　　　B. 淋病

    C. 生殖器疱疹　　　　　D. 外阴癌

    E. 外阴阴道炎

7. 以上患者首选的简便、有助于确定诊断的检查方法是（　　）

    A. 血常规检查

    B. 皮损标本作苍白螺旋体检查

    C. 梅毒血清学检查

    D. 分泌物做细菌培养

    E. 脑脊液检查

8. 以上患者首选抗菌药是（　　）

    A. 红霉素　　　　　　　B. 青霉素类

    C. 头孢菌素类　　　　　D. 四环素

    E. 氧氟沙星

9. 以上患者使用大剂量青霉素治疗，4 小时后突然出现寒战、高热、头痛、肌肉骨骼疼痛、皮肤潮红，伴有恶心、心悸、多汗。考虑发生了（　　）

    A. 溶血反应　　　　　　B. 主动脉破裂

    C. 红海反应　　　　　　D. 吉姆反应

    E. 吉海反应

（秦　雯）

第7章
妇科手术患者的护理

第1节　腹部手术患者围术期护理

根据手术的范围，妇科腹部手术可分为剖腹探查术、附件切除术、次全子宫切除术、全子宫切除术、全子宫及附件切除术、子宫根治术、肿瘤减灭术等。

根据手术的急缓程度，妇科手术可分为择期手术、限期手术和急诊手术。近年来，随着医疗技术的不断发展腹腔镜下妇科手术有很大的发展，机器人辅助手术也在部分医院实施。要保证手术的顺利进行、患者术后恢复良好，则需要充分的术前准备和精心的术后护理，以保证患者以最佳身心状态经历手术全过程。

一、腹部手术前的护理

（一）护理评估

手术前护理评估的目的是排除手术禁忌证，了解患者的生理、心理状况，为手术前做好准备提供依据。

1. 健康史　了解患者的一般情况，如年龄、职业、月经史、婚育史、既往病史、药物过敏史、家族史等；了解患者的休息、饮食习惯；了解患者所患疾病可能采取的手术方式和手术范围，及患者目前所需要解决的主要问题。

2. 身心状况　评估患者的营养状况和睡眠质量情况；测量生命体征，了解患者的基本情况；观察有无咳嗽、咳痰等呼吸道感染症状；评估手术野皮肤有无皮疹、溃烂及其他感染体征；评估阴道出血的量、形状，有无异味等；了解患者的血红蛋白含量，观察有无贫血和营养不良等症状。

3. 心理 - 社会状况　评估患者对手术的了解程度，了解有无因对疾病及手术治疗认识不全而产生担心、恐惧、焦虑的心理。评估患者是否有因过度担心手术引起的疼痛；对于切除女性器官的患者，评估其是否因担心失去女性特征而产生不稳定情绪，是否因担心夫妻生活而形成心理负担；对于老年患者，评估其家庭和社会支持系统，是否存在孤独、缺乏安全感等表现。

4. 辅助检查
（1）血、尿、粪便三大常规检查及肝功能、肾功能检查。
（2）凝血功能、血型、血糖等生化检查。
（3）水、电解质水平测定：排除水、电解质紊乱。
（4）心电图、B 型超声、胸部 X 线及 CT 等影像检查，评估患者各脏器功能。

（二）主要护理诊断 / 问题

1. 知识缺乏：缺乏疾病的相关知识及手术治疗过程和预后的知识。
2. 焦虑 / 恐惧　与担心手术治疗过程及治疗效果有关。

（三）护理措施

1. 术前一般准备

（1）观察生命体征　术前 3 日，一般每 8 小时测体温、脉搏、呼吸 1 次，每日测血压 1 次。如患者出现发热、血压升高应及时通知医生处理。如需推迟手术者，向患者及家属说明原因，取得患者及其家属的理解。

（2）营养及饮食　术前应指导患者进高蛋白、高热量、富含维生素的食物。

（3）完善术前检查　检查血型，必要的备血。

2. 术前宣教指导

（1）疾病知识　向患者讲解一些与疾病有关的健康知识，例如，子宫切除者术后不再出现月经；卵巢切除者术后会出现停经、潮热、阴道分泌物减少等症状，症状严重者可在医师指导下接受激素治疗以缓解症状等。

（2）围手术期知识　告知患者术前准备的内容，如备皮、阴道准备、肠道准备等；介绍拟定的手术名称、范围、麻醉方式；讲解术后可能出现的问题及注意事项，如术后早期活动可促进胃肠功能的恢复、预防坠积性肺炎等。

（3）适应性功能锻炼　指导患者深呼吸、咳嗽、咳痰的训练方法，如双手按住切口两侧，限制腹部活动的幅度，以胸式呼吸用力咳嗽；教会患者在床上使用便器，以免术后发生排尿排便困难；同时应教会患者在床上翻身、肢体运动的方法等，并让患者反复练习，直到掌握为止。

3. 心理护理　亲切、耐心接待入院患者，做好病室环境、病友及医护人员的介绍，减少患者陌生感。及时充分了解患者的担忧和需要，并尽可能满足其需要，给予比较满意的解释。用浅显易懂的言语、资料或图片介绍相关疾病的医学知识，让患者了解手术的目的、手术前后的注意事项，纠正患者的错误认识，如切除子宫后会早衰，失去性功能等。在不影响治疗和护理的前提下，尊重患者的信仰和习惯，鼓励患者说出自己的感受，共同探讨适合于个体的缓解心理应激的方法，从而减轻患者的心理应激。另外，还要向家属进行健康宣教，争取他们的支持与配合。

4. 术前准备

（1）皮肤准备　患者于术前应沐浴、更衣、剪指甲。术前 1 天进行皮肤准备。妇科腹部手术备皮范围上自剑突下，两侧至腋中线，下达阴阜和大腿内上 1/3 处。

（2）肠道准备　根据手术和麻醉需要遵医嘱在手术前 1 日或 3 日进行肠道准备，术前 8 小时禁食，4 小时禁饮。目的是使肠道空虚、暴露手术野、减轻或防止术后肠胀气；防止手术时麻醉药物松弛肛门括约肌致大便污染手术台；同时，也给可能涉及肠道的手术做好准备。

1）一般手术：如子宫切除术、肌瘤切除等手术，术前 1 日吃易消化的半流食物，口服导泻剂，如番泻叶水、蓖麻油、甘露醇、硫酸镁等，或用甘油灌肠剂、肥皂水灌肠 1～2 次，患者能大便 3 次以上即可。老年患者活动少、肠蠕动减少，常有便秘现象，一般用低压肥皂水灌肠，每次量为 500～700ml，个别老年人肛门括约肌松弛，灌肠液不易保留，灌肠时需准备好便盆。

2）可能涉及肠道的手术：如卵巢癌有肠道转移行肿瘤减灭术者，术前 3 日进食无渣半流饮食，并按医嘱给肠道抗生素，如庆大霉素 8 万 U，每日 3 次。术前 1 日进食流质饮食，并行清洁灌肠，直至排出的灌肠液中无大便残渣。目前常以口服导泻剂代替多次灌肠，效果良好。但对老年、体弱者要根据个体反应性调整用量，防止水泻导致脱水。

（3）阴道准备　经腹全子宫切除术者，术前 3 天每日用 1∶5000 高锰酸钾液或 1∶1000 苯扎溴铵液冲洗阴道，如有阴道流血，改用 0.5% 氯己定醇溶液（洗必泰酊）擦洗阴道，每日 1 次，共 3 次；手术当日须再次阴道冲洗，冲洗后拭干。子宫颈癌和子宫内膜癌的患者冲洗擦干后，在子宫颈和阴道穹隆部涂 1% 甲紫（龙胆紫），并填塞无菌纱布条。

（4）休息与睡眠　为保证休息，术前 1 日晚按医嘱睡前给予镇静催眠药。

（5）其他　了解患者有无药物过敏史，根据治疗的需要，做药物敏感试验，并在病历上做好记录。

5. 术前交接　手术当日护理：测生命体征，去手术室前 30 分钟，留置导尿管，排空膀胱，按麻醉科医嘱，术前肌内注射苯巴比妥钠、硫酸阿托品等药物。入手术室前嘱患者取下义齿、贵重物品交家属保管。按手术需要将病历、输液瓶及药物等带往手术室，送患者至手术室，并与手术室护士交接班。

6. 根据手术种类和麻醉方式，铺好麻醉床，准备好监护仪、负压吸引及急救用物。

二、腹部手术后患者的护理

（一）护理评估

1. 健康史　患者术毕返回病房后，护士应仔细听取手术室护士和麻醉医生的交班，了解患者麻醉的方式、手术的方法、麻醉和手术过程是否顺利、术中出血量、输血量、尿量、用药情况等。

2. 身心状况　评估患者术后的一般状况，观察患者术后体温、血压并与术前比较，观察呼吸的频率和深度，观察心律和脉律是否规律有力。评估患者的神志和精神状态，了解术后麻醉恢复情况；评估伤口有无渗血、渗液，敷料有无渗湿及移位；评估患者疼痛的性质、部位和程度；评估患者术后有无腹痛、腹胀、便秘及排尿困难等情况；评估各种引流管是否通畅，引流液的量、色、味。妇科腹部手术常用的引流管有腹腔引流管和盆腔引流管。

3. 心理社会状况　术后患者常因疼痛、生活不能自理，各种引流管的存在及担心伤口愈合不良而产生紧张、焦虑。

（二）主要护理诊断／护理问题

1. 疼痛　与手术伤口有关。
2. 有体液不足的危险　与可能出现术后出血及摄入不足有关。
3. 有感染的危险　与手术伤口愈合不良有关。
4. 紧张／焦虑　与担心手术伤口及基本愈合有关。

（三）护理措施

1. 休息与体位　为术后患者提供安静、舒适、空气清新的环境。根据麻醉的方式决定体位，全身麻醉（简称全麻）未清醒的患者应有专人守护，去枕平卧位，头偏向一侧，保持呼吸道畅通，防止呕吐物、分泌物呛入气管引起的窒息或吸入性肺炎，清醒后可根据患者需要选择卧位。硬膜外阻滞的患者手术后可垫枕平卧 6～8 小时，枕不宜高过肩，以减轻患者术后由于卧位带来的不舒适感。脊椎麻醉（简称腰麻）的患者应去枕平卧 12～24 小时，以减缓颅内压降低而导致的头痛。患者情况稳定后，术后第 2 日应采取半坐卧位，利于腹腔引流，使术后腹腔内的液体、炎性渗出液局限在直肠子宫陷凹，避免对膈肌的激惹，减少脏器刺激。

2. 密切观察生命体征　患者回病房后，根据手术大小、病情轻重，每 0.5～1 小时测血压、脉搏、呼吸 1 次，直至平稳。术后 3 天每日测体温 4 次，正常后改为每日 2 次。

3. 疼痛的护理　评估患者疼痛的部位、性质和程度，向患者解释疼痛的原因，正确指导患者使用自控镇痛装置，告诉患者减轻疼痛的方法，如听音乐转移注意力，保持病房安静、舒适等，必要时遵医嘱给予止痛药。

4. 管路护理　固定引流管，保持引流管畅通及周围皮肤清洁、干燥，同时观察引流液的量、质、色，并做好记录。留置尿管一般保留 24～48 小时，留置期间应行外阴擦洗，保持局部清洁，鼓励患者多饮水，防止泌尿道的逆行感染。

5. 营养及饮食　术后饮食应以营养丰富、易消化、高热量及富含维生素为原则。鼓励患者进食，促进肠道功能恢复及术后健康。一般手术患者，术后 6 小时进流质饮食，但应避免进食产气食物，如牛奶、豆浆等，以免肠胀气。涉及肠道的手术患者，术后应禁食，排气后才能进流质饮食，逐步过渡到半流质、普通饮食。不能进食或进食不足期间，应静脉补充液体和电解质，必要时给静脉高营养。

6. 早期活动的护理　术后早期活动的目的是防止肺部感染，促进消化功能的恢复，预防并发症的发生。鼓励患者尽早下床活动，改善循环，促进肺功能的恢复，防止下肢静脉血栓形成。

7. 术后常见并发症及护理　腹部手术常见的并发症有腹胀、便秘、尿潴留等。

（1）腹胀　多因手术、麻醉造成患者肠蠕动减弱，炎症、低钾等也可引起术后腹胀。可鼓励患者及早下床活动，采取热敷腹部、肛管排气、针灸等措施刺激肠蠕动，必要时注射新斯的明。炎症或低钾者可给予抗生素或补钾。

（2）便秘　鼓励患者活动，多饮水，吃蔬菜、水果，必要时根据患者情况给予番泻叶、石蜡油等缓泻剂来预防便秘，保持大便通畅，以免用力排便造成切口疼痛、切口裂开或愈合不良。

（3）尿潴留　鼓励患者坐位排尿、进行下腹部热敷、诱导排尿等，若上述措施无效，予以导尿，一次导尿量不超 1000ml，避免患者因腹压骤降引起虚脱。

8. 心理护理　鼓励患者表达内心感受，听取患者的主述，以亲切和蔼的语言进行安慰鼓励，减轻患者的紧张、焦虑情绪。做好家属的健康教育，取得家属的积极配合，有效降低术后患者不良的心理反应。

（四）健康教育

1. 指导患者出院后的用药、饮食、休息、性生活及复诊时间。

2. 指导患者进行腹部肌肉增强运动。

3. 术后 2 个月内避免提举重物。

4. 术后出现阴道出血及其他不适时应及时就诊。

第 2 节　外阴、阴道手术患者围术期护理

外阴手术是指女性外生殖器部位的手术，如外阴根治切除术、前庭大腺切除术、处女膜切开术等。

阴道手术包括阴道手术及途径阴道的手术，如阴道成形术、阴道前后壁修补术、尿瘘修补术、子宫黏膜下肌瘤切除术、阴式子宫切除术。

一、外阴、阴道手术患者的术前护理

（一）护理评估

1. 健康史　了解患者的一般情况，如年龄、职业、月经史、过去史、家族史等；了解患者的身心状况，疾病的轻重、缓急，以决定手术的方式、范围及时间。

2. 身心状况　同腹部手术。

3. 心理 - 社会状况　外阴、阴道手术患者往往表现出不同的心理问题。术前准备及手术时因要暴露患者的隐私部位，患者常常表现出羞怯、焦虑；年轻患者因担心术后影响性生活往往不愿谈及疾病，或担心夫妻生活情况或出现自我概念紊乱等。部分患者因为术后不能生育而感到绝望，给家庭带来较大的压力。

（二）主要护理诊断 / 护理问题

1. 知识缺乏：缺乏疾病及手术相关知识。

2. 自尊紊乱　与术后女性生殖器官形态及功能改变有关。

3. 焦虑 / 绝望　与术后生活状态改变或担心疾病预后有关。

（三）护理措施

1. **皮肤准备** 备皮范围上至脐部水平，下至会阴及肛门周围，臀部及大腿内侧上 1/3。手术需要植皮者，应遵医嘱做好供皮区的准备。

2. **肠道准备** 术前 1 周进低渣饮食，手术涉及直肠及肛门者，术前 3 日起进无渣半流食 2 日，术前 1 日进流食，并遵医嘱给予抗生素，术前 1 日及当日晨予温肥皂水清洁灌肠；阴道手术不涉及肠道者，术前 1 日口服 50% 硫酸镁 40ml 或用甘油灌肠剂进行灌肠，术前 6～8 小时禁食、禁水。对于年老体弱、盆底组织松弛、自控力差者，灌肠时应注意控制流速及液量，可采取少量多次的方法。

3. **阴道准备** 术前 3 日开始进行阴道准备，一般行阴道冲洗或坐浴，每日 2 次，常用 1：5000 的高锰酸钾液、1：20（0.05%）的碘伏或 1：1000 的苯扎溴铵等。

4. **术前训练** 外阴、阴道手术患者术后常需卧床休息，为让患者适应术后在床上进行大小便，术前应训练患者床上排便。术前指导患者进行深呼吸、有效咳嗽训练，指导患者抬臀、翻身、床上移动身体等训练。

5. **心理护理** 耐心倾听患者的倾诉，纠正患者的不良认知，帮助患者积极应对手术，尊重患者的隐私权，与患者一起商讨最恰当的方法一起应对疾病，减轻患者的焦虑情绪。做好配偶工作，丈夫的知情同意和理解对患者的心理有重要的影响作用。

二、外阴、阴道手术患者的术后护理

（一）护理评估

外阴、阴道手术患者的术后护理评估同腹部手术患者，但因为手术部位邻近尿道口、阴道口和肛门，故应注意观察局部切口早期感染的征象。

（二）主要护理诊断/护理问题

1. **疼痛** 与疾病的特殊部位及手术创伤有关。
2. **有感染的危险** 与疾病的部位有关。
3. **情境性自我贬低** 与外阴阴道疾病所致的羞愧、内疚有关。

（三）护理措施

1. **一般护理** 密切观察患者生命体征并记录，观察有无局部及全身感染的征象，有无出血的征象，阴道手术患者术后应重点观察阴道出血情况。

2. **体位** 应根据不同手术采取不同的体位。处女膜闭锁及有子宫的先天性无阴道的患者术后应取平半卧位，有利于经血的流出。若为广泛性外阴切除术，次日改低平卧位，双腿外展屈膝，膝下垫软枕，减少腹股沟部位切口的张力，有利引流；行阴道前后壁修补或盆底重建术后的患者应以平卧位为宜；若为阴道子宫切除术，多帮助其翻身，宜卧床 2 周后再起床活动，不能负重。

3. **活动与饮食** 协助患者做双下肢的伸屈和双足的背屈运动，防止下肢深静脉血栓形成。采用静脉麻醉者，术后 4～6 小时待麻醉恢复后即可进普食，手术涉及肠道、肛门者应遵医嘱给予饮食。

4. **伤口护理** 保持外阴清洁、干燥，术后要注意敷料是否被渗血、尿液、粪便污染，及时更换，并用 75% 乙醇溶液消毒。若阴部放置引流管者，应在引流管前放置棉垫，并及时更换。无分泌物时及时拔除引流管。

5. **管路护理** 保持引流管的通畅，严密观察引流物的量、颜色及性质，定时消毒引流管周围皮肤，并及时更换引流袋。外阴、阴道手术后需留置尿管 3～10 日，留置导尿管的时间因手术种类的不同而不同，一般 3～10 天，局部要固定尿管并保持无菌，做好外阴部的护理。在准备拔除导尿管前 1 日，每 2～4 小时开放导尿管一次，以训练膀胱的收缩功能，有利拔导尿管后自行排尿，减少尿潴留。

6. 肠道护理　阴部手术一般控制 5 天内不解大便，可服复方樟脑酊，连服 3 天。术后第 5 天服液体石蜡 30ml，使粪便软化。一般于排便后拆线。

7. 其他护理　同腹部手术后护理。

（四）健康教育

1. 外阴阴道手术患者术后伤口恢复较慢，嘱患者回家后应保持外阴部的清洁，休息 3 个月，禁止性生活及盆浴，避免重体力劳动及增加腹压。

2. 子宫脱垂患者术后半年内应避免提超过 5kg 重物等增加腹压的活动，保持排便通畅，进行缩肛运动，锻炼盆底肌肉。

3. 阴道成形术后患者应学会放置模具及有关消毒知识，准备好卫生带及阴道冲洗桶，每日阴道冲洗 1 次，一旦模具掉出并污染，需在 15 ~ 20 分钟及时更换消毒后模具，嘱患者半年内需不间断地昼夜放置模具，待成形的阴道上皮化或结婚后可酌情考虑缩短放置时间。

4. 出院 1 个月应到门诊复查术后恢复情况，并于术后 3 个月再次到门诊复查，如有病情变化应及时就诊。

链接

妇科手术后快速康复

妇科手术后快速康复（enhanced recovery after surgery，ERAS）的概念最早由丹麦哥本哈根大学 Henrik Kehlet 教授于 1997 年提出，是希望通过基于循证医学证据的一系列围手术期优化处理措施，减少手术创伤及应激，减轻术后疼痛，促进患者早期进食及活动，加速患者术后康复。ERAS 能够显著缩短住院时间，降低术后并发症发生率及死亡率，节省住院费用，提高患者的生命质量，并可能使患者中、长期获益。

ERAS 的基本原则包括：术前宣教、取消常规肠道准备、合理调整术前禁食水时间、术前摄入含糖饮料、多模式镇痛、术中保温、优化液体管理、避免放置引流、术后早期进食及下床活动。ERAS 的成功实施需要多学科间的密切合作，同时需充分结合各医疗中心的实际条件与患者的具体情况，在标准化的同时做到个体化、最优化，使患者实际获益。

目标检测

A₁/A₂ 型题

1. 腹部手术患者的术前禁食时间是（　　）
　　A. 4 小时　　　　　　B. 6 小时
　　C. 8 小时　　　　　　D. 10 小时
　　E. 12 小时

2. 腹部手术患者的术前禁饮时间是（　　）
　　A. 4 小时　　　　　　B. 6 小时
　　C. 8 小时　　　　　　D. 12 小时
　　E. 24 小时

3. 以下为减轻腹部手术患者腹胀的护理措施，错误的一项是（　　）
　　A. 热敷下腹部　　　　B. 肛管排气
　　C. 皮下注射新斯的明　D. 针灸
　　E. 鼓励患者多卧床休息

4. 患者，女，57 岁。体检发现子宫颈癌，准备行子宫全切

术，术前 1 日行阴道冲洗的次数是（　　）
　　A. 1 次　　　　　　　B. 2 次
　　C. 3 次　　　　　　　D. 4 次
　　E. 5 次

5. 外阴、阴道手术的备皮范围为（　　）
　　A. 剑突下至阴阜
　　B. 脐部至会阴及肛门周围
　　C. 脐下至阴阜
　　D. 脐周围旁开 10cm
　　E. 剑突下至大腿内上 1/3 处

6. 外阴癌患者进行外阴根治术后采取（　　）
　　A. 平卧位
　　B. 侧卧位
　　C. 平卧，双腿外展屈曲，膝下垫软枕
　　D. 半坐卧位

E. 俯卧位

7. 下列有关子宫肌瘤患者术前 1 日准备工作的描述错误的是（　　）

A. 灌肠

B. 遵医嘱给予镇静剂

C. 药敏试验

D. 备皮

E. 禁食

8. 患者，女，子宫颈癌早期患者，拟行经腹全子宫切除术，术前备皮范围应为（　　）

A. 上至脐部，两侧至腋中线，下达大腿上 1/3 处

B. 上至脐部，两侧至腋中线，下达阴部和大腿上 2/3 处

C. 上至剑突下，两侧至腋前线，下达阴部和大腿上 1/3 处

D. 上至剑突下，两侧至腋中线，下达阴部和大腿上 1/3 处

E. 上至剑突下，两侧至腋中线，下达阴部和大腿上 2/3 处

9. 患者，女，58 岁，子宫颈癌，拟行广泛性子宫切除和盆腔淋巴结清扫术。术后保留尿管时间是（　　）

A. 1～2 天　　　　　　B. 3～5 天

C. 6～9 天　　　　　　D. 10～14 天

E. 2～3 周

（谭海燕）

第**8**章
妇科肿瘤患者的护理

第1节 外阴肿瘤

外阴肿瘤包括恶性肿瘤和良性肿瘤。外阴良性肿瘤比较少见，预后较好，本节主要介绍外阴癌。

一、概　述

外阴癌是一种少见的妇科恶性肿瘤，占所有女性生殖道恶性肿瘤的4%。肿瘤可发生于外阴的皮肤、黏膜及其附件组织。外阴鳞状细胞癌是最常见的外阴恶性肿瘤。近年外阴癌的发生率呈上升趋势，多发生于绝经后的老年妇女。

（一）病因

1. 人乳头瘤病毒（HPV）感染　与HPV（16和18型）感染有关，HPV感染后发展为外阴鳞状上皮内病变，80%未治疗的外阴高级别鳞状上皮内病变可进展为外阴浸润癌。

2. 非HPV感染相关病变　与外阴硬化苔藓病变等非肿瘤性上皮病变和高龄导致上皮细胞出现非典型性增生有关。

（二）病理与分类

1. 鳞状细胞癌　占80%～90%，镜下见多数外阴鳞癌分化好，有角珠和细胞间桥。前庭和阴蒂的病灶倾向于分化差或未分化，常有淋巴管和神经周围的侵犯。

2. 恶性黑色素瘤　为外阴第二常见恶性肿瘤，常由外阴色素痣恶变而来，外观呈棕褐色或蓝黑色的隆起样或扁平结节。

3. 疣状癌　肿瘤体积较大，呈菜花状。

4. 基底细胞癌和腺癌　少见，腺癌主要来源于外阴皮肤，以前庭大腺癌相对多见。外阴基底细胞癌与鳞癌相似，恶性程度较低，生长缓慢，病程长。

5. 外阴佩吉特病　以外阴孤立、环形、湿疹样红色斑片为特征。

（三）转移途径

直接浸润、淋巴转移较常见，晚期可发生血行转移。直接浸润癌组织可沿皮肤黏膜直接浸润尿道、阴道、肛门，晚期时可累及直肠和膀胱等。淋巴转移时癌灶多向同侧淋巴结转移，最初转移到腹股沟浅淋巴结，再至股深淋巴结，并经此进入盆腔淋巴结等。

（四）临床分期

目前采用国际妇产科联盟（FIGO，2021年）的临床分期标准（表8-1）。

表 8-1   外阴癌的分期（FIGO，2021）

分期	肿瘤范围
I	肿瘤局限于外阴
I A	病变 ≤ 2cm，且间质浸润 ≤ 1.0mm[a]
I B	病变 > 2cm 或间质浸润 > 1.0mm[a]
II	任何大小的肿瘤蔓延到邻近的会阴结构（下 1/3 尿道、下 1/3 阴道和下 1/3 肛门），且淋巴结阴性
III	任何大小的肿瘤蔓延到邻近的会阴结构的上部，或存在任何数目的不固定、无溃疡形成的淋巴结转移
III A	任何大小的肿瘤蔓延到上 2/3 尿道、上 2/3 阴道、膀胱黏膜、直肠黏膜或区域淋巴结转移 ≤ 5mm
III B	区域淋巴结[b]转移 > 5mm
III C	区域淋巴结[b]转移且扩散到淋巴结包膜外
IV	任何大小的肿瘤固定于骨质，或固定的、溃疡形成的淋巴结转移，或远处转移
IV A	病灶固定于骨盆，或固定或溃疡形成的区域淋巴结转移
IV B	远处转移

注：a. 浸润深度的测量是从邻近最表浅真皮乳头的皮肤 - 间质结合处至浸润的最深点；b. 区域淋巴结指腹股沟和股淋巴结。

二、护 理 评 估

（一）健康史

评估患者有无高血压、糖尿病、冠心病等，了解患者既往有无外阴瘙痒史、外阴赘生物及性传播疾病感染史。

（二）身心状况

1. 症状   大多数患者会出现外阴瘙痒或疼痛，或发现外阴肿块或溃疡。患者也可能出现异常阴道流血或排液。

2. 体征   常见发病部位为大阴唇，其次是小阴唇、阴蒂、会阴、尿道口、肛门周围等。早期局部肿块呈不规则的乳头状或菜花状。晚期癌肿向深部浸润，致基底皮肤变硬，组织脆而易脱落，溃烂感染后流出脓性或血性分泌物。出现腹股沟淋巴结转移时可扪及一侧或双侧腹股沟淋巴结肿大、质硬且固定。

3. 心理 - 社会状况   外阴瘙痒及分泌物增加可影响患者的生活与工作，使患者焦虑；得知外阴癌为恶性肿瘤，患者常感悲哀、恐惧；切除外阴的患者，会出现自尊感低下、自我形象紊乱等心理反应。

（三）辅助检查

1. 组织学检查   通过外阴活体组织病理检查以明确诊断。

2. 其他   血清肿瘤标志物（鳞癌查鳞状细胞癌抗原、腺癌查癌胚抗原）、影像检查（超声、CT 或 PET-CT）等。

三、治 疗 要 点

外阴癌的治疗以手术治疗为主。早期外阴癌推荐个体化手术治疗，而局部晚期（或）晚期外阴癌则推荐手术 + 放疗 + 化疗的综合治疗。

1. 手术治疗   是治疗外阴癌的主要手段，根据病灶部位、病变大小、病理类型、浸润深度及临床分期，再结合患者的年龄及身体状况决定手术范围。早期外阴癌强调个体化、人性化手术治疗，一般采用根治性外阴切除术及腹股沟淋巴结切除；而局部晚期肿瘤或晚期外阴癌则强调手术与放化疗结合的综合治疗。

2. 放射治疗　因外阴潮湿、皮肤黏膜对放射线的耐受较差、外阴肿瘤较大或已转移至淋巴结等因素，放射治疗难以得到满意的剂量分布，因此，外阴癌单纯放疗的效果较差，局部复发率高。对于局部晚期的外阴癌，放化疗联合手术的综合治疗可以降低超广泛手术的创伤和改善外阴癌患者的预后。

3. 化学药物治疗　多用于同步放化疗及晚期癌或复发癌的综合治疗。

四、主要护理诊断／问题

1. 舒适度减弱　与外阴瘙痒有关。
2. 疼痛　与晚期癌肿侵犯神经、血管、淋巴及手术创伤有关。
3. 焦虑　与担心疾病发展有关。
4. 自我形象紊乱　与外阴切除有关。
5. 有感染的危险　与抵抗力低下、手术创面大且邻近肛门、尿道等部位有关。

五、护 理 措 施

（一）一般护理

指导患者注意局部卫生，避免搔抓；外阴癌患者多为老年人，常伴有高血压、冠心病、糖尿病等内科疾病，应协助患者作好相关检查，积极纠正合并症；指导患者练习深呼吸、咳嗽、床上翻身等。

（二）治疗配合

1. 手术护理　按外阴、阴道手术围手术期护理常规进行术前准备和术后护理，详见第七章第 2 节。外阴需植皮者，应在充分了解手术方式的基础上对供皮部位进行剃毛、消毒并用无菌治疗巾包裹。术后取平卧外展屈膝体位，并在腘窝处垫软垫。

2. 放疗护理　患者常在照射后 8 ～ 10 日出现皮肤反应。轻度反应为照射区皮肤红斑、干性脱屑，可在观察下继续照射；中、重度反应为出现水疱或溃疡，则应停止照射，保持皮肤清洁干燥，避免刺激，遵医嘱局部涂 1% 甲紫或抗生素软膏。

3. 化疗护理　按照化疗的相关护理进行。

（三）预防感染

1. 严密观察切口有无渗血、感染征象，注意观察移植皮瓣的皮肤湿度、温度、颜色等愈合情况。
2. 遵医嘱给予抗生素，每日会阴擦洗 2 次，保持局部清洁、干燥。
3. 术后第 2 日起，红外线照射外阴和腹股沟切口部位，每日 2 次，每次 20 分钟，促进切口愈合。
4. 保持引流通畅，注意观察引流物的性状、量、色等。

（四）缓解疼痛

创造良好的休息环境，保证患者休息。遵医嘱给予止痛剂或使用自控镇痛泵缓解疼痛。

（五）心理护理

为患者和家属讲解外阴癌的相关知识，术前与患者沟通，讲解手术方式、手术注意事项、术后外阴重建等，消除患者紧张、焦虑和自卑心理，帮助患者恢复自尊，积极配合治疗。

（六）健康教育

保持外阴清洁，指导患者出院后定期随访。外阴癌类型多，应个体化制订随访方案。随访时间：第 1 年，每 1 ～ 3 个月 1 次；第 2 ～ 3 年，每 3 ～ 6 个月 1 次；3 年后，每年 1 次。随访内容包括局部涂片，必要时行活检病理检查，以及肿瘤标志物和影像学检查。

第 2 节　子宫颈肿瘤

 案例 8-1

　　患者，女，48 岁，自诉同房后少量出血 3 个月，近 1 个月开始出现血性分泌物。妇科检查：子宫颈肥大、质硬、糜烂样改变，接触性出血，子宫大小正常，活动好，宫旁无增厚、无压痛，双附件未触及异常。行子宫颈细胞学检查示：高级别鳞状上皮内病变（HSIL）。患者心理紧张、恐惧，担心为恶性肿瘤。

问题：1. 患者同房后出血的原因最可能是什么？

　　　2. 为明确诊断，还需对患者做何检查？

　　　3. 患者的主要护理问题有哪些？

　　子宫颈肿瘤包括良性肿瘤和恶性肿瘤。良性肿瘤以子宫颈肌瘤常见，在本章第 3 节介绍。子宫颈癌是最常见的妇科恶性肿瘤，来源于子宫颈鳞状上皮内病变，两者病因相同，故一并介绍。

一、概　　述

　　子宫颈癌是最常见的妇科恶性肿瘤，其发病率位列女性生殖系统恶性肿瘤第 1 位。近年来由于子宫颈癌筛查的普及和 HPV 疫苗的使用，子宫颈癌发病率和死亡率缓慢下降。子宫颈癌好发于子宫颈外口的原始鳞 - 柱交接部与生理性鳞 - 柱交接部之间所形成的移行带区。子宫颈鳞状上皮内病变（SIL），是与子宫颈浸润癌密切相关的一组子宫颈病变，常发生于 25 ~ 35 岁妇女。子宫颈鳞状上皮内病变反映了子宫颈癌发生发展中的连续过程，通过筛查发现子宫颈鳞状上皮内病变，及时治疗和（或）随访是预防子宫颈癌的有效措施。

（一）病因

　　1. HPV 感染　一种或多种高危型人乳头瘤病毒（HPV）持续感染是子宫颈鳞状上皮内病变和子宫颈癌的主要致病因素。HPV 是最常见的性传播病毒，目前已知分型有 160 多种，其中 13 ~ 15 种与子宫颈鳞状上皮内病变和子宫颈癌发病密切相关。流行病学调查显示 70% 的子宫颈癌与 HPV16 和 HPV18 这两种亚型有关。接种 HPV 疫苗可以实现子宫颈癌的一级预防。

　　2. 性行为与婚育史　多个性伴侣、初次性生活过早（< 16 岁）、早育、多次分娩史与子宫颈癌发生有关。青春期子宫颈发育尚未成熟，对致癌物较敏感。分娩次数增多，子宫颈创伤概率增加。与高危男子（患阴茎癌、前列腺癌或其性伴侣曾患子宫颈癌）有性接触的妇女也易患子宫颈癌。

　　3. 其他　免疫力下降、慢性感染、合并其他性传播疾病、吸烟可增加感染 HPV 效应。

链接

HPV 疫苗

　　HPV 疫苗系类病毒蛋白颗粒疫苗，这类疫苗有很强的免疫原性，可使患者体内由 CD_4^+T 细胞介导的体液免疫应答得以激活，进而产生中和抗体，起到保护作用。目前已经投入使用的 HPV 疫苗主要有 HPV 二价疫苗、HPV 四价疫苗、HPV 九价疫苗。HPV 二价疫苗是针对 HPV16、HPV18 型别的子宫颈癌的疫苗。HPV 四价疫苗是首个 HPV 预防疫苗，针对 HPV16、HPV18 型别的子宫颈癌及 HPV16、HPV11 型别的尖锐湿疣。HPV 九价疫苗包含 9 个 HPV 型别，对高危型 HPV16/18/31/33/45/52/58 导致的相关子宫颈癌、肛门癌等，低危型 HPV6/11 导致的尖锐湿疣等均有显著的预防效果。

（二）病理

子宫颈癌的病理类型遵照妇科肿瘤 WHO 分类（2020 版）原则，分成 HPV 相关性和非 HPV 相关性肿瘤。子宫颈癌多数发生于子宫颈鳞状上皮与柱状上皮交界的移行区，组织学类型有鳞状细胞癌（约占 80%）、腺癌（约占 15%）、腺鳞癌（约占 5%）。近年研究发现子宫颈腺癌与腺鳞癌的发生有上升趋势，且低分化腺癌和腺鳞癌恶性程度高，预后比鳞状细胞癌差。

1.浸润性子宫颈鳞状细胞癌

（1）巨检　子宫颈癌早期子宫颈外观多正常或类似糜烂样改变，随着病变的发展，子宫颈可呈以下四种大体病理改变（图 8-1）。

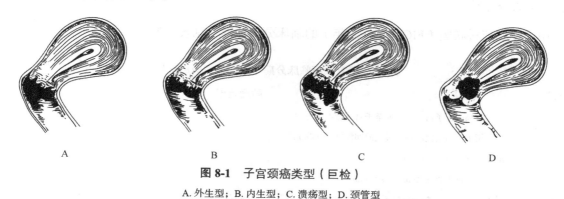

图 8-1　子宫颈癌类型（巨检）
A.外生型；B.内生型；C.溃疡型；D.颈管型

1）外生型：最常见，癌灶向外生长呈菜花样，组织脆，触之易出血。常累及阴道。

2）内生型：癌灶向子宫颈深部组织浸润，子宫颈表面光滑或仅有柱状上皮异位，子宫颈膨大呈桶状，质硬。常累及子宫旁组织。

3）溃疡型：上述两型癌组织继续发展，癌组织感染坏死，脱落后形成溃疡或空洞，似火山口状。

4）颈管型：癌灶发生于子宫颈管内，侵入子宫颈管和子宫峡部供血层及转移至盆腔淋巴结。

（2）显微镜检　在致病因素作用下，绝大多数子宫颈癌的发生和发展有一个缓慢的过程，其自然发展过程为子宫颈正常上皮→子宫颈鳞状上皮内病变→原位癌→镜下早期浸润癌→浸润癌。

1）子宫颈鳞状上皮内病变（SIL）：既往称为"宫颈上皮内瘤变"（CIN），分为 3 级。《WHO 女性生殖器官肿瘤分类》（2014）建议采用与细胞学分类相同的二级分类法。

A.低级别鳞状上皮内病变（LSIL）：相当于 CIN1 和 p16 染色阴性的 CIN2。鳞状上皮基底及副基底样细胞增生，细胞核极性轻度紊乱，有轻度异型性，核分裂象少，局限于上皮下 1/3 层。

B.高级别鳞状上皮内病变（HSIL）：包括 CIN3 和部分 CIN2。细胞核极性紊乱，核浆比例增加，核分裂象增多，异型细胞扩展到上皮下 2/3 层甚至全层。HSIL 形成后继续发展，突破上皮下基底膜，浸润间质，形成子宫颈浸润癌。

2）微小浸润性鳞状细胞癌：指在 HSIL（CIN3）基础上镜检发现小滴状、锯齿状癌细胞团突破基底膜，浸润间质。

3）浸润性鳞状细胞癌：指癌灶浸润间质范围超出微小浸润癌，多呈网状或团块状浸润间质。

2.腺癌

（1）巨检　来自子宫颈管内，浸润管壁；常侵犯子宫旁组织；病灶向子宫颈管内生长时，子宫颈外观可正常，但子宫颈管膨大如桶状。

（2）显微镜检　①普通型子宫颈腺癌是最常见的亚型。镜下见腺体结构复杂，腺上皮细胞增生呈复层，核异型性明显，核分裂象多见。②黏液性腺癌其特征是细胞内可见黏液，进一步分为胃型、肠型、印戒细胞样和非特指型。

3.其他　少见类型如腺鳞癌、腺样基底细胞癌、绒毛状管状腺癌等。

（三）转移途径

子宫颈癌转移途径以直接蔓延和淋巴转移为主，血行转移少见。

1. 直接蔓延　最常见，常向下浸润阴道壁，但极少向上往子宫腔浸润，向两侧浸润可累及子宫主韧带及子宫颈旁直至骨盆壁；浸润输尿管时，可引起输尿管阻塞及肾积水。晚期可向前、后蔓延侵及膀胱或直肠。

2. 淋巴转移　癌灶侵入淋巴管，形成瘤栓，随淋巴液引流进入局部淋巴结。

3. 血行转移　极少见。

（四）临床分期

采用国际妇产科联盟（FIGO，2018 年）的临床分期标准，见表 8-2。

表 8-2　子宫颈癌临床分期（FIGO，2018 年）

分期	肿瘤范围
I	癌症仅局限于子宫颈（扩散至子宫体者不予考虑）
I A	显微镜下诊断的浸润癌，最大浸润深度 ≤ 5.0mm [a]
I A1	间质浸润深度 ≤ 3.0mm
I A2	间质浸润深度 > 3.0mm 而 ≤ 5.0mm
I B	最大浸润深度 > 5.0mm 的浸润癌（大于 I A 期范围），病变局限在子宫颈，病变大小为肿瘤最大直径 [b]
I B1	间质浸润深度 > 5.0mm 而最大径线 ≤ 2.0cm 的浸润癌
I B2	最大径线 > 2.0cm 而 ≤ 4.0cm 的浸润癌
I B3	最大径线 > 4.0cm 的浸润癌
II	子宫颈癌侵犯至子宫外，但未扩散到阴道下 1/3 或骨盆壁
II A	累及阴道上 2/3，无宫旁浸润
II A1	浸润癌最大径线 ≤ 4.0cm
II A2	浸润癌最大径线 > 4.0cm
II B	子宫旁浸润，但未达骨盆壁
III	癌症累及阴道下 1/3 和（或）扩散到骨盆壁和（或）导致肾积水或无功能肾和（或）累及盆腔和（或）腹主动脉旁淋巴结
III A	癌症累及阴道下 1/3，未扩散到骨盆壁
III B	扩散到骨盆壁和（或）肾积水或无功能肾（明确排除其他原因所致）
III C	盆腔和（或）腹主动脉旁淋巴结受累（包括微小转移）[c]，不论肿瘤的大小与范围（采用 r 与 p 标记）[d]
III C1	只有盆腔淋巴结转移
III C2	腹主动脉旁淋巴结转移
IV	癌症已扩散超出真骨盆或已累及膀胱或直肠黏膜（活检证实）。出现泡状水肿不足以诊断为 IV 期
IV A	扩散至邻近的器官
IV B	转移至远处器官

a：所有的分期，都可以利用影像学和病理学检查结果来辅助临床所见而判定肿瘤的大小与浸润深度。病理学检查结果优于影像学与临床判别。b：脉管受累不改变分期。不再考虑病灶的横向范围；c：孤立的肿瘤细胞不改变分期，但需要记录下来；d：r 与 p 的加入是为了标注诊断 III C 期的依据来源。

二、护理评估

（一）健康史

询问患者婚育史、性生活史、HPV 感染史及治疗情况，有无高危男性接触史等。了解阴道流血、阴道排液情况，有无接触性阴道流血或不规则阴道流血。

（二）身心状况

1. 症状　早期子宫颈癌多无症状，也无明显体征，患者多因普查中发现子宫颈细胞学检查报告异常而就诊。随病情发展，患者出现症状，主要表现为几方面。

（1）阴道出血　早期表现为接触性出血，即性生活后或妇科检查后出血。也可表现为不规则阴道流血或经期延长、经量增多；老年患者可表现为绝经后不规则阴道流血。根据癌灶大小和浸润血管情况出血量不同，但若癌灶侵袭大血管可引起大量出血，甚至休克。

（2）阴道排液　阴道排液增多，可呈白色或血性，有腥臭味、稀薄如水样或米泔状。晚期因癌组织坏死继发感染，则出现大量脓性或米泔样恶臭白带。

（3）晚期症状　根据病灶累及不同部位出现不同的继发症状。晚期因病灶浸润宫旁组织或压迫神经，引起下腹及腰骶部疼痛；可因静脉和淋巴回流受阻，可出现下肢肿痛；若癌灶压迫或侵及输尿管时，可引起输尿管梗阻、肾积水及尿毒症等；癌肿浸润膀胱或直肠，可出现排尿及排便异常；晚期患者还可出现严重消瘦、贫血等恶病质表现。

2. 体征　早期无明显体征，子宫颈光滑或呈糜烂样改变。随着疾病的进展可出现不同体征。外生型可见向外突出的菜花状赘生物，质脆，触之易出血。内生型则表现为子宫颈肥大、质硬，子宫颈管膨大如桶状；晚期癌组织脱落后形成凹陷性溃疡或空洞，伴恶臭。癌肿浸润阴道时，可见局部阴道壁变硬、有赘生物。浸润宫旁组织时，可扪及两侧宫旁组织增厚、结节状，有时形成冰冻骨盆。

3. 心理 - 社会状况　患者常于普查时发现，会感到震惊、疑惑，还会因怀疑检查结果而四处求医，以期否定诊断结果。确诊后与其他恶性肿瘤患者一样会经历否认、愤怒、妥协、忧郁、接受等心理反应阶段。

（三）辅助检查

子宫颈癌的检查方法与 SIL 相同，早期病例采用"三阶梯式"检查程序：子宫颈细胞学检查和（或）HPV 检测、阴道镜检查、子宫颈活组织检查。

1. 子宫颈细胞学检查　为发现 SIL 和早期子宫颈癌筛查的基本方法。可选用薄层液基细胞学检查（TCT）或巴氏涂片法（详见第 4 章第 2 节生殖道脱落细胞学检查）。

2. HPV 检测　HPV 感染是导致 SIL 和子宫颈癌的最主要因素，目前该项检测已作为常规的子宫颈癌筛查手段，可与细胞学检查联合应用。敏感性较高，特异性较低。

3. 阴道镜检查　若子宫颈细胞学检查结果有异常，可应用阴道镜观察子宫颈上皮，发现早期病变，并确定活检部位。

4. 子宫颈活组织检查　为确诊 SIL 和子宫颈癌的可靠方法。对于肉眼可见病灶或阴道镜诊断可疑病变者均应进行活检或子宫颈管搔刮术取组织活检。

5. 其他　确诊后再根据具体情况选择胸部 X 线摄片、静脉肾盂造影、膀胱镜检查、直肠镜检查、B 型超声检查、腹部增强 CT、PET-CT、MRI 等影像学检查。

三、治疗要点

（一）SIL

综合疾病情况（如 SIL 级别、部位、范围，HPV 检测）、患者年龄、有无合并其他手术指征、生育要求、技术因素和随访条件等因素制订个体化的治疗方案。

1. LSIL　约 60% 会自然消退，细胞学检查为 LSIL 及以下者可仅观察随访。在随访过程中病变进展或持续存在 2 年者宜进行治疗。

2. HSIL　可发展为浸润癌，需要治疗。阴道镜检查充分者可用子宫颈锥切术或消融治疗；阴道镜检查不充分者宜采用子宫颈锥切术，包括子宫颈环形电切除术（LEEP）和冷刀锥切术。年龄较大、无生育要求、合并有其他妇科良性疾病手术指征的 HSIL，也可行筋膜外子宫全切术。

（二）子宫颈癌

早期子宫颈癌以手术治疗为主，中、晚期子宫颈癌采用放疗为主，化疗为辅。根据患者年龄、临床分期、生育要求、全身情况、当地医疗技术水平和设备条件，综合分析后制订个体化治疗方案。

1. 手术治疗　适用于分期为ⅠA期、ⅠB1、ⅠB2、ⅡA1 的患者，无手术禁忌证的患者；手术路径可选择开腹、腹腔镜、机器人或经阴道联合腹腔镜等，应根据手术者方法熟悉程度、手术资质和手术准入综合考虑，予以选择。根据病情选择不同术式，有全子宫切除术、广泛性子宫切除术及盆腔淋巴结清扫术等。

2. 放疗　各期子宫颈癌都适合放疗。但对于年轻的早期子宫颈癌患者，考虑到对卵巢功能的保护，主要采用手术治疗或卵巢移位以后的盆腔放疗。放疗包括远距离体外照射（体外照射）和近距离放疗。两者针对的靶区不同，体外照射主要针对子宫颈癌原发灶、盆腔蔓延及淋巴转移区域，近距离放疗主要照射子宫颈癌的原发病灶区域。需要根据患者一般状况、肿瘤范围以及治疗单位放疗设备条件、患者意愿来选择放疗方式。放疗剂量根据分期不同而有所差别。放射源多为铱-192 等。

3. 化疗　子宫颈癌化疗以顺铂为基础的联合化疗或单用顺铂化疗为主。目前主要适用于同步放化疗、新辅助化疗和姑息化疗。同步放化疗一般采用顺铂单药，不能耐受顺铂者可采用卡铂或可选择的含铂联合化疗。新辅助化疗主要用于ⅠB3 或ⅡA2 期，即肿瘤直径≥4.0cm 的局部晚期子宫颈癌术前化疗，一般 2～3 个疗程。新辅助化疗可以提高局部控制率和手术切净率，但不能改善子宫颈癌的预后，且术后病理学高危因素易被掩盖，原则上不推荐使用。晚期及复发性子宫颈癌初始化疗首选含铂类药物联合化疗＋贝伐珠单抗的联合方案。

四、主要护理诊断/问题

1. 恐惧　与子宫颈癌的确诊及可能的不良预后有关。
2. 知识缺乏：缺乏有关疾病及其治疗的相关知识。
3. 排尿异常　与子宫颈癌根治术后影响膀胱功能有关。
4. 有感染的危险　与生殖道流血、机体抵抗力下降有关。

五、护理措施

（一）一般护理

1. 给患者提供安静舒适的休息环境，注意室内空气流通。
2. 评估患者营养状况及饮食习惯，必要时与营养师联系，指导患者制订多样化食谱以满足患者的需求，维持体重不继续下降。
3. 协助患者保持会阴清洁卫生，勤换会阴垫，每日行会阴擦洗 2～3 次。

（二）病情观察

密切观察患者生命体征、阴道流血、阴道排液、全身情况，及时发现感染和严重出血征象。一旦发生阴道大出血，迅速报告医生急救。

（三）治疗配合

1. 手术治疗患者的护理

（1）术前准备　按腹部、外阴、阴道手术护理内容，做好术前护理。术前 3 日需每日选用消毒剂消毒子宫颈及阴道 2 次，因子宫颈癌组织较脆，消毒时动作应轻柔，以免损伤癌灶引起大出血，如发生大出血，可用明胶海绵、消毒纱条填塞阴道止血，做好交班，按医嘱及时取出或更换。手术前晚行清洁灌肠。

（2）术后护理

1）生命体征监测：因子宫颈癌根治术手术范围广，患者术后反应较一般腹部手术者大。术后要求15 ～ 30 分钟观察并记录 1 次患者生命体征及出入量，平稳后改为每 4 小时 1 次。

2）排尿护理：子宫颈癌根治术有可能损伤支配膀胱的神经组织，引起膀胱功能恢复缓慢，术后需协助恢复膀胱功能。术后导尿管一般留置 7 ～ 14 日，其间应指导患者进行盆底肌的锻炼、膀胱肌的锻炼。拔除导尿管前 3 日开始夹管，每 2 小时开放一次，定时间断排尿以训练膀胱功能。

3）测残余尿：拔导尿管后 4 ～ 6 小时应测残余尿，评估膀胱功能，如残余尿量＞ 100ml，则需继续留置导尿管；有条件者可采用生物电反馈治疗仪预防和治疗术后尿潴留。

4）引流管护理：术后保持引流管通畅，注意观察引流液的量、色、性质；一般术后 48 ～ 72 小时拔除引流管。

2. 放、化疗者的护理　按放疗、化疗患者常规进行护理，注意观察放、化疗不良反应。（详见第8 章第 6 节化疗及放疗患者的护理）。

（四）心理护理

向患者及家属解释病情，消除恐惧心理，帮助患者树立战胜疾病的信心。将康复的病友介绍给患者，分享感受，使其对疾病的治疗和预后充满信心，以积极的心态接受各种诊疗方案。

（五）健康教育

1. 出院指导　鼓励患者、家属与护士一起制订出院后的康复和随访计划。随访时间为治疗结束2 年，每 3 ～ 6 个月随访 1 次，治疗结束 3 ～ 5 年，每 6 ～ 12 个月随访 1 次。根据患者疾病复发风险进行年度复查。随访内容包括：全身体格检查、妇科检查、鳞癌抗原、细胞角蛋白等肿瘤标志物检测和子宫颈或阴道残端细胞学、人乳头瘤病毒检查。根据症状、体征怀疑复发时可进行相关实验室、影像学检查，如血常规、血尿素氮、肌酐等。根据检查结果，必要时行阴道镜检查及活体组织病理学检查、胸片、胸部 CT、盆腔 MRI、超声、全身浅表淋巴结超声检查。性生活的恢复需依术后复查结果而定，应认真听取患者对性生活的看法和疑虑，提供相关指导。

2. 普及防癌知识　宣传与子宫颈癌发病有关的高危因素，开展子宫颈癌预防知识宣教，推广 HPV疫苗接种，强调定期普查、早期发现、早期诊断、早期治疗的重要性。

第 3 节　子宫肌瘤

 案例 8-2

患者，女，38 岁，孕 2 产 1，因经量增多，经期延长 1 年，伴下腹坠胀 3 个月就诊。患者 1 年前开始出现月经量增多，经期延长至 15 天才干净，量多伴血块，经期无不适，末次月经 2021 年 6 月 10 日。查体：T 36.4℃，P 80 次 / 分，R 20 次 / 分，BP 105/72mmHg；贫血貌。妇科检查：外阴、阴道正常，子宫颈光滑，子宫前位，约妊娠 4 个月大小，表面呈凹凸不平结节感、质硬、子宫体活动度可，无压痛。实验室检查：血红蛋白 85g/L。患者入院后睡眠欠佳，担心手术可能影响夫妻关系。

问题：1. 该患者月经异常伴下腹坠胀的原因最可能是什么？

2. 为明确诊断，还需对患者做何检查？

3. 患者的主要护理问题有哪些？

一、概 述

子宫肌瘤是女性生殖器官最常见的良性肿瘤。由子宫平滑肌及结缔组织增生形成，常见于 30 ～ 50 岁妇女，20 岁以下较少见。

（一）病因

子宫肌瘤确切的病因尚不清楚，因子宫肌瘤好发于生育期，青春期前少见，绝经后萎缩，提示可能与女性性激素长期刺激有关。雌激素通过子宫肌纤维内的雌激素受体起作用，能使子宫肌细胞增生肥大，肌层变厚，子宫增大。

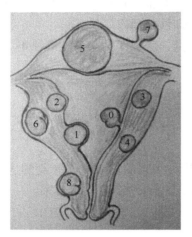

图 8-2　子宫肌瘤分类示意图

注：0：0 型（有蒂黏膜下肌瘤）；1：Ⅰ型（无蒂黏膜下肌瘤，向肌层扩展≤50%）；2：Ⅱ型（无蒂黏膜下肌瘤，向肌层扩展＞50%）；3：Ⅲ型（肌壁间肌瘤，位置靠近宫腔，瘤体外缘距子宫浆膜层≥5mm）；4：Ⅳ型（肌壁间肌瘤，位置靠近子宫浆膜层，瘤体外缘距子宫浆膜层＜5mm）；5：Ⅴ型（肌瘤贯穿全部子宫肌层）；6：Ⅵ型（肌瘤突向浆膜）；7：Ⅶ型（肌瘤完全位于浆膜下，有蒂）；8：Ⅷ型（其他特殊类型或部位的肌瘤，如子宫颈肌瘤）

（二）分类

子宫肌瘤的大小、数目及生长的部位可以极不一致，而使子宫的大小及形态殊异。按生长部位分为子宫体肌瘤和子宫颈肌瘤，前者约占 90%，后者仅占 10%。根据肌瘤与子宫壁的关系，分为 4 种：肌壁间肌瘤、黏膜下肌瘤、浆膜下肌瘤及阔韧带肌瘤。子宫肌瘤的分型可采用国际妇产科联盟（FIGO）子宫肌瘤 9 型分类方法（图 8-2）。0 型：有蒂黏膜下肌瘤；Ⅰ型：无蒂黏膜下肌瘤，向肌层扩展≤50%；Ⅱ型：无蒂黏膜下肌瘤，向肌层扩展＞50%；Ⅲ型：肌壁间肌瘤，位置靠近宫腔，瘤体外缘距子宫浆膜层≥5mm；Ⅳ型：肌壁间肌瘤，位置靠近子宫浆膜层，瘤体外缘距子宫浆膜层＜5mm；Ⅴ型：肌瘤贯穿全部子宫肌层；Ⅵ型：肌瘤突向浆膜；Ⅶ型：肌瘤完全位于浆膜下（有蒂）；Ⅷ型：其他特殊类型或部位的肌瘤（子宫颈、宫角、阔韧带肌瘤）。

（三）病理

1. 巨检　多为球形实质性包块，单个或多个，大小不一。肌瘤表面光滑，质地较子宫肌层硬，压迫周围肌纤维形成假包膜。肌瘤切面呈灰白色，可见漩涡状或编织状结构。肌瘤的颜色和硬度与所含纤维结缔组织的多少有关。

2. 镜检　主要由梭形平滑肌细胞和不等量的纤维结缔组织相互交织而成，细胞大小均匀，排列成漩涡状或棚状，核为杆状。

3. 肌瘤变性　肌瘤失去了原有的典型结构可发生多种变性。常见的变性如下。

（1）玻璃样变　又称透明样变，最常见。切面漩涡状结构消失，由均质透明样物质取代。

（2）囊性变　继发于玻璃样变，肌细胞坏死液化所形成。肌瘤内出现大小不等的囊腔，内含清亮无色液体或胶冻状物。

（3）红色样变　多发生于妊娠期或产褥期，是一种特殊类型坏死。肌瘤体积迅速增大，剖面呈暗红色，如半熟的牛肉，质软，有腥臭味，漩涡状结构消失。

（4）肉瘤变　即肌瘤恶性变，较少见。肌瘤在短期内增长迅速，组织变软，切面呈灰黄色，似生鱼肉状，与周围组织界限不清。

（5）钙化　多见于绝经后妇女的肌瘤。常在脂肪变性后与钙盐结合，沉积在肌瘤内。

二、护 理 评 估

（一）健康史

评估患者既往月经史、生育史，是否有不孕或自然流产史等。询问有无长期使用雌激素治疗，自发现肌瘤以来是否接受过治疗及病情变化等。

（二）身心状况

1. 症状　可无明显症状。患者症状与肌瘤的部位、生长速度及肌瘤变性有密切关系。月经改变常见于 0～Ⅲ型，表现为月经增多、经期延长、淋漓出血及月经周期缩短，可发生继发性贫血。也可出现有阴道分泌物增多或阴道排液。肌瘤较大时可能扪及腹部包块，清晨膀胱充盈时更明显。肌瘤较大时也可压迫膀胱、直肠或输尿管等出现相应的压迫症状。黏膜下肌瘤可引起痛经，浆膜下肌瘤蒂扭转可出现急腹痛，肌瘤红色变性时可出现腹痛伴发热。子宫肌瘤可影响宫腔形态、阻塞输卵管开口或压迫输卵管使之扭曲变形等均可能导致不孕。

2. 体征　表现为子宫增大，呈球形或不规则，或与子宫相连的肿块；与肌瘤大小、部位及数目有关。0 型有蒂黏膜下肌瘤可从子宫颈口脱出至阴道。浆膜下肌瘤查体容易误诊为卵巢实性肿物。

3. 心理-社会状况　患者因担心肌瘤恶变、手术等对女性特征及夫妻关系的影响等而焦虑、自卑、不安。

（三）辅助检查

1. 超声检查　是最常用的辅助检查方法。可观察子宫肌瘤的大小、位置、数量。
2. 其他检查　如宫腔镜、腹腔镜、MRI 等可协助诊断。

三、治 疗 要 点

根据患者年龄、症状、肌瘤大小、数量、生育要求而选择治疗方案。

1. 随访观察　适用于肌瘤小、无症状或症状轻，特别是近绝经期的女性，每 3～6 个月随访 1 次。

2. 药物治疗　适用于症状轻，近绝经期女性或全身情况不宜手术者。常用药物有：促性腺激素释放激素类似物、米非司酮、雄激素。促性腺激素释放激素类似物：可抑制 FSH 和 LH 分泌，降低雌激素水平，抑制肌瘤生长，使其萎缩。应用时应避免长期用药，以免引起雌激素缺乏导致骨质疏松、绝经综合征。一般使用长效制剂，如戈舍瑞林 3.6mg 皮下注射，每月 1 次。

3. 手术治疗　手术适用于子宫肌瘤合并月经过多或异常出血甚至导致贫血；或压迫泌尿系统、消化系统、神经系统等出现相关症状，经药物治疗无效；子宫肌瘤合并不孕；子宫肌瘤患者准备妊娠时若肌瘤直径≥ 4cm 建议剔除；绝经后未行激素补充治疗但肌瘤仍生长。年轻有生育要求的患者，可考虑经腹或腹腔镜下行肌瘤切除术。肌瘤大、数量多、临床症状明显者，又无须保留生育功能的患者可行全子宫切除术或子宫次全切术。

4. 其他治疗　适应于不能耐受或不愿手术患者。如子宫动脉栓塞术、高能聚焦超声、子宫内膜切除术。

四、主要护理诊断 / 问题

1. 活动无耐力　与长期出血导致贫血有关。
2. 知识缺乏：缺乏子宫肌瘤相关知识。
3. 有感染的危险　与抵抗力下降、黏膜下肌瘤脱至阴道内靠近子宫颈口有关。
4. 焦虑　与担心病情、手术、预后等有关。

五、护理措施

（一）一般护理

提供患者安静舒适的休息环境，指导患者卧床休息期间适当活动肢体，预防压力性损伤、深静脉血栓等。加强营养，予以高热量、高蛋白、高维生素、含铁丰富的食物，必要时可静脉补充营养，以增强机体抵抗力，纠正贫血。

（二）病情观察

注意观察患者阴道出血情况。对月经改变、出血量多的患者，密切观察患者面色、生命体征，同时评估并记录出血量。浆膜下肌瘤应注意观察有无腹痛，并注意疼痛的部位、性质及程度。

（三）治疗配合

1. 协助医生完成血常规检查、血型、凝血功能等检查，并交叉配血备用。阴道流血多者，遵医嘱给予止血药和子宫收缩剂，必要时输血、补液、抗感染或行刮宫术止血治疗。维持正常血压并纠正贫血状况。

2. 巨大肌瘤患者出现局部压迫致排尿障碍、尿潴留时应给予导尿；引起便秘者，可给予缓泻剂或灌肠，以缓解尿潴留、便秘症状。

3. 浆膜下肌瘤如出现剧烈腹痛，应考虑肌瘤蒂扭转，并立即通知医生，做好急诊手术准备。黏膜下肌瘤脱出到阴道内，应保持外阴清洁，防止感染。

4. 需接受手术治疗者，遵医嘱做好腹部或阴道手术患者围手术期护理。

（四）用药护理

指导使用激素治疗的患者用药注意事项，向患者讲明药物目的、服药方法、剂量及可能产生的副作用，嘱患者不能擅自停药或过多用药等，以免出现撤退性出血或男性化。

（五）心理护理

建立良好的护患关系，讲解有关子宫肌瘤治疗的知识，纠正其错误认识。让患者确信子宫肌瘤属于良性肿瘤，并非恶性肿瘤的先兆，消除其焦虑情绪，增强康复信心。

（六）健康教育

指导保守治疗的患者按计划密切随访，加强营养，适当活动；月经期间应多休息，避免疲劳，注意会阴部清洁卫生，若随访期间发现肌瘤进一步增大疑恶变倾向，应及时治疗。指导手术治疗的患者术后 1 个月到门诊复查，了解患者术后康复的情况，并给予术后性生活及自我保健等健康指导。

第 4 节　子宫内膜癌

 案例 8-3

患者，女，58 岁，已绝经 3 年，近半个月来无明显诱因出现不规则阴道流血，量少。查体：T 36.2℃，P 70 次 / 分，R 20 次 / 分，BP 130/80mmHg；发育良好，轻度贫血貌。妇科检查：外阴、阴道正常，子宫颈光滑，子宫稍大，活动尚可，双附件区未扪及异常。B 型超声检查：子宫增大，内膜增厚约 10mm。

问题：1. 该患者不规则阴道流血的原因最可能是什么？

2. 为明确诊断, 还需对患者做何检查?

3. 患者的主要护理问题有哪些?

一、概　述

子宫内膜癌是指原发于子宫内膜的一组上皮性恶性肿瘤。子宫内膜癌在发达国家是女性生殖系统最常见的恶性肿瘤, 在我国居女性生殖系统恶性肿瘤的第二位。约有 90% 的子宫内膜癌患者, 发现时肿瘤局限于子宫体, 多为子宫内膜样腺癌, 治疗后生存率相对较高。

(一) 病因

本病病因尚不明确。根据发病机制和生物学行为特点将子宫内膜癌分为两种类型。①雌激素依赖型 (Ⅰ型): 可能是在无孕激素拮抗的高水平雌激素长期刺激下, 子宫内膜发生不典型增生, 继而癌变。患者较年轻, 多肥胖, 常伴高血压、糖尿病、不孕或不育、绝经延迟, 或伴有无排卵性疾病, 或与长期服用单一雌激素、高脂肪饮食有关。肿瘤分化较好, 预后好。②非雌激素依赖型 (Ⅱ型): 少见, 与雌激素无明确关系。如黏液腺癌、透明细胞癌等, 多见于老年女性。肿瘤恶性程度高、分化差, 预后不良。

大部分的子宫内膜癌患者是散发性的, 5% 左右的患者是遗传性子宫内膜癌。患有林奇综合征或遗传性非息肉病性结直肠癌的女性是子宫内膜癌发病的高危人群, 其终身发病风险可高达 60%。

(二) 病理

1. 巨检　大体分为以下两种。①弥散型癌组织侵犯大部分或全部子宫内膜, 并突向宫腔, 常伴有出血、坏死, 晚期癌灶可侵犯深肌层或子宫颈, 堵塞子宫颈管时可致宫腔积脓。②局灶型多见于子宫底或子宫角部, 呈息肉或菜花状, 癌灶小但易浸润肌层。

2. 镜检　根据 2020 版《女性生殖器官肿瘤分类》的划分, 子宫内膜癌主要包含以下病理类型。

(1) 子宫内膜样癌　最常见的子宫内膜癌的组织学类型, 占子宫内膜癌的 60% ~ 80%。子宫内膜样癌通常表现腺性或绒毛腺管状结构, 管腔光滑, 伴有拥挤复杂的分支结构。核非典型性常为轻度至中度, 核仁不明显, 高级别子宫内膜样癌的癌细胞细胞核可伴有明显非典型性。

(2) 浆液性癌　可表现为复杂的乳头和 (或) 腺性结构, 伴有弥漫而显著的核多形性。浆液性癌多有 TP53 突变, 因此 p53 异常表达 (至少 75% 瘤细胞弥漫强阳性表达, 或完全不表达)。

(3) 透明细胞癌　特征是出现多角形或鞋钉样细胞, 细胞质透明, 少数为嗜酸性细胞质, 这些细胞排列成管囊状、乳头状或实性结构。约 2/3 的病例可见胞外致密的嗜酸性小球或透明小体。透明细胞癌倾向于高度恶性, 组织学上不再进行分级, 诊断时常处于晚期病变。

(4) 未分化癌和去分化癌　子宫内膜未分化癌是一种分化方向不明显的上皮性恶性肿瘤。细胞缺乏黏附性, 大小相对一致, 小至中等大小, 成片排列, 无任何明显的巢状或小梁状结构, 无腺样结构。恶性程度高的成分决定患者的预后。

(5) 子宫内膜混合型腺癌　是指混合有 2 种或 2 种以上病理类型的子宫内膜癌, 至少有 1 种是Ⅱ型子宫内膜癌, 任何比例的Ⅱ型子宫内膜癌的混合存在即可诊断为混合型癌。最常见的是子宫内膜癌和浆液性癌的混合型癌, 其次是子宫内膜癌和透明细胞癌的混合型癌。混合型癌的预后取决于混合成分中的高级别癌的成分, 即使小于 5% 的浆液性癌混合在普通型的子宫内膜样腺癌中, 预后仍然较差。

(6) 子宫癌肉瘤　是由高级别的癌性和肉瘤成分组成的双相性肿瘤, 研究表明肉瘤成分是在肿瘤演变过程中由于上皮 - 间质转化而从癌中衍生而来, 两者具有相同的基因改变, 癌性成分最常显示子宫内膜样或浆液性分化, 少部分表现为透明细胞癌和未分化癌。间质成分最常由高级别肉瘤组成, 少部分表现为异源性成分 (包括横纹肌肉瘤, 软骨肉瘤, 但很少有骨肉瘤)。30% ~ 40% 的肿瘤存在深部肌层和淋巴管侵犯。癌转移的肉瘤形态多样，但大多数转移含有癌性成分。大多数病例的特征是 *TP53* 突变，类似于子宫内膜浆液性癌。通常与子宫内膜样子宫内膜癌相关的突变较少见。

（三）转移途径

多数子宫内膜癌生长缓慢，病变局限于子宫内膜或在宫腔内时间较长。部分特殊病理类型，如浆液性癌、透明细胞癌和癌肉瘤可发展很快，短期内出现转移。主要扩散途径有 3 种：直接蔓延、淋巴转移、血行转移。

（四）临床分期

现广泛采用国际妇产科联盟（FIGO，2009 年）修订的手术 - 病理分期法，见表 8-3。

表 8-3 子宫内膜癌手术 - 病理分期（FIGO，2009 年）

分期	肿瘤范围
I	肿瘤局限于子宫体
I A	肿瘤浸润肌层深度 < 1/2
I B	肿瘤浸润肌层深度 ≥ 1/2
II	肿瘤侵犯子宫颈间质，但无子宫体外蔓延
III	肿瘤局部和（或）区域扩散
III A	肿瘤侵犯浆膜层和（或）附件
III B	阴道和（或）子宫旁受累
III C	盆腔淋巴结和（或）腹主动脉旁淋巴结转移
III C1	盆腔淋巴结转移
III C2	腹主动脉旁淋巴结转移，伴（或不伴）盆腔淋巴结转移
IV	肿瘤侵及膀胱和（或）直肠黏膜，和（或）远处转移
IV A	肿瘤侵及膀胱和（或）直肠黏膜
IV B	远处转移，包括腹腔内和（或）腹股沟淋巴结转移

二、护理评估

（一）健康史

详细询问月经史、婚育史及绝经时间，有无绝经延迟、绝经后使用雌激素替代治疗等。了解有无高血压、糖尿病、高脂肪饮食等高危因素，有无子宫内膜癌、林奇综合征等家族史。对确诊为子宫内膜癌患者，需详细询问发病经过及诊疗情况。

（二）身心状况

1. **症状** 多数患者出现阴道流血或阴道排液症状。①阴道流血：绝经后阴道流血是最典型的症状，一般流血量不多；尚未绝经者则表现为经量增多、经期延长或月经紊乱。②阴道异常排液：早期可为少量血性液体或浆液性分泌物，合并感染时可出现恶臭脓血性排液。③疼痛：多为下腹隐痛不适，可由宫腔积脓或积液引起，晚期则因病变扩散至子宫旁组织韧带或压迫神经及器官，还可出现下肢或腰骶部疼痛。④其他：晚期患者可触及下腹部增大的子宫，可出现贫血、消瘦、发热、恶病质等全身衰竭表现。

2. **体征** 早期妇科检查可无异常发现。晚期出现子宫增大、压痛，子宫颈管内偶见癌组织脱出，触之易出血，癌灶浸润周围组织时，子宫固定或在宫旁扪及结节状肿物。

3. **心理 - 社会状况** 患者在接受各种检查时会产生焦虑情绪，担心检查结果以及检查过程带来的不适。当得知患子宫内膜癌时，患者会出现悲观、否认、哭泣等。

（三）辅助检查

1. 分段诊断性刮宫　是早期诊断子宫内膜癌最常用、最可靠的方法。其优点是能鉴别子宫内膜癌和子宫颈管腺癌。该方法通常先搔刮宫颈管，再刮宫腔内膜，标本分瓶做好标记送病理检查。子宫内膜组织病理诊断是子宫内膜癌诊断的"金标准"。

2. 其他　细胞学检查、宫腔镜、B 型超声检查、CT 及 MRI 检查等。

三、治 疗 要 点

子宫内膜癌的治疗以手术治疗为主，辅以放疗、化疗和激素等综合治疗。治疗方案应根据病理诊断和组织学类型，以及患者的年龄、全身状况、有无生育要求、有无手术禁忌证、有无内科合并症等综合评估以制订治疗方案。

1. 手术治疗　为首选治疗方法。癌灶局限于子宫体者采取筋膜外全子宫切除及双侧附件切除术，但对早期分化较好的年轻患者，可有选择地保留卵巢；病变超出子宫者需行肿瘤细胞减灭术，尽可能切除肉眼可见癌灶。

2. 放疗　是治疗子宫内膜癌有效方法之一。有手术禁忌证的患者或无法手术切除的晚期患者可采用单纯放疗。

3. 化疗　多用于晚期或复发子宫内膜癌，也可用于术后有复发高危因素患者的辅助治疗。

4. 孕激素治疗　主要用于早期、要求保留生育功能的子宫内膜癌患者，也是晚期或复发子宫内膜癌的综合治疗方式之一。用药原则为高效、大剂量、长期应用，需用药 12 周以上才评定疗效。常用药物为醋酸甲羟孕酮 250 ～ 500mg/d，口服。

四、主要护理诊断 / 问题

1. 焦虑　与住院及需接受的诊治手段有关。

2. 舒适度的改变　与疼痛、阴道排液有关。

3. 有感染的危险　与阴道不规则流血有关。

4. 知识缺乏：缺乏子宫内膜癌相关治疗、护理知识。

五、护 理 措 施

（一）一般护理

注意休息，加强营养，给予高热量、高蛋白、高维生素、富含铁的饮食。阴道流血的患者应保持外阴清洁，会阴擦洗，每日 2 次，勤换会阴垫。

（二）病情观察

观察生命体征，阴道流血的量、色、性状，有无臭味，监测白细胞计数的变化，及时发现感染征象。药物治疗者，观察药物的副作用。

（三）治疗配合

1. 手术治疗的护理　向行手术治疗的患者解释手术治疗的必要性，按腹部手术护理做好手术前准备和手术后的护理。告知患者术后 6 ～ 7 日阴道残端肠线吸收或感染时可致残端出血，其间患者应减少活动，并严密观察及记录出血情况。

2. 药物治疗的护理　向采用孕激素治疗患者强调按时服药的重要性；注意观察药物不良反应，服药后所致的水钠潴留、水肿、药物性肝炎等在停药后会逐步缓解和消失；采用抗雌激素制剂治疗的患者可能出现潮热、畏寒、急躁等类似绝经综合征的反应，反应严重者应报告医生，及时对症处理。

3. 需化疗、放疗者，为其提供相应的护理措施。

（四）心理护理

向患者介绍子宫内膜癌的相关知识，为患者提供表达情感的机会和环境，耐心解答患者及家属提出的疑问，协助患者应对心理压力。向患者解释治疗过程中可能出现的问题及不适，使其主动配合治疗。鼓励患者家属参与照顾患者，增进家庭成员间的互动。

（五）健康教育

1. 指导定期随访　随访时间为治疗结束后的 2 ～ 3 年内，每 3 ～ 6 个月复查 1 次，之后每半年 1 次，5 年后每年 1 次。每次复查时均应进行体格检查，如治疗前 CA125 升高，随访期间需要复查，必要时行 CT、MRI、PET-CT 等影像学检查。向患者宣传复发可能出现的症状，改善生活方式，适当运动、营养咨询，治疗的远期副作用处理等。性生活恢复时间应根据复查情况而定，对治疗后阴道分泌物少、性交困难、疼痛的患者，应指导患者使用局部润滑剂，以协调性生活。

2. 加强预防保健知识　积极宣传妇科普查的重要性，中年妇女每年接受妇科检查 1 次。对合并有肥胖、高血压、糖尿病等内科疾病的高危人群加强随访及监测。围绝经期月经紊乱及绝经后阴道流血的患者应进行有关检查，如诊断性刮宫，以便早期明确诊断。采用雌激素替代治疗的女性应在医生的指导下用药，并加强监护。对有林奇综合征家族史的女性，尽早进行遗传咨询与干预。

第 5 节　卵巢肿瘤

 案例 8-4

患者，女，28 岁，孕 1 产 1。因发现"盆腔包块 1 天"入院。昨日单位体检 B 型超声示：右侧附件区可见 5.9cm×6.0cm×4.2cm 不均质回声区，边界尚清，形态光整。既往无异常。查体：T 36.3℃，P 72 次 / 分，R 18 次 / 分，BP 120/72mmHg，发育正常，营养中等。妇科检查：外阴已婚已产式，阴道畅，子宫颈糜烂样改变，子宫前位，大小正常，活动好。右侧附件区可触及鸡蛋大小肿物，活动可，无压痛。左侧附件区未扪及异常。患者目前心情很焦虑，害怕手术，担心包块为恶性。

问题：1. 患者出现盆腔包块的原因最可能是什么？

2. 为明确诊断，还需对患者做何检查？

3. 患者的主要护理问题有哪些？

一、概　　述

卵巢恶性肿瘤发病率居妇科恶性肿瘤发病率第 3 位，好发于 45 ～ 60 岁女性。卵巢恶性肿瘤早期诊断困难，确诊时多为晚期，其死亡率居妇科恶性肿瘤之首。

（一）病因

卵巢恶性肿瘤病因尚不明确，可能与高胆固醇饮食、生育、生殖内分泌因素等多种因素有关，口服避孕药、哺乳可使卵巢恶性肿瘤发病风险下降。大部分卵巢癌是散发性的，遗传性卵巢癌约占所有卵巢恶性肿瘤的 15%。遗传性卵巢癌患者平均发病年龄较散发性卵巢癌患者早，多携带 *BRCA* 基因突变，罹患其他恶性肿瘤的风险增加。

（二）组织病理分类

卵巢肿瘤组织形态复杂，分类方法很多。目前主要采用世界卫生组织（WHO）2014 年制订的卵巢肿瘤组织病理分类法，把卵巢肿瘤分为 14 大类。主要常见的组织学类型为上皮性肿瘤、生殖细胞肿瘤、性索 - 间质肿瘤和转移性肿瘤。

1. 卵巢上皮性肿瘤　最常见的组织学类型，占卵巢恶性肿瘤 85%～90%，多见于中老年妇女。分为良性、恶性及交界性肿瘤，交界性肿瘤镜下见上皮细胞增生活跃、无明显间质浸润，临床特征为生长缓慢、复发迟，近年将交界性肿瘤改称为不典型增生肿瘤。

（1）浆液性囊腺瘤　约占卵巢良性肿瘤的 25%。多为单侧，囊性，大小不等，表面光滑，囊内充满淡黄色的清亮液体。镜下见囊壁为纤维结缔组织，内衬单层柱状浆液性上皮。

（2）浆液性癌　是最常见的卵巢恶性肿瘤，占卵巢癌的 75%。多为双侧，体积较大，可为囊性、囊实性或实性。实性区切面灰白色，质脆体。囊内乳头状增生，质脆，囊液浑浊或血性。根据细胞核分级以及核分裂计数，可分为高级别和低级别浆液性癌两类。高级别癌最常见，预后极差。低级别癌预后好于高级别癌。

（3）黏液性囊腺瘤　约占卵巢良性肿瘤的 20%，体积较大，多为单侧，圆形或卵圆形，表面光滑，切面为多房，内含黏稠或胶冻状黏液。镜下见囊壁为纤维结缔组织，内衬单层黏液柱状上皮；可见杯状细胞及嗜银细胞。

（4）黏液性癌　多为转移性癌。多为单侧，瘤体巨大，表面光滑，切面为多房或实性，可有出血、坏死。镜下见异型黏液性上皮排列成腺管状或乳头状。

（5）子宫内膜样肿瘤　良性和交界性肿瘤较少见，子宫内膜样癌占卵巢癌的 10%～15%。多为单侧，瘤体较大，呈囊性或实性，囊液浑浊呈血性。镜下与子宫内膜癌相似，为高分化腺癌伴鳞状分化。

2. 卵巢生殖细胞肿瘤　是来源于原始生殖细胞的一组肿瘤，占卵巢肿瘤的 20%～40%，好发于年轻妇女和幼女。

（1）畸胎瘤　是最常见的生殖细胞肿瘤。①成熟畸胎瘤又称皮样囊肿，约占卵巢畸胎瘤的 95%，属良性卵巢肿瘤，任何年龄均可发生，以 20～40 岁居多。多为单侧，中等大小，呈圆形，表面光滑；内为单房，腔内有油脂、毛发，有时可见牙齿或骨质。恶变率为 2%～4%，多发生于绝经后妇女。②未成熟畸胎瘤为恶性肿瘤，多发生于青少年，肿瘤多为实性，内有分化程度不同的未成熟胚胎组织构成，主要为原始神经组织。此肿瘤复发及转移率高。

（2）无性细胞瘤　为恶性肿瘤。多发生于青春期及育龄期妇女。多为单侧，表面光滑的实性肿瘤，触之如象皮样。镜下见圆形细胞，瘤细胞呈片状排列对放疗敏感。

（3）卵黄囊瘤　较罕见，属高度恶性肿瘤，又称内胚窦瘤，好发于儿童和年轻妇女。多为单侧，体积较大，切面部分呈囊性，质脆，呈灰红色，易破裂。镜下见疏松网状和内皮窦样结构。该肿瘤可分泌甲胎蛋白（AFP），故测定患者血清中 AFP 浓度可作为诊断和监测的肿瘤标志物。该肿瘤易早期转移，但对化疗敏感。

3. 卵巢性索 - 间质肿瘤　来源于原始性腺中的性索和间质组织。肿瘤可以由单一细胞构成，也可由不同细胞混合构成。此类肿瘤常有内分泌功能，故又称为卵巢功能性肿瘤。

（1）颗粒细胞瘤　是最常见的功能性肿瘤，分为成人型和幼年型。①成人型颗粒细胞瘤可发生于任何年龄，为低度恶性肿瘤，能分泌雌激素，可致性早熟、月经紊乱，甚至引起子宫内膜不典型增生，导致合并子宫内膜癌。肿瘤多为单侧，圆形，表面光滑，实性，切面组织脆而软，镜下见瘤细胞呈菊花样排列，环绕成圆形囊腔。预后良好，5 年生存率达 80% 以上。②幼年型颗粒细胞瘤罕见，主要发生在青少年，多数患者在初诊时为早期，肿瘤局限于一侧卵巢，镜下见肿瘤呈卵泡样结构、结节状生长。预后良好。

（2）卵泡膜细胞瘤　属良性肿瘤，常与颗粒细胞瘤同时存在，多为单侧，表面覆有纤维包膜。切面为实性、灰白色。镜下见瘤细胞短梭形，交错排列呈漩涡状。

（3）纤维瘤　多见于中年妇女。多为单侧，中等大小，表面光滑或结节状，包膜完整，切面为实性、灰白色、质硬。镜下见排列呈编织状的梭形瘤细胞。偶见纤维瘤伴有胸水或腹水，称梅格斯综合征，手术切除肿瘤后胸腔积液、腹水自行消失。

（4）支持细胞 - 间质细胞瘤　也称睾丸母细胞瘤。罕见，属良性肿瘤，多发生于 40 岁以下妇女。多为单侧，实性，表面光滑，切面呈灰白色伴囊性变，镜下见不同分化程度的支持细胞及间质细胞。肿瘤具有男性化作用。

4. 卵巢转移性肿瘤　占卵巢肿瘤 5% ～ 10%，是由其他器官或组织转移到卵巢形成的肿瘤。常见原发部位为胃和结肠。库肯勃瘤是一种常见的特殊的转移性腺癌，原发于胃肠道，以双侧常见，中等大小，镜下见典型的印戒细胞，能产生黏液，周围为结缔组织，恶性程度高，预后极差。

（三）转移途径

本病转移途径主要为直接蔓延、腹腔种植及淋巴转移，血行转移少见。其转移特点是盆腹腔内广泛转移灶。由于卵巢有丰富的淋巴引流，瘤栓脱落后可随其邻近淋巴管扩散到髂区及腹主动脉旁淋巴结。因此，淋巴转移也是重要的转移途径，膈为转移的好发部位。

（四）卵巢恶性肿瘤分期

采用国际妇产科联盟（FIGO，2014）制订的手术 - 病理分期（表 8-4）。

表 8-4　卵巢癌、输卵管癌、原发性腹膜癌的手术 - 病理分期（FIGO，2014 年）	
分期	肿瘤范围
I	病变局限于卵巢或输卵管
ⅠA	肿瘤局限于单侧卵巢（包膜完整）或输卵管，卵巢和输卵管表面无肿瘤；腹水或腹腔冲洗液未找到癌细胞
ⅠB	肿瘤局限于双侧卵巢（包膜完整）或输卵管，卵巢和输卵管表面无肿瘤；腹水或腹腔冲洗液未找到癌细胞
ⅠC	肿瘤局限于单侧或双侧卵巢或输卵管，并伴有如下任何一项：
ⅠC1	手术导致肿瘤破裂
ⅠC2	手术前包膜已破裂或卵巢、输卵管表面有肿瘤
ⅠC3	腹水或腹腔冲洗液发现癌细胞
II	肿瘤累及单侧或双侧卵巢并有盆腔内扩散（在骨盆入口平面以下）或原发性腹膜癌
ⅡA	肿瘤蔓延或种植到子宫和（或）输卵管和（或）卵巢
ⅡB	肿瘤蔓延至其他盆腔内组织
III	肿瘤累及单侧或双侧卵巢、输卵管或原发性腹膜癌，伴有细胞学或组织学证实的盆腔外腹膜转移或证实存在腹膜后淋巴结转移
ⅢA1	仅有腹膜后淋巴结转移（细胞学或组织学证实）
ⅢA1（i）	淋巴结转移最大直径 ≤ 10mm
ⅢA1（ii）	淋巴结转移最大直径 > 10mm
ⅢA2	显微镜下盆腔外腹膜受累，伴或不伴腹膜后淋巴结转移
ⅢB	肉眼盆腔外腹膜转移，病灶最大直径 ≤ 2cm，伴或不伴腹膜后淋巴结转移
ⅢC	肉眼盆腔外腹膜转移，病灶最大直径 > 2cm，伴或不伴腹膜后淋巴结转移（包括肿瘤蔓延至肝包膜和脾，但未转移到脏器实质）
IV	超出腹腔外的远处转移
ⅣA	胸水细胞学阳性
ⅣB	腹膜外器官实质转移（包括肝实质转移和腹股沟淋巴结及腹腔外淋巴结转移）

二、护 理 评 估

（一）健康史

本病早期患者多无特殊症状，通常于妇科普查中发现盆腔肿块而就诊。了解患者有无与卵巢肿瘤发病相关的高危因素，如家族史、高胆固醇饮食等。

（二）身心状况

1. 症状　良性卵巢肿瘤生长缓慢，早期多无症状。当肿瘤增大时，可扪及肿块，并有腹胀感。肿瘤增大占满盆腔、腹腔时，可出现尿频、便秘、气急、心悸等压迫症状。恶性肿瘤早期无自觉症状，但肿瘤生长迅速，短期内出现腹胀、腹部包块、腹水及其他消化道症状等。晚期患者有明显消瘦、贫血等恶病质表现。功能性肿瘤可出现月经紊乱或绝经后阴道流血。

2. 体征　良性肿瘤可见腹部膨隆，叩诊呈实音，无移动性浊音，妇科检查可扪及子宫一侧或双侧圆形或类圆形肿块，多为囊性，表面光滑，活动，与子宫无粘连。恶性肿瘤妇科检查可扪及肿块多为双侧，呈实性或囊实性，表面凹凸不平，活动差，常伴有腹水。三合诊检查可在直肠子宫陷凹处扪及片状结节。有时可扪及腹股沟、腋下等淋巴结肿大。

3. 并发症

（1）蒂扭转　最常见，也是妇科常见的急腹症之一。常发生于瘤蒂较长、活动度好、中等大小、重心偏向一侧的肿瘤，如成熟畸胎瘤。常发生在患者体位突然改变时，或妊娠期、产褥期子宫大小和位置改变时。卵巢肿瘤的蒂由骨盆漏斗韧带、卵巢固有韧带和输卵管组成。发生急性蒂扭转后静脉回流受阻，瘤体发生坏死，可致破裂和继发感染。典型表现为突然发生一侧下腹部剧烈疼痛，伴恶心、呕吐，甚至休克。妇科检查可扪及张力较大的肿块，伴压痛，以瘤蒂处最明显。治疗原则是一经确诊，尽快实施手术。

（2）破裂　有自发性和外伤性破裂两种。自发性破裂因肿瘤浸润生长穿破囊壁所致；外伤性破裂可因腹部受重击、挤压、分娩、性交、穿刺或盆腔检查等所致。症状的轻重与肿瘤的性质及破口大小、流入腹腔的囊液量和性质有关。轻者仅感轻度腹痛，重者表现为剧烈腹痛、恶心、呕吐，甚至腹膜炎、休克等。怀疑肿瘤破裂时应立即手术。

（3）感染　少见，多由于蒂扭转或破裂后引起，也可由邻近器官的感染所致，如阑尾脓肿的扩散。患者表现为高热、腹痛，腹部肿块，压痛、反跳痛、腹肌紧张及白细胞升高等腹膜炎的表现。抗感染治疗后，手术切除肿瘤。

（4）恶变　为卵巢良性肿瘤的并发症。早期无症状，不易被发现。如肿瘤生长迅速，尤其双侧，应疑有恶变，应尽早手术治疗。

4. 心理 - 社会状况　卵巢肿瘤未确定性质期间，患者及其家属会出现焦虑、恐惧的情绪，并渴望尽早得到确切的诊断结果，需要他人的帮助以应对这些压力。一旦确诊为恶性肿瘤，患者易出现悲观、绝望的心理反应。

（三）辅助检查

1. 影像学检查　①超声检查是诊断卵巢肿瘤的最主要手段。可检测肿瘤大小、部位、形态及性质等。彩色多普勒超声测定肿块血流变化，更有助于诊断。② MRI、CT、PET-CT 检查：MRI 可判断肿块性质及其与周围器官的关系；CT 可判断周围侵犯、淋巴结转移及远处转移情况；PET-CT 一般不推荐为初次诊断。

2. 肿瘤标志物　①血清 CA125：敏感性较高，特异性较差，可用于病情监测和疗效评估。②血清 AFP：对卵黄囊瘤有特异性诊断价值。③血清 hCG：对非妊娠性绒癌有特异性。④其他肿瘤标志物：人附睾蛋白 4（HE4）、CA199、CA153、癌胚抗原（CEA）等。

3. 腹腔镜检查　可直视肿物的大体情况，必要时在可疑部位进行多点活检，抽吸腹水进行细胞学检查。

4. 细胞学检查　抽取腹水或腹腔冲洗液和胸水，查找癌细胞。

三、治疗要点

1. 良性肿瘤　一经确诊尽早手术治疗。对于直径小于 5cm，疑似卵巢瘤样病变者，可暂时观察随访。根据患者年龄、生育要求、对侧卵巢情况及对手术的耐受力决定手术范围，如肿瘤剥除术、卵巢肿瘤切除术、子宫及附件切除术。手术方式可经腹腔镜下手术，也可经腹手术。卵巢肿瘤并发症属于急腹症，一旦确诊应立即实施手术。

2. 恶性肿瘤　以手术为主，辅助化疗，强调综合治疗。

（1）手术治疗　是卵巢癌主要治疗手段。早期患者行全面分期手术，晚期患者行肿瘤细胞减灭术，尽可能切除所有原发灶和转移灶，使残留肿瘤负荷达到最小，必要时可切除部分肠管、阑尾、部分膀胱、脾脏、部分肝脏等。

（2）化疗　主要用于初次手术后辅助化疗，以杀灭残余癌灶、控制复发，以缓解症状、延长生存期；手术前新辅助化疗可使癌肿缩小，为达到满意手术创造条件。常用化疗药物有顺铂、卡铂、紫杉醇、环磷酰胺等。上皮性卵巢癌首选铂类联合紫杉醇为一线化疗方案。恶性生殖细胞肿瘤首选依托泊苷＋顺铂＋博来霉素即 BEP 方案。一般采用静脉化疗，也可采用静脉联合腹腔化疗。早期患者 3 ～ 6 个疗程，晚期患者 6 ～ 8 个疗程。

（3）靶向治疗　为辅助治疗方式。血管内皮生长因子（VEGF）抑制剂贝伐珠单抗，可用于化疗的联合用药和维持治疗。DNA 修复酶（PARP）抑制剂奥拉帕尼，用于有 BRCA 基因突变晚期患者的维持治疗，可降低复发风险。

（4）放疗　无性细胞瘤对化疗敏感，因放疗会破坏卵巢功能，仅用于治疗复发的无性细胞瘤。

四、主要护理诊断 / 问题

1. 焦虑　与担心疾病预后有关。
2. 营养失调：低于机体需要量　与恶性肿瘤慢性消耗、化疗、放疗反应有关。
3. 预感性悲哀　与预感失去生育能力或失去健康有关。
4. 感染的危险　与抵抗力下降、化疗等有关。

五、护理措施

1. 一般护理　提供安静舒适休息环境，勿剧烈运动，保证患者充分休息。加强营养，避免高胆固醇饮食，提倡高蛋白、富含维生素 A、富含铁的饮食，鼓励患者多进食新鲜蔬菜和水果；对全身营养情况差，或不能进食者，可静脉补充营养，遵医嘱记出入量。指导有压迫症状患者取半卧位。

2. 病情观察　注意观察压迫症状及程度，有无腹胀、腹痛、心悸等不适；有阴道流血者，观察阴道流血的量、色、性状，观察生命体征，及时发现感染征象。

3. 治疗配合

（1）配合医师完成各种检查，在放腹水过程中，应严格无菌操作，严密观察、记录患者的生命体征变化、腹水性质及出现的不良反应；一次放腹水不超过 3000ml，速度宜缓慢，结束后用腹带包扎腹部。

（2）手术治疗的护理　①术前护理：向患者讲解术前常规准备的必要性及目的；可能采取的麻醉方式；术中、术后可能出现的不适和应对措施。指导患者练习床上翻身及下肢主动、被动训练方法。卵巢癌患者肿瘤常涉及肠道，遵医嘱做好充分的肠道准备。②术后护理：严密观察生命体征，保持各种引流管的通畅，并记录引流液的颜色、性质和量。术后留置导尿管 1 ～ 3 天。巨大肿瘤患者术后予以沙袋加压腹部，以防腹压骤降引起休克。指导患者术后正确穿着抗血栓压力带，以促进下肢静脉的回流；或使用气压式循环驱动泵按摩下肢；帮助患者进行下肢的主动与被动运动，减少静脉血栓的发生。

（3）化疗、放疗的护理　按化疗、放疗常规护理。行腹腔化疗患者，应注意腹腔化疗管是否脱落，保持管道局部干燥，协助患者变换体位，促使药物在腹腔充分扩散。观察药物的不良反应，及时发现并报告医生。

4. 心理护理　耐心向患者讲解病情，解答患者的提问。鼓励患者以适当方式表达内心的压力，维持其独立性和生活自控能力。同时鼓励家属、亲友积极参与照顾患者，开导、鼓励、关怀体贴患者，尽己所能帮助患者，让患者体会到家庭、社会的温暖。

5. 健康教育　①宣传防癌知识，开展普查普治；30 岁以上妇女每年应进行一次妇科检查。②凡乳腺肿瘤、子宫内膜癌、胃肠癌等患者，在术后随访中应定期接受妇科检查，以确定有无卵巢转移癌。给放疗、化疗患者提供心理支持，鼓励患者克服放疗、化疗的副作用并坚持完成治疗，以提高生存率。③卵巢非赘生性肿瘤直径 < 5cm 者，3～6 个月随访 1 次并详细记录。卵巢良性肿瘤术后 1 个月常规检查。卵巢恶性肿瘤治疗后易复发，患者需长期接受随访和监测。随访时间：第 1～2 年，每 3 个月 1 次；之后 3 年，每 3～6 个月 1 次；5 年后，每年 1 次。随访内容：每次随访询问症状，并进行体检；定期检测肿瘤标志物；复查胸片和盆腹腔超声检查；必要时复查盆腔和腹腔 CT 或 MRI 或 PET/CT。

第 6 节　化疗及放疗患者的护理

一、化疗患者的护理

（一）概述

化疗即化学药物治疗，是应用细胞毒性药物对肿瘤的化学治疗。在治疗恶性肿瘤方面已取得确切疗效，使许多恶性肿瘤患者的症状缓解甚至基本痊愈。联合化疗是指应用两种或两种以上的药物治疗肿瘤性疾病，其目的为增加疗效，不增加毒性，减少耐药性或延缓耐药的出现，并可达到最大药效。

（1）根据药物分子水平作用机制将常用的抗肿瘤药物分为以下六类。

1）干扰核酸生物合成的药物　包括抗叶酸代谢药物如甲氨蝶呤；抗嘧啶代谢药物如氟尿嘧啶、阿糖胞苷；抗嘌呤代谢药物如巯嘌呤和硫鸟嘌呤。

2）直接影响 DNA 结构和功能的药物　包括烷化剂如氮芥、环磷酰胺；铂类如顺铂、卡铂和奥沙利铂；抗生素类如丝裂霉素、博来霉素；拓扑异构酶抑制剂如拓扑替康、伊立替康、依托泊苷和替尼泊苷。

3）干扰转录过程和阻止 RNA 合成的药物　包括放线菌素 D；蒽环类药物如多柔比星、表柔比星、柔红霉素等。

4）抑制蛋白质合成与功能的药物　包括抑制微管蛋白活性的药物如长春碱类和紫杉类；影响氨基酸供应的药物如左旋天冬酰胺酶。

5）调节体内激素平衡的药物　包括雌激素、雄激素、孕激素和甲状腺激素；雄激素抑制药物。

6）分子靶向药物　包括利妥昔单抗、曲妥珠单抗、贝伐珠单抗、奥拉帕尼等。

（2）化疗药物对癌细胞和人体正常细胞的选择性差别不大，应用过程中不良反应广泛而严重。例如，骨髓抑制（最常见）、消化系统和神经系统损害、药物中毒性肝炎、皮疹和脱发等，应予高度重视，加强护理。

（二）护理评估

1. 健康史　了解患者的肿瘤疾病史、发病时间、治疗经过及治疗效果。详细询问患者既往化疗史和药物过敏史。了解患者有关造血系统、肝脏、消化系统、肾脏疾病史及患者目前的身体状况。

2. 身心状况　测量生命体征和体重；了解患者一般情况，包括进食、营养、睡眠、意识状态、排泄状态及生活自理程度等；观察患者皮肤、黏膜、淋巴结及血管状况有无异常；评估患者肿瘤的症状和体征，有无肿瘤合并症；观察本次化疗过程中出现的不良反应，如骨髓抑制、消化道黏膜损伤、脱发等。面对因化疗可能导致的不良反应和高昂的医疗费用，患者往往表现为焦虑和退缩；担心疾病预后不佳，患者往往会感到绝望和孤独，甚至失去活下去的勇气。

3. 辅助检查

（1）血常规　了解有无骨髓抑制，为用药提供依据。使用化疗药物前白细胞计数低于 $4.0×10^9/L$，血小板低于 $50×10^9/L$ 者不能用药。

（2）肝、肾功能检查　了解有无脏器损伤。

（三）主要护理诊断／问题

1. 营养失调：低于机体需要量　与癌肿慢性消耗、化疗所致消化道不良反应有关。

2. 有感染的危险　与化疗导致白细胞计数降低有关。

3. 自我形象紊乱　与化疗不良反应（如恶心、呕吐、脱发）有关。

（四）护理措施

1. 一般护理　嘱患者注意休息，保持充足的睡眠；根据患者的饮食喜好，进食高蛋白、高维生素、易消化的食物，保证新鲜蔬菜和水果的摄入。养成良好的卫生习惯，饮食前后漱口，保持会阴部清洁卫生。

2. 病情观察　监测生命体征，尤其注意观察体温，以判断有无感染；监测患者有无肝、肾、心、肺的功能变化，观察有无牙龈出血、皮下淤血等出血倾向；观察有无尿急、尿频、血尿等膀胱炎的症状；注意患者有无肢体麻木、肌肉软弱等神经系统不良反应，有无消化道黏膜损害和脱发等现象；观察输注化疗药物部位的血管状况。

3. 用药护理

（1）疗程开始前和疗程中各测一次体重，以正确计算和及时调整药物用量。测量体重应选择在清晨、空腹时、排空大小便后进行，并酌情减去衣物重量。

（2）应用化疗药物前应严格查对，做好化疗药物配制的职业防护，正确溶解和稀释药物，现配现用。有条件的医疗机构可以选择在静脉配制中心（又称静配中心）的生物安全柜中统一配制，减少在配制化疗药物过程中产生的职业危害，但需注意配制后安全、及时地输送与使用。需避光的药物（如更生霉素、顺铂等）在使用时用避光罩或黑布包好。顺铂对肾脏有毒性反应，故在给药前后需予以水化，同时鼓励患者多饮水，保证每日尿量超过 2500ml。注意指导腹腔化疗患者变动体位以增强疗效。动脉灌注化疗后需用沙袋压迫穿刺部位 6 小时，穿刺肢体制动 8 小时，卧床休息 24 小时。

（3）根据治疗方案、治疗周期、患者的疾病特点、血管的完整性和意愿以及输液装置的现有资源等因素选择适宜的静脉通路。护士应熟练掌握静脉穿刺技术，提高一次穿刺成功率。给药时带双层手套，注意保护静脉，从远心端向近心端有计划地穿刺；在使用化疗药物前，先输入少量 0.9% NaCl 溶液，确认穿刺成功后再输入化疗药物；正确调节滴速以减少对静脉的刺激，化疗结束前用生理盐水冲管，起到保护血管的作用。应用刺激性化疗药物或患者经济条件允许的情况下，建议使用中心静脉导管（CVC）、经外周静脉穿刺的中心静脉导管（PICC）及输液港（PORT）等途径给药，以保护静脉减少反复穿刺的痛苦。

（4）在化疗过程中，如发现化疗药物外渗应立即停止输液，保留原有导管尽量回抽渗漏的残液，抬高受累部位以利于静脉回流。根据不同药物选择不同解毒剂，遵医嘱进行局部封闭处理。常用 2% 利多卡因 2ml+ 地塞米松 5mg+0.9% 氯化钠注射液稀释至 20ml，于外渗穿刺点下方进行扇形注射。再根据外渗药物特性选择冷热敷，48 小时内抬高患肢、制动，促进渗出后吸收。

4. 常见化疗不良反应的护理

（1）消化道不良反应的护理　护士应严密观察消化道不良反应的程度，指导患者饮食清淡，少食多餐。患者出现呕吐时，及时清理呕吐物，遵医嘱给予镇静、止吐药物。保持口腔清洁，与患者接触时注意无菌操作，减少和预防感染。口腔黏膜溃疡的患者应忌辛辣刺激、过冷过热的食物，可局部用 3% 过氧化氢或碳酸氢钠擦洗后涂冰硼散或甲紫。

（2）造血功能抑制　在用药过程中每日或隔日查血常规，若白细胞计数低于 $3.0 \times 10^9/L$，考虑停药。白细胞计数低于 $1.0 \times 10^9/L$ 时应采取保护性隔离，谢绝探视，病房消毒。每天测 3 ～ 4 次体温，体温超过 38.5℃ 时通知医生，遵医嘱应用抗生素，输新鲜蛋白和升白细胞药物。

（3）肝、肾功能损害的护理　应注意观察患者是否出现上腹痛、恶心、呕吐、腹泻甚至黄疸等肝功能损害症状，如若发现应及时报告医生，遵医嘱给予药物治疗。观察患者有无泌尿系统症状，是否有排尿困难及血尿，出现问题及时报告医生并停止化疗。

（4）脱发的护理　向患者讲解脱发的原因，说明化疗停止后可再生，帮助患者消除顾虑和正确面对自身形象的改变。协助患者选择假发、帽子等饰物以增强其自尊和自信心。

5. 心理护理　护士应主动接近患者，倾听患者主诉，关心患者以取得其信任。同时给患者讲解化疗的基本知识，介绍同病种且治疗效果较好的病友与之进行交流，消除其恐惧、焦虑心理，使其以良好的心态接受化疗，并顺利地度过化疗期。

6. 健康教育　护理人员应向患者及家属宣教，告知在化疗间歇期的饮食应清淡、柔软易消化，以及出现消化道不适时继续坚持进食的重要性；化疗间歇期根据身体情况进行适当的锻炼，避免长时间卧床或过度劳累；避免到人员聚集的场所，必要时佩戴口罩，防止感染，注意保暖；告知应按医生要求定期到医院进行复查，出现不适症状及时就诊。

二、放疗患者的护理

（一）概述

放疗即放射治疗，是利用高能射线治疗肿瘤的临床治疗方法，是治疗恶性肿瘤的重要手段之一。据统计，约 70% 的肿瘤患者在病程中需要放疗，部分肿瘤通过放疗可以得到根治，如子宫颈癌等；大部分肿瘤通过放疗可以提高疗效，减少复发，提高生存质量。

放疗常引起一些全身反应或局部反应，其反应程度视照射剂量、照射体积的大小及个人对放射线的敏感程度不同而不同。

（1）常见的全身性反应　①消化道反应：表现为乏力、食欲不振、恶心、呕吐及腹泻等。②造血系统抑制：以白细胞和血小板减少为常见。③皮肤过敏反应：表现为皮肤瘙痒、丘疹样荨麻疹等。④免疫功能抑制。

（2）常见的局部反应　包括放射性皮炎、放射性口腔黏膜炎、放射性食管炎、放射性肺炎、放射性肠炎、放射性膀胱炎等。

（二）护理评估

1. 健康史　了解患者的肿瘤疾病史、发病时间、治疗经过及治疗效果。询问患者既往放疗史，放疗的剂量，接受放疗后出现的副作用。询问有关消化系统、造血系统及其他脏器的疾病史。了解患者目前的身体状况。

2. 身心状况　评估患者肿瘤的症状和体征，确定患者肿瘤分期；了解患者一般情况，如饮食、营养状况等；观察患者有无贫血、感染及出血倾向等。观察本次放疗过程中出现的不良反应，如消化道反应、放射性皮炎等。

了解患者对放疗的了解程度，有无恐惧、焦虑，尤其对有放疗经历的患者。患者会对疾病的预后和化疗效果产生悲观情绪。

3. 辅助检查　放疗前需做影像学及肝肾功能检查，血常规、心肺检查、肿瘤相关标志物等检查，以了解病情及重要脏器功能。

（三）主要护理诊断/问题

1. 皮肤完整性受损　与放射野皮肤损伤有关。
2. 疼痛　与放射野皮肤损伤及放射性肠炎等副作用有关。
3. 潜在并发症：与放疗副作用造成的脏器损伤有关。

（四）护理措施

1. 一般护理　保证休息，供给营养丰富的食物，以提供清淡、无刺激，易消化吸收的高蛋白、高维生素、含铁丰富饮食为主，积极纠正贫血，必要时遵医嘱静脉补充营养。阴道流液较多时，应取半卧位，保持局部清洁干燥。对长期卧床患者做好生活护理。指导患者放疗期间注意多饮水，以利于机体毒素的排泄。

2. 病情观察　密切观察患者有无恶心、呕吐等消化道症状，有无贫血感染及出血倾向，有无口干、放射性皮炎等其他放疗副作用。

3. 治疗配合

（1）对于生育期女性患者，需要告知放疗会导致不孕、性激素水平下降或提前绝经。治疗前可能地保护卵巢的功能，有生育需求的患者可以治疗前进行生殖细胞储备。

（2）盆腔炎症患者治疗前应控制感染。

（3）盆腔放疗的患者在放疗定位前40分钟到1小时排空膀胱，饮水300～500ml充盈膀胱，在每次放疗时均采用同样的标准使膀胱充盈，以最大限度地减少小肠受照，避免小肠晚期放射性损伤的出现。

（4）照射野的保护：在放疗前要设定照射野，在表皮相应部位划出照射范围。在治疗期间，保持照射野皮肤清洁干燥，标记部位禁止直接使用肥皂，沐浴时不能用力擦洗，若标记不清，应重新描记，切勿让患者自行描画。

4. 盆腔放疗常见不良反应的护理

（1）放射性皮炎　是放疗引起的最常见的组织损伤，约95%的肿瘤放疗者会发生放射性皮炎。临床表现为局部红斑和水肿、皮肤脱屑、脱发、纤维化和组织坏死等。护理要点：①加强宣教，选用全棉柔软内衣，避免粗糙衣物摩擦；照射野皮肤可用温水和柔软毛巾轻轻沾洗，局部禁用肥皂擦洗或热水浸浴；局部皮肤禁用碘酒、酒精等刺激性消毒剂；外出时防止日光直接照射，应予以遮挡；局部皮肤不要搔抓，皮肤脱屑切忌用手撕拨；多汗区皮肤如腋窝、腹股沟、外阴等保持清洁干燥。②根据出现的皮肤反应程度不同给予不同的护理。干燥脱屑可给予亲水性保湿剂，而皮肤瘙痒和刺激可以使用少量皮质激素；严重湿性脱皮应保护创面，防止继发感染，创造湿性环境，促进伤口愈合。

（2）放射性肠炎　是腹腔、盆腔或腹膜后恶性肿瘤经放疗后引起的肠道并发症。主要表现为腹痛、腹泻、里急后重、肛门坠痛、黏液血便等。轻者症状常可以耐受，重者症状则持续很长时间，最后可能发展为直肠狭窄或形成肠瘘。护理要点：①加强宣教和指导：如放射治疗前需排便，以减少直肠过量照射；腔内照射时避免臀部活动及用力咳嗽，以免施源器脱出、移位，造成直肠照射量过高；有盆腔手术史者进行收缩肛门运动，促进肠蠕动及盆腔器官的血液循环；在放疗中及放疗后坚持阴道冲洗，及时处理穹隆部的溃疡、坏死或积脓；避免进食刺激、不易消化及产气的食物。②按医嘱口服消炎、止泻药物，保持肛周皮肤的清洁和完整。③观察和记录患者排便的性状、腹痛的性质，防止水、电解质紊乱，出现便血及时处理。④必要时给予药物保留灌肠，常用的药物有蒙脱石散、庆大霉素、中药保留灌肠等。

（3）放射性膀胱炎　是盆腔肿瘤患者最常见的放疗反应，多见于子宫颈癌的放疗。膀胱黏膜充血、水肿、溃疡、出血，患者会出现尿频、尿急、尿痛、血尿、排尿困难、下腹坠胀感等临床表现。护理要点：①指导患者多饮水，忌辛辣刺激性食物，避免咖啡、浓茶及果汁等酸性饮料，以免加重不适；②保持外阴和尿道口的清洁，防止逆行感染，必要时应用抗感染药物；③出现血尿予止血抗炎药物治疗，密切观察病情变化。

5. 心理护理　治疗前耐心地向患者介绍有关放疗的知识，介绍成功病例，让患者正确认识放疗，以缓解恐惧、焦虑心理，增强信心。

6. 健康指导　①指导患者照射野皮肤仍需继续保护，为期至少 1 个月。②告知患者治疗结束后仍可出现的后期放射反应和需及时就诊的情况，如盆腔放疗的患者出现便血等。③子宫颈癌患者教会其阴道冲洗的方法，出院后避免重体力劳动。放疗后 3 个月可恢复性生活，以防止阴道狭窄和粘连。性交困难如干燥或疼痛可用润滑剂。鼓励患者进行提肛锻炼以增加阴道肌肉张力。如出现阴道狭窄，可选择适当阴道扩张器进行锻炼，以防阴道挛缩。④告知患者定期复查很重要，一般放疗结束后 1 个月复查，以后 2 年内每 3 ~ 4 个月复查一次，3 ~ 5 年后可半年复查 1 次。如病情有变化，及时复查。

🎯 目标检测

A₁/A₂ 型题

1. 可应用于各期子宫颈癌治疗的有效方法为（　　）
   A. 手术治疗　　　　　　B. 化学药物治疗
   C. 放射治疗　　　　　　D. 放疗后手术治疗
   E. 化疗后手术治疗

2. 关于子宫内膜癌的高危因素，可能与之相关的是（　　）
   A. 性生活紊乱　　　　　B. 人乳头状瘤病毒
   C. 肥胖　　　　　　　　D. 雌激素水平降低
   E. 多产

3. 子宫颈癌最主要的转移途径是（　　）
   A. 血行转移
   B. 淋巴转移和血行转移
   C. 淋巴、血行、直接浸润
   D. 播种转移
   E. 直接蔓延和淋巴转移

4. 卵巢肿瘤最常见的并发症是（　　）
   A. 肿瘤破裂　　　　　　B. 感染
   C. 远处转移　　　　　　D. 恶变
   E. 蒂扭转

5. 下列不属于子宫颈癌的临床表现的是（　　）
   A. 阴道排液　　　　　　B. 阴道流血
   C. 卵巢黄素化囊肿　　　D. 恶病质
   E. 疼痛

6. 子宫肌瘤患者出现月经增多，那么与下述哪项有关（　　）
   A. 子宫肌瘤伴变性　　　B. 子宫肌瘤的数目
   C. 子宫肌瘤的大小　　　D. 子宫肌瘤生长的部位
   E. 子宫肌瘤伴感染

7. 黏膜下肌瘤最常见的临床表现是（　　）
   A. 痛经
   B. 下腹包块
   C. 阴道分泌物过多

   D. 月经量增多或经期延长
   E. 腰酸、下腹坠胀

8. 子宫颈癌根治术后拔除导尿管的时间是术后（　　）
   A. 1 ~ 2 天　　　　　　B. 3 ~ 4 天
   C. 6 ~ 8 天　　　　　　D. 7 ~ 14 天
   E. 3 周以后

9. 患者，女，28 岁。阴道分泌物增多 3 个月，近 1 个月出现血性白带，检查子宫颈糜烂样改变、触之易出血，子宫正常大小，两侧附件正常。此时首选的检查是（　　）
   A. 子宫颈碘试验　　　　B. 诊断性刮宫
   C. 子宫颈细胞学检查　　D. 宫腔镜检查
   E. 宫颈活检

10. 患者，女，56 岁，绝经 2 年，阴道少量不规则出血 2 个月，经检查诊断为子宫内膜癌，下列哪项不是该病的特点（　　）
    A. 预后较好
    B. 常见于绝经后妇女
    C. 生长缓慢
    D. 血行转移是主要的转移途径
    E. 转移较晚

11. 子宫肌瘤患者行子宫全切术后，护士为其进行健康指导，告知患者术后阴道残端肠线吸收可致阴道少量出血。此现象在术后几天出现（　　）
    A. 1 ~ 2 天　　　　　　B. 3 ~ 4 天
    C. 5 ~ 6 天　　　　　　D. 7 ~ 8 天
    E. 9 ~ 10 天

12. 关于子宫颈癌的健康宣教不正确的是（　　）
    A. 提倡晚婚晚育
    B. 积极治疗子宫颈疾病
    C. 30 岁以上妇女每 3 ~ 5 年复查 1 次
    D. 重视接触性出血的症状

E. 积极开展性健康教育工作

A₃/A₄ 型题

（13～14 题共用题干）

患者，女，63 岁，因"腹胀 3 天，发现盆腔包块 1 天"入院，经确诊为卵巢癌，由于肿瘤组织有可能侵犯肠道，术中要剥离癌组织或切除病变部位的部分肠管。

13. 手术需清洁灌肠，应该开始的时间是手术前（　　　）

    A. 3 天　　　　　　　　B. 2 天

    C. 1 天　　　　　　　　D. 8 小时

    E. 12 小时

14. 术后若行腹腔化疗，下列不是腹腔化疗注意事项(　　　)

    A. 需注意术后腹腔化疗管有无脱落

    B. 保持化疗管局部干燥

    C. 腹腔化疗管周边敷料有渗液时须及时更换

    D. 直接将化疗药物注入腹腔，不必稀释

E. 化疗过程中严密观察患者有无化疗毒副作用

（15～16 题共用题干）

患者，女，58 岁，孕 3 产 2，绝经 3 年，自觉腹胀伴阴道流淡红色液体 1 个月。妇科检查：子宫颈光滑，子宫稍增大，双附件无异常，血红蛋白 100g/L，既往无异常。

15. 该病例最可能的诊断是（　　　）

    A. 子宫内膜癌　　　　　B. 子宫颈癌

    C. 子宫肌瘤肉瘤变　　　D. 子宫内膜息肉

    E. 异常子宫出血

16. 首选的辅助检查是（　　　）

    A. 子宫颈脱落细胞学检查

    B. 阴道镜下宫颈活检

    C. B 型超声

    D. 分段诊刮术

    E. 腹腔镜检术

（徐洁欢）

第9章
妊娠滋养细胞疾病患者的护理

妊娠滋养细胞疾病（GTD）是一组来源于胎盘绒毛滋养细胞的增生性疾病。在组织学上分为：①妊娠滋养细胞肿瘤，包括绒毛膜癌（简称绒癌）、胎盘部位滋养细胞肿瘤和上皮样滋养细胞肿瘤；②葡萄胎妊娠包括完全性葡萄胎、部分性葡萄胎和侵蚀性葡萄胎；③肿瘤样病变；④异常（非葡萄胎）绒毛病变。侵蚀性葡萄胎和绒毛膜癌合称为妊娠滋养细胞肿瘤。

 案例 9-1

王某，女，35 岁，因停经 2 个月，阴道不规则流血 2 天入院。妇科检查：子宫如孕 3 个月大，质软，无压痛。尿 hCG 阳性。

问题：1. 患者阴道流血的原因最可能是什么？

2. 为明确诊断，还需对患者做何检查？

3. 患者的主要护理问题有哪些？

第 1 节 葡 萄 胎

一、概 述

葡萄胎（HM）指妊娠后胎盘绒毛滋养细胞异常增生，绒毛间质水肿变性，终末绒毛形成大小不一的水泡，有细蒂相连成串，形似葡萄，又称水泡状胎块。葡萄胎是一种良性病变，镜下可见滋养细胞呈不同程度增生，绒毛间质水肿，间质血管减少或消失。可分为完全性葡萄胎和部分性葡萄胎两类。完全性葡萄胎可见宫腔内充满水泡状组织，无胎儿及附属物痕迹。部分性葡萄胎仅部分绒毛受累变为水泡，可合并发育异常或死亡的胚胎或胎儿。

葡萄胎病因不明，可能与年龄（＞35 岁或＜20 岁），营养状况，种族，社会经济状况，既往有不孕、流产及葡萄胎史等有关。

二、护 理 评 估

1. 健康史 询问患者的年龄、月经史和生育史；了解本次妊娠早孕反应的程度或有无阴道流血。既往有无葡萄胎、不孕及流产史。

2. 身心状况

（1）症状

1）停经后阴道流血：是葡萄胎最常见的症状。停经 8～12 周后，出现不规则阴道流血，可反复发生，量多少不定。

2）子宫异常增大、变软：因葡萄胎迅速增长及宫腔积血，约半数以上患者子宫大于停经周数，质地变软。少数患者因水泡退行性变，子宫大小与停经周数相符或略小。

3）妊娠呕吐：出现时间较正常妊娠早且严重，持续时间长，多发生于子宫异常增大，hCG 异常升高者。

4）子痫前期征象：于妊娠 24 周前可出现高血压、蛋白尿和水肿。

（2）体征

1）卵巢黄素化囊肿：大量 hCG 刺激卵巢卵泡内膜细胞发生黄素化形成卵巢黄素化囊肿。多双侧，囊性，表面光滑，活动度好，一般无症状，偶可发生扭转。卵巢黄素化囊肿可在葡萄胎清除后 2～4 个月自行消退。

2）腹痛：多表现为阵发性下腹痛，与子宫过度快速增大有关，一般不剧烈，可以忍受。若黄素化囊肿扭转或破裂可出现急性腹痛。

3）甲状腺功能亢进征象：约 7% 的患者出现轻度甲状腺功能亢进表现，如心动过速、皮肤潮热和震颤，T_3、T_4 水平升高。

（3）心理 - 社会状况　葡萄胎确诊后，患者及家属对疾病知识缺乏，担心清宫手术是否安全、是否会发生恶变、对今后生育有无影响等，表现出焦虑甚至恐惧。

3. 辅助检查

（1）人绒毛膜促性腺激素（hCG）测定　血 β-hCG 异常增高且持续不降，血 β-hCG > 8 万 U/L 支持诊断。

（2）B 型超声检查　是诊断葡萄胎的可靠的辅助检查方法，可见子宫大于孕周，有"落雪状"或"蜂窝状"回声。

（3）其他检查　DNA 倍体分析、X 线胸片等。

三、治疗要点

葡萄胎诊断明确后应及时清除宫腔内容物。有高危因素及随访困难的完全性葡萄胎可行预防性化疗。预防性化疗在葡萄胎排空前或排空时实施，选用甲氨蝶呤、氟尿嘧啶或放线菌素 D 等单一药物治疗，多疗程化疗至 hCG 阴性。对年龄接近绝经期，无生育要求者，可行全子宫切除术，保留双侧附件。

四、要护理诊断 / 问题

1. 焦虑　与担心清宫手术及预后有关。
2. 潜在并发症：子宫穿孔、失血性休克、感染。
3. 知识缺乏：缺乏术后随访的相关知识。

五、护理措施

1. 心理护理　讲解葡萄胎是良性病变，说明清宫的必要性。鼓励患者表达对疾病和妊娠结局的感受，增强战胜疾病的信心。

2. 严密观察病情　观察腹痛及阴道流血情况；观察阴道分泌物里是否有水泡状组织排出；观察生命体征。

3. 手术的护理　清宫术中充分扩张子宫颈管，选用大号吸管吸宫，子宫颈管扩张前不用缩宫素，避免滋养细胞挤入子宫壁血窦，诱发肺栓塞和转移。术中注意观察腹痛和出血情况，防止子宫穿孔和失血性休克。刮出物要送病理检查。子宫大于妊娠 12 周者，1 周后可行第 2 次刮宫。术后保持外阴清洁，遵医嘱使用抗生素，预防感染。

4. 预防性化疗　不常规推荐。

5. 健康教育　葡萄胎清宫术后定期随访。葡萄胎清宫术后每周 1 次，直至连续 3 次阴性，以后每个月 1 次共 6 个月，然后在每 2 个月 1 次共 6 个月，自第 1 次阴性后共计 1 年。询问有无阴道流血、咳嗽、咯血及其他转移灶症状。妇科检查注意阴道流血、子宫复旧及黄素囊肿消退情况，必要时行盆腔 B 超、X 线胸片检查。随访期间应可靠避孕 1 年，宜选用避孕套或口服避孕药，宫内节育器可混淆子宫出血原因，不宜采用。

第 2 节　妊娠滋养细胞肿瘤

一、概　　述

妊娠滋养细胞肿瘤（GTT）是滋养细胞的恶性病变，包括侵蚀性葡萄胎和绒毛膜癌。

妊娠滋养细胞肿瘤 60% 继发于葡萄胎、30% 继发于流产、10% 继发于足月妊娠或异位妊娠。侵蚀性葡萄胎全部继发于葡萄胎，绒癌可继发于葡萄胎，也可继发于非葡萄胎妊娠。

侵蚀性葡萄胎恶性程度较低，预后较好。大体可见子宫肌层内有大小不等的水泡状组织，镜下检查可见绒毛结构及滋养细胞增生和异型性。绒癌恶性程度高，早期即可发生血行转移。大体可见肿瘤组织侵入子宫肌层，突向宫腔或穿破浆膜，镜下见滋养细胞成片状高度增生，明显异型，不形成绒毛或水泡状结构。

二、护 理 评 估

（一）健康史

了解患者的月经史、生育史和既往史；有葡萄胎病史者，了解第一次清宫的时间、术后阴道流血和子宫复旧情况；是否用过化疗；了解随访情况如 hCG 变化、肺部 X 片等。

（二）身心状况

1. 症状

（1）无转移滋养细胞肿瘤

1）不规则阴道流血：葡萄胎清宫术后或者流产、足月产及异位妊娠后不规则阴道流血，或月经恢复数月后出现不规则阴道流血，量多少不定。

2）子宫复旧不全或不均匀增大：常在葡萄胎排空 4 ～ 6 周后子宫未恢复正常大小，可因子宫肌层内病灶部位和大小的影响使子宫不均匀增大；也可因卵巢黄素化囊肿持续存在。

3）腹痛：一般无腹痛，若肿瘤组织侵蚀穿破子宫或卵巢黄素化囊肿扭转可引起急性腹痛。

4）假孕症状：由于 hCG 及雌激素、孕激素的作用，表现为乳房增大，乳头、乳晕着色，生殖道质地变软等。

（2）转移性妊娠滋养细胞肿瘤　易早期发生血行转移，以肺转移最常见。①肺转移：常表现为胸痛、咳嗽、咯血及呼吸困难，通常是急性发作。②阴道转移：局部表现为紫蓝色结节，多位于阴道前壁，破溃后可大出血。③脑转移：是死亡的主要原因。按病情进展分 3 期，瘤栓期表现为一过性脑缺血症状，如短暂失语、失明、突然跌倒等；脑瘤期出现头痛、喷射性呕吐、偏瘫、抽搐和昏迷；脑疝期表现为颅内压明显升高，脑疝形成，压迫呼吸中枢而死亡。④肝转移：表现为右上腹或肝区疼痛、黄疸等，病灶穿破肝包膜可出现腹腔内出血，导致死亡。

2. 体征　不同部位的转移灶可出现相应的体征。

3. 心理 - 社会状况　患者和家属担心疾病的预后、化疗的副作用，可出现焦虑和忧郁，迫切希望得到关心和理解。

（三）辅助检查

1. 血清 hCG 测定　葡萄胎排空后 hCG 有 4 次高水平，呈平台状态（±10%），持续≥ 3 周；或 hCG 有 3 次上升（＞ 10%），持续≥ 2 周。流产、足月产、异位妊娠 4 周以上，hCG 持续高水平或一度下降后又升高，在排除妊娠物残留及再次妊娠后，可诊断为妊娠滋养细胞肿瘤。

2. B 型超声检查　是诊断子宫原发灶最常用的方法。可判断子宫大小、肌层有无浸润和卵巢黄素化囊肿情况。

3. 影像学检查　胸部 X 线摄片可发现肺转移灶，表现为棉球状或团块状阴影。CT 和 MRI 检查可用于肺、脑、肝转移和盆腔病灶的诊断。

4. 病理学检查　在子宫肌层或转移灶中见到绒毛结构者为侵蚀性葡萄胎；仅见成片滋养细胞浸润及坏死出血，未见绒毛结构者为绒毛膜癌。

三、治疗要点

本病治疗以化疗为主，手术为辅。脑转移者可加用放疗。

1. 化疗　本病常用的一线化疗药物有甲氨蝶呤、氟尿嘧啶、放线菌素 D。低危患者选择单一药物化疗，高危患者选择联合化疗。

2. 手术　对无生育要求的无转移患者可行全子宫切除，术中给予单药物单疗程化疗。对大病灶、耐药病灶或病灶穿孔出血者，可在化疗基础上行全子宫切除。对多次化疗未能吸收的肺部孤立耐药病灶，血 hCG 水平不高者，可行肺叶切除。

3. 放疗　主要用于肝、脑转移和肺部耐药病灶的治疗。

四、主要护理诊断 / 问题

1. 焦虑　与恶性病变、病程长有关。

2. 潜在的并发症：肺转移、阴道转移、脑转移。

3. 知识缺乏：缺乏治疗后随访的相关知识。

五、护理措施

（一）心理护理

介绍疾病相关知识，告知患者滋养细胞肿瘤对化疗敏感，通过化疗可能完全治愈，使其减轻心理压力，树立战胜疾病的信心。

（二）对症护理

转移灶患者均需卧床休息，专人护理，根据转移部位提供相应护理。

1. 肺转移　呼吸困难者取半卧位并吸氧。大咯血者，取头低患侧卧位，轻击背部，及时清除积血，保持呼吸道通畅，并协助医生抢救。

2. 阴道转移　保持外阴清洁。禁止性生活，禁止不必要的阴道冲洗和检查，以免结节破溃引起大出血。结节破溃出血时，遵医嘱输血、输液，监测生命体征，用消毒纱条填塞压迫止血，填塞纱条于 24 ～ 48 小时内取出。

3. 脑转移　瘤栓期防止一过性脑缺血造成意外损伤，注意观察颅内压增高的症状。颅内压升高者应给予吸氧，遵医嘱用药，应用化疗、止血剂及降低颅内压的药物。抽搐及昏迷者，预防发生坠地摔伤、口舌咬伤及吸入性肺炎等。

（三）健康教育

鼓励患者进食，多吃高蛋白、高维生素、易消化饮食。注意休息，保持外阴清洁，防止感染。出院后 3 个月第 1 次随访，以后每 6 个月 1 次直至 3 年，此后每年 1 次直至 5 年，以后每 2 年 1 次。随访内容同葡萄胎。随访期间严格避孕，至少于化疗停止 12 个月后方可妊娠。

目标检测

A₁/A₂ 型题

1. 下列不符合葡萄胎患者临床表现的是（　　）
   A. 停经后出现不规则阴道流血
   B. 子宫大于妊娠周数
   C. 早孕反应较轻
   D. 无胎动胎心
   E. 卵巢黄素囊肿

2. 侵蚀性葡萄胎与绒毛膜癌最常见的转移部位是（　　）
   A. 肝　　　　　　　　B. 脑
   C. 阴道　　　　　　　D. 肺
   E. 子宫颈

3. 绒毛膜癌常见的死亡原因是（　　）
   A. 阴道转移　　　　　B. 脑转移
   C. 肺转移　　　　　　D. 胸腔转移
   E. 盆腔转移

4. 侵蚀性葡萄胎与绒毛膜癌最主要的区别点是（　　）
   A. 阴道流血时间长短
   B. 距葡萄胎排空后时间长短
   C. 活检有无绒毛结构
   D. 子宫大小程度不同
   E. hCG 值高低

5. 患者，女，27 岁，停经 3 个月，不规则阴道流血 10 天，近日有恶心，频吐，宫底平脐，未闻及胎心，下列哪项检查最有助于确诊（　　）
   A. 多普勒听胎心　　　B. 血 hCG 测定
   C. 妇科检查　　　　　D. B 超检查
   E. X 线腹部平片

A₃/A₄ 型题

（6 ～ 7 题共用题干）

患者，女，25 岁，停经 50 天，近 3 天有不规则流血。检查宫底位于脐下 3 横指，质软，hCG 阳性。B 超见宫腔有密集雪花样亮点。

6. 护理该患者时，下列哪项不正确（　　）
   A. 一旦确诊，即行吸宫术
   B. 吸宫术中预防子宫穿孔
   C. 40 岁以上疑癌变者可考虑子宫切除术
   D. 应取水泡送病理学检查
   E. 均做预防性化疗

7. 应向患者讲明术后随访观察的主要目的是（　　）
   A. 及早发现妊娠　　　B. 及早发现恶变
   C. 及时指导避孕　　　D. 及时指导营养
   E. 了解生殖器官复旧情况

（8 ～ 10 题共用题干）

患者，女，42 岁，3 个月前因葡萄胎行清宫术，随访 hCG 持续阳性。

8. 目前最可能的诊断是（　　）
   A. 侵蚀性葡萄胎　　　B. 黄素化囊
   C. 宫内妊娠　　　　　D. 葡萄胎
   E. 异位妊娠

9. 为明确诊断，首选的辅助检查是（　　）
   A. 血 hCG 测定
   B. 分段诊刮
   C. 组织学病理检查
   D. 子宫输卵管碘油造影术
   E. B 型超声

10. 目前最恰当的处理是（　　）
    A. 手术治疗　　　　　B. 联合化疗
    C. 预防性化疗　　　　D. 继续随访观察
    E. 不做任何处理

（秦　雯）

第10章
子宫内膜异位症与子宫腺肌病患者的护理

第1节 子宫内膜异位症

案例 10-1

刘某，女，35 岁，已婚，孕 1 产 0。1 年前人工流产后开始出现痛经，近日逐渐加重，未避孕而未再孕。月经史：$13\dfrac{5\sim7}{28\sim30}$。既往月经规律，无痛经。查体：体温 36.5℃、脉搏 82 次 /min、血压 120/80mmHg。妇科检查：子宫正常大小、后倾固定，盆腔后部可扪及触痛性结节。

问题： 1. 该患者出现痛经和不孕的原因是什么？

2. 患者目前主要的护理诊断 / 问题有哪些？

3. 针对患者的护理问题，应采取哪些护理措施？

一、概　　述

子宫内膜异位症（EMT），简称内异症，是指子宫内膜组织（包括腺体和间质）出现在子宫腔被覆黏膜以外的身体其他部位。子宫内膜异位症一般见于生育年龄妇女，多发生于 25～45 岁，发病率近年有明显上升趋势，与社会经济状况呈正相关。慢性盆腔疼痛中有 71%～87% 患者、不孕症中有 20%～50% 患者、妇科手术中有 5%～15% 患者都与内异症有关。妊娠、使用性激素抑制卵巢功能可暂时阻止其发展，自然绝经或人工绝经（药物、射线照射、切除双侧卵巢）后可逐渐萎缩吸收，为一种激素依赖性疾病。

内异症组织形态学属良性，但具有种植、侵蚀及远端转移等类似恶性肿瘤的特性。异位的子宫内膜可侵犯全身任何部位，如肚脐、肾、输尿管、膀胱、肺、胸膜、乳腺，甚至手臂、大腿等处，但大多数异位于盆腔脏器和腹膜内，以卵巢、子宫骶韧带最常见，其次为子宫及其他脏腹膜、直肠阴道隔等部位，故又称盆腔子宫内膜异位症（图 10-1）。

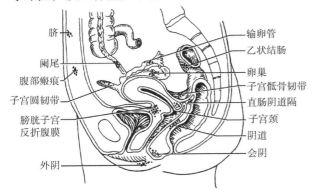

脐
阑尾
腹部瘢痕
子宫圆韧带
膀胱子宫反折腹膜
外阴
输卵管
乙状结肠
卵巢
子宫骶骨韧带
直肠阴道隔
子宫颈
阴道
会阴

图 10-1　子宫内膜异位症的发生部位

（一）病因

内异症的病因至今尚未明确，目前主要有子宫内膜种植学说（经血反流、淋巴及静脉播散、医源性种植）、体腔上皮化生学说、在位内膜决定论，内异症的形成还可能与遗传因素、免疫与炎症因素等其他因素有关。

引发子宫内膜异位种植的医源性因素主要有以下几方面。①人工流产、输卵管通液或碘油造影手术：因子宫腔与盆腔、腹腔的压力不平衡，而使子宫内膜组织被吸入或压入盆腔和腹腔；②剖宫产术或分娩会阴手术后：手术过程中将子宫内膜带至腹壁切口或会阴切口处，造成子宫内膜组织直接种植；③子宫颈、阴道粘连闭锁：经血排出受阻，使子宫内膜组织随经血从输卵管逆流向盆腔和腹腔。

（二）病理

子宫内膜异位症的基本病理变化为异位子宫内膜随卵巢激素的周期性变化而出现周期性出血，引起其周围纤维组织增生和囊肿、粘连形成，病变区出现紫褐色斑点或小疱，最终形成大小不等的实质性紫褐色结节或包块。

1. 大体病理

（1）卵巢型内异症　卵巢最易被异位内膜侵犯，病灶主要有两种类型。①微小病变型：病灶位于卵巢浅表层，只有数毫米大小，常导致卵巢与周围组织粘连。②典型病变型：又称囊肿型。异位内膜在卵巢皮质内生长，形成单个或多个大小不一的囊肿，称为卵巢子宫内膜异位囊肿。囊肿表面呈灰蓝色。典型情况下，陈旧血性液体集聚在囊内形成咖啡色黏稠液体，类似巧克力样，又称为卵巢巧克力囊肿。囊肿因其反复周期性出血，极易破裂，与周围组织和邻近器官粘连，造成囊肿固定不活动，手术时极易破裂。这种粘连是卵巢子宫内膜异位囊肿的临床特征之一。

（2）腹膜型内异症　分布于盆腔腹膜和各脏器表面，以子宫骶韧带、直肠子宫陷凹和子宫后壁下段浆膜最为常见。早期病灶局部呈紫褐色出血或颗粒状结节，后期可因粘连致直肠子宫陷凹逐渐变浅、消失。输卵管内异症多累及浆膜层，常与周围组织粘连致管腔扭曲、阻断，造成不孕。

（3）深部浸润型内异症　是指病灶深度超过 5mm 的内异症，累及部位包括子宫骶韧带、直肠子宫陷凹、阴道穹隆、直肠阴道隔、直肠或结肠壁等，也可侵犯至膀胱壁和输尿管。

（4）其他部位内异症　主要指瘢痕内异症和少见的远处内异症，如肺、胸膜等部位。

2. 镜下内异症　内异症组织镜下典型的表现为：可见子宫内膜腺体、间质、纤维素及出血等成分，出血来自间质血管，镜下找到少量内膜间质细胞则可确诊内异症。肉眼正常的腹膜组织镜检时发现子宫内膜腺体及间质，称为镜下内异症，其发生率为 10% ～ 15%。

二、护理评估

1. 健康史　询问患者年龄、月经史、生育史、家族史，特别是继发性痛经史、人工流产史、剖宫产史、会阴手术史，有无子宫颈、阴道粘连闭锁等。不孕者要注意了解有无多次输卵管通液、碘油造影等宫腔操作史。

2. 身心状况　内异症的症状特征与月经周期密切相关，因人而异，因病变部位不同而有很大差异，约 25% 的患者无任何症状。

（1）盆腔疼痛　70% ～ 80% 的患者有不同程度的盆腔疼痛，包括痛经、慢性盆腔痛、性交痛、肛门坠痛等。继发性、进行性加重的痛经是内异症的典型症状。疼痛多位于下腹部及腰骶部，常于月经来潮前 1 ～ 2 日开始，经期第一日最剧，以后逐渐减轻，至月经干净时消失，可放射到阴道、会阴、肛门或大腿。痛经的程度与病灶大小并不一定成正比。少数患者长期下腹痛，经期加剧。有 27% ～ 40% 患者无痛经。

（2）月经过多　可能与子宫内膜异位于卵巢时，使其内分泌功能受损、无排卵或黄体功能不足等有关，有 15% ～ 30% 的患者表现为经量增多、经期延长、月经淋漓不尽或经前少量出血。

（3）侵犯特殊器官的内异症常伴有其他症状　随子宫内膜异位的部位不同，可出现局部周期性疼痛、出血和肿块等不同的症状，如内膜异位至膀胱肌壁常在经期出现尿痛、尿频；侵犯和压迫输尿管时出现一侧或双侧腰痛、血尿；内膜异位至剖宫产或会阴切口，瘢痕处常出现随月经周期疼痛和逐渐增大的包块；肠道内膜异位症可出现腹痛、腹泻或周期性少量便血，严重者可压迫直肠或乙状结肠引起肠梗阻；卵巢异位囊肿破裂时主要有突发性剧烈腹痛伴恶心、呕吐、肛门坠胀等，是妇科的急腹症。

（4）不孕　本病患者不孕率高达 40%（正常妇女的不孕率约为 15%）。其不孕原因复杂，可能是因病变的卵巢及输卵管周围广泛粘连，卵巢排卵障碍和黄体功能不全，输卵管蠕动减慢或闭锁，子宫内膜代谢异常、不能维持正常生理功能等，从而影响卵子的排出、拾取和孕卵的运行、着床等。

（5）体征　妇科检查盆腔子宫内膜异位症的典型表现为子宫后倾固定、可稍增大；子宫后壁、直肠子宫陷凹及子宫骶韧带扪及大小不等的触痛性结节，质地较硬；一侧或双侧附件处触及与子宫粘连且不活动的囊实性包块，有轻压痛；阴道后穹隆或子宫颈可见到紫蓝色的斑点或隆起的结节。囊肿破裂可出现腹膜刺激征。

（6）心理 - 社会状况　痛经和持续性下腹痛使患者的工作、学习、生活劳动受到很大的影响，患者的身心受到疾病的双重折磨，使其产生痛苦、焦虑、恐惧的情绪。了解患者经前期和经期的情绪变化，包括紧张、焦虑及对疼痛恐惧的程度，以及希望了解该疾病有关知识的迫切心情，对治疗方法及效果的担忧等。特别注意观察和询问有不孕、流产史患者的相关心理反应。

3. 辅助检查

（1）腹腔镜检查　目前内异症诊断的通行手段是腹腔镜下对病灶形态的观察，术中要仔细观察盆腔，特别是子宫骶韧带、卵巢窝这些部位。确诊需要病理检查，组织病理学结果是内异症确诊的基本证据（但临床上有一定病例的确诊未能找到组织病理学证据）；病理诊断标准：病灶中可见子宫内膜腺体和间质，伴有炎症反应及纤维化。

（2）影像学检查　腹部或阴道 B 型超声检查可确定异位囊肿的位置、大小、形状及盆腔内的包块，是诊断卵巢、膀胱和直肠内异症的重要方法。盆腔 CT 及 MRI 对盆腔子宫内膜异位症也具有一定的诊断价值。

（3）血清 CA125 和人附睾蛋白（HE4）测定　血清 CA125 浓度可能增高，但变化范围较大，可用于诊断重度内异症和疑有深部异位病灶者，敏感性和特异性均较低，不作为独立的诊断依据；还可作为监测病情、评估疗效与预测复发的方法。HE4 在内异症时多正常，可用于与卵巢癌的鉴别。

三、治疗要点

本病治疗目的：减低和消除病灶，减轻和消除疼痛，改善和促进生育，减少和避免复发。治疗应根据患者年龄、症状、病变部位和范围以及对生育要求等因素加以全面考虑选择，强调个体化治疗。

1. 药物治疗　目的是抑制卵巢功能，阻止内异症的发展，减少内异症病灶的活性，减少粘连的形成。

（1）复方口服避孕药　通过抑制异位内膜的生长，抑制排卵，使子宫内膜和异位内膜萎缩，缓解痛经和减少经量。

（2）孕激素　可引起子宫内膜蜕膜样改变，最终导致子宫内膜萎缩，同时反馈抑制下丘脑 - 垂体 - 卵巢轴。常用药物主要有地诺孕素、甲羟孕酮、地屈孕酮等。

（3）促性腺激素释放激素激动剂（GnRH-a）　抑制垂体合成释放 FSH、LH，出现暂时性闭经，长效缓释制剂 28 天注射 1 次，持续 3 ～ 6 个月。常用药物有亮丙瑞林和戈舍瑞林。

（4）孕激素受体拮抗剂　米非司酮每日口服 25 ～ 100mg，可抑制内异症，副作用轻，无骨质丢失的危险。

（5）中药　中药可以有效缓解痛经症状。

2. 手术治疗　目的是切除病灶，恢复解剖。手术方法首选腹腔镜下手术，目前认为以腹腔镜确诊、手术联合药物治疗为内异症治疗的金标准。手术方式可分为三种：保留生育功能手术、保留卵巢功能手术、根治性手术。根治性手术适用于重症患者，特别是病变粘连较重和 45 岁以上患者，术后一般不再发生。

四、主要护理诊断 / 问题

1. 疼痛　与异位内膜病灶增生、出血刺激周围神经末梢及盆腔组织粘连有关。
2. 焦虑　与不孕、病程长、药物副作用、害怕周期性的疼痛以及对疾病预后的担心有关。
3. 知识缺乏：缺乏内异症相关知识。
4. 自尊紊乱　与长期不孕有关。

五、护 理 措 施

1. 一般护理　嘱患者经期注意休息，避免从事重体力劳动，避免食用辛辣食物及受凉；调节生活方式，转移注意力，减轻精神压力，放松心情，保持心情愉快，热敷下腹部减轻疼痛。每天用温开水清洗会阴部 1 ～ 2 次，保持外阴清洁。

2. 对症护理　疼痛程度较重者可遵医嘱口服止痛剂，也可用热敷下腹部、按摩及穴位疗法等缓解疼痛；子宫后倾者可改变体位，采用俯卧位。对有生育要求者可通过妊娠使异位内膜组织萎缩，以缓解痛经症状。

3. 用药护理　给药前需让患者了解药物的作用及副作用（如头痛、恶心、体重增加、肝脏损害、不规则阴道出血、潮热、性欲减退、情绪不稳定等），让其明白坚持规范治疗的重要性，解除顾虑，并告知服药期间如有异常应及时就诊。服药过程中重点指导患者掌握正确的用药剂量、方法、时间，遵医嘱按时、按量合理用药，并指出不合理给药如停药或漏服，可导致月经紊乱及异常子宫出血等。服药期间需定期检查肝功能，若发现异常应及时停药。治疗期间要定期随访，了解患者用药情况。

4. 手术护理　术前让患者了解手术的必要性、术前准备的内容及时间，必做的检查程序等，使患者完整地了解手术过程，并按腹部手术的术前准备及术后护理常规进行。详尽记录观察资料，遵医嘱应用抗生素。

5. 心理护理　护理人员应主动热情接待患者，向患者介绍病区环境、主管医生和护士、住院须知、同病房的病友等情况，帮助患者熟悉新环境，建立良好的医患关系。鼓励患者及时表述内心感受，积极进行心理疏导，减轻其焦虑和恐惧，树立信心。检查及治疗前应注意做好解释，介绍检查及治疗的目的、方法、注意事项等，指导患者积极配合。提倡亲情间的安慰和鼓励，鼓励家属参与照顾患者，使患者保持心情愉悦。

6. 病情观察　注意观察患者疼痛的部位、性质，盆腔有无包块，包块的特点，与周围组织的关系，与月经周期的关系。痛经患者注意观察痛经的诱因及程度，有无痛经伴随症状如恶心、呕吐，有无盆腔内压迫症状，如尿痛、尿频、腰痛、血尿或腹泻、便秘等。月经异常者，注意观察月经周期有无延长、经量有无过多，有无贫血等。

7. 健康指导

（1）知识宣教　通过各种图片、宣传资料等让患者了解有关内异症的相关知识及治疗过程中可能出现的不适及有效的应对措施。

（2）计划生育指导　帮助患者选择恰当的避孕方法，口服避孕药可降低内异症的发病风险。达那唑停药 4 ～ 6 周月经恢复，一般月经恢复正常 2 ～ 3 次后再考虑受孕。对保守性手术治疗的年轻患者，术后半年后方可受孕。

（3）选择合适的手术时间　宫内节育器的放置和取出、输卵管通液、子宫颈糜烂样改变的物理治疗或其他子宫颈及阴道手术，应在月经干净后 3 ～ 7 日进行。在月经前期及经期不应实施各种经阴道及子宫颈、宫腔的手术，避免侵入性操作，如人工流产、宫内节育器的放置和取出等。行人工流产吸宫术时，宫腔内负压不应过高，以免突然取出吸管时使脱落的内膜碎片吸入腹腔而发生异位种植。

（4）防止经血逆流　及时治疗先天性生殖道畸形、闭锁、狭窄和继发性子宫颈粘连、阴道狭窄等疾病，以免经血逆流。

第 2 节　子宫腺肌病

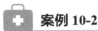
案例 10-2

　　贾某，女，42 岁，经产妇，近 2 年痛经并逐渐加重，经量增多及经期延长，疼痛时需服强镇痛药。妇科检查：子宫均匀增大如孕 8 周，质硬，有压痛，经期压痛明显。

问题：1. 患者痛经逐渐加重的原因最可能是什么？

　　　　2. 为明确诊断，还需对贾女士做何检查？

　　　　3. 患者的主要护理问题有哪些？

一、概　　述

　　子宫腺肌病是指子宫内膜的腺体及间质侵入到子宫肌层。本病多发生于 30 ～ 50 岁的经产妇，约 50% 患者合并子宫肌瘤，约 15% 患者合并子宫内膜异位症，约 30% 患者无任何临床症状。

（一）病因

　　子宫腺肌病的发病主要原因是多次妊娠及分娩、人工流产、慢性子宫内膜炎等因素导致子宫内膜基底层损伤，子宫内膜基底层侵入肌层生长所致。由于子宫内膜基底层缺乏黏膜下层，且患者常合并子宫肌瘤和子宫内膜增生，高水平雌孕激素刺激可能是促进内膜向肌层生长的原因之一。

（二）病理

　　子宫腺肌病根据病理变化分为弥漫性和局灶性两种。弥漫性常见，子宫多呈均匀性增大，一般不超过 12 周妊娠子宫大小。子宫肌层内病灶多呈弥漫型生长。剖面可见子宫肌壁显著增厚变硬，无漩涡状结构，肌壁内见粗厚的肌纤维带和小囊腔，腔内有陈旧血液。局灶性是异位子宫内膜在肌层中局限性生长形成结节或团块，类似于肌壁间肌瘤，又称为子宫腺肌瘤，但无假包膜，与周围的肌层无明显分界，因而难以将其自肌层剥出。镜检特征为肌层内有呈岛状分布的异位内膜腺体及间质，腺体常呈增生期改变。

二、护理评估

　　1. 健康史　了解患者的年龄和相关病史（孕产史、不孕、痛经、月经异常等病史）。

　　2. 身心评估

　　（1）痛经　其特征是进行性加重的继发性痛经，疼痛部位为下腹正中，常开始于经前 1 周，止于月经结束。严重时患者常坐卧不安，甚至被迫取蹲位。其疼痛程度与肌层内异位病灶数量有关。

　　（2）月经异常　表现为经量增多、经期延长，伴头晕、乏力等症状。部分患者可出现月经前后阴道少量出血，是因肌层内病灶影响子宫收缩所致。

　　（3）体征　子宫腺肌病患者行妇科检查时，因异位的子宫内膜在肌层内多呈弥漫型生长，其子宫体呈均匀性增大，质地较硬，有压痛，子宫大小一般为孕 8 周左右，很少超过妊娠 12 周大小，月经期子宫可增大、质地变软、压痛明显。少数局限性腺肌病病灶或合并子宫肌瘤时，子宫表面呈结节样突起。

　　（4）心理 - 社会状况　由于患者在月经前期和经期易产生焦虑和紧张，故应评估患者疼痛恐惧的程度以及相关反应。患者的心理压力主要来自两方面的因素，一是随月经周期性、进行性加重的下腹疼痛使患者对月经期产生恐惧；二是经期延长、经量增多使患者焦虑不安，同时患者的性生活也受到影响。

3. 辅助检查

（1）超声检查　子宫增大，边界清晰，宫壁肌层内局部病灶回声增强，尤其是彩色超声可见有粗大的强光点及血流等。

（2）宫腔镜或腹腔镜检查　可辅助诊断子宫腺肌病。

（3）病理检查　宫腔镜或腹腔镜下活体组织检查协助诊断。

三、治疗要点

本病应视患者的年龄、症状、对生育的要求等情况而选择适宜的治疗方法。药物治疗适用于年轻、症状较轻、有生育要求及近绝经期的患者；手术治疗适用于症状严重、无生育要求或药物治疗无效的患者。年轻或有生育要求的患者，痛经严重时可采用经腹腔镜骶前神经切除术和骶骨神经切除术治疗，约80%患者疼痛可得到缓解或消失。

四、主要护理诊断／问题

1. 疼痛　与子宫肌层内的异位病灶周期性出血，刺激周围组织引发痉挛性收缩有关。
2. 焦虑　与病程长、患者对疾病预后担心有关。
3. 知识缺乏：缺乏子宫腺肌病的相关知识。

五、护理措施

1. 一般护理　注意经期保暖及休息，避免劳累，避免食用过凉、辛辣食物。调节生活方式，转移注意力，减轻精神压力，放松心情，保持心情愉快。每天用温开水清洗会阴部 1～2 次，保持外阴清洁。

2. 对症护理　痛经时可用热敷、按摩下腹部等方法来缓解疼痛，疼痛剧烈者可遵医嘱适当口服止痛剂，也可经腹腔镜骶前神经切除术和骶骨神经切除术治疗。

3. 用药护理　采用药物治疗方法的患者可遵医嘱试用 GnRH-a 治疗。此方法能缓解疼痛、使子宫缩小，但不足之处是一旦停药，可重新出现症状，子宫又增大。给药前需让患者了解药物的作用及副作用，并告知服药期间如有异常应及时就诊。服药过程中重点指导患者掌握正确的用药剂量、方法、时间，遵医嘱按时、按量合理用药，避免停药或漏服，以免导致月经紊乱及异常子宫出血等。服药期间需定期检查肝功能，若发现异常应及时停药。治疗期间要定期随访患者，了解患者用药情况。

4. 手术护理　手术患者按腹部手术的术前准备、术中配合及术后护理要点进行护理。

5. 心理护理　积极提供心理支持，鼓励患者及时表述内心感受。与患者多接触，讲解子宫腺肌病的相关知识，减轻其心理负担，消除其焦虑和恐惧情绪，使患者积极配合治疗。检查及治疗前应注意做好解释，介绍检查及治疗的目的、方法、注意事项等，指导患者积极配合。

6. 病情观察　参考子宫内膜异位症患者的护理。

7. 健康指导

（1）月经期及月经干净后 3 日内禁忌性生活，一般不做盆腔检查。

（2）经期注意卫生，避免剧烈运动。

（3）宣传介绍计划生育措施及选择恰当的避孕方法，尽量减少和避免宫腔内侵入性操作，如人工流产与刮宫等。

目标检测

A₁/A₂ 型题

1. 子宫内膜异位症最常发生的部位是（　　）
   A. 子宫肌层　　　　　　B. 子宫直肠陷凹
   C. 卵巢、子宫骶韧带　　D. 阴道直肠隔
   E. 阴道

2. 目前诊断子宫内膜异位症的最佳方法是（　　）
   A. 诊断性刮宫　　　　　B. B 型超声
   C. 腹腔镜检查　　　　　D. 妇科检查
   E. 子宫输卵管碘油造影

3. 有关子宫内膜异位症临床表现的描述不正确的是（　　）
   A. 以侵犯直肠子宫陷凹最常见
   B. 侵犯卵巢可形成巧克力囊肿
   C. 可造成不孕
   D. 妇检子宫多呈后倾后屈位，且固定
   E. 25～45 岁妇女多见

4. 贾某，女，42 岁，经产妇，近 2 年痛经并逐渐加重，伴经量增多及经期延长，疼痛时需服强止痛药。妇科检查：子宫均匀增大如孕 8 周，质硬，有压痛，经期压痛明显。痛经逐渐加重的原因最可能是（　　）
   A. 功能性痛经　　　　　B. 子宫腺肌病
   C. 子宫内膜结核　　　　D. 子宫内膜癌

   E. 子宫黏膜下肌瘤

5. 常用于子宫内膜异位症患者监测病情、评估疗效与预测复发的方法为（　　）
   A. 腹腔镜检查　　　　　B. B 型超声
   C. 盆腔 CT　　　　　　D. 血清 CA125 测定
   E. HE4 测定

A₃/A₄ 型题

（6～7 题共用题干）

张某，女，28 岁，已婚不孕妇女，痛经 3 年且逐渐加重。查子宫后壁有 2 个触痛性硬韧结节，右侧附件区扪及拳头大、活动不良的囊性肿物，压痛不明显。

6. 患者右侧附件区囊性肿物最可能是（　　）
   A. 卵巢滤泡囊肿
   B. 卵巢黄体囊肿
   C. 卵巢子宫内膜异位囊肿
   D. 多囊卵巢综合征
   E. 输卵管卵巢囊肿

7. 该患者应采取的最好治疗方法为（　　）
   A. 期待治疗　　　　　　B. 单纯药物治疗
   C. 开腹手术＋药物　　　D. 腹腔镜手术＋药物
   E. 根治性手术

（张　欣）

第11章
生殖内分泌疾病患者的护理

女性生殖内分泌疾病是妇科常见病，通常由下丘脑 - 垂体 - 卵巢轴功能异常或靶细胞效应异常所致，部分还涉及遗传因素、女性生殖器官发育异常等。

第1节　异常子宫出血患者的护理

案例 11-1

王某，女，46 岁。因经期延长，经量增多一年就诊。患者既往月经规律，近一年来月经周期 18 ～ 60 天，经期 8 ～ 14 天。此次停经 2 个月后突然出现阴道流血，出血量多，伴全身乏力。查体：贫血貌，心肺无异常。妇科检查：阴道有暗红色血液，宫颈无异常，子宫正常大小，双侧附件未及异常。实验室检查：红细胞 3.2×10^{12}/L，血红蛋白 90g/L，尿 hCG（－）。

问题：1. 该患者最可能的诊断是什么？

2. 患者的治疗方案是什么？

3. 患者目前主要的护理诊断有哪些？应提供什么样的护理措施？

一、概　　述

异常子宫出血是指与正常月经的周期频率、规律性、经期长度、经期出血量任何一项不符、源自子宫腔的异常出血。本节内容仅限于生育期非妊娠妇女，不包括妊娠期、产褥期、青春期前和绝经后出血。

链接

异常子宫出血分类

异常子宫出血病因分为 9 个类型，具体指：子宫内膜息肉、子宫腺肌病、子宫平滑肌瘤、子宫内膜恶变和不典型增生、全身凝血相关疾病、排卵障碍相关、子宫内膜局部异常、医源性、未分类的异常子宫出血。导致异常子宫出血的原因，可以是单一因素，也可多因素并存。

（一）排卵障碍性异常子宫出血

排卵障碍性异常子宫出血好发于青春期和绝经过渡期，也可发生于生育期。在青春期，下丘脑-垂体-卵巢轴激素间的反馈调节尚未成熟，大脑中枢对雌激素的正反馈作用存在缺陷，FSH 持续低水平，无 LH 高峰形成，因而无排卵；在绝经过渡期，因卵巢功能不断衰退，卵巢对垂体促性腺激素的反应性降低，卵泡发育受阻而不能排卵；育龄期妇女可因内外环境暂时改变，如应激、流产、产后康复期、手术或疾病等引起短暂无排卵。亦可因肥胖、多囊卵巢综合征、高泌乳素血症等因素存在，引起持续无排卵。各种因素造成的无排卵，均导致子宫内膜受单一的雌激素刺激，无孕激素拮抗而到达或超过雌激素的内膜出血阈值，发生雌激素突破性出血或撤退性出血。

（二）排卵性异常子宫出血

排卵性异常子宫出血（排卵性月经失调）多发生于育龄期妇女，较排卵障碍性异常子宫出血少见。患者有周期性排卵，因此临床上仍有可辨认的月经周期。常见有黄体功能不足、子宫内膜不规则脱落和子宫内膜局部异常所致的异常子宫出血。

1. 黄体功能不足　指月经周期虽然有卵泡发育及排卵，但黄体期孕激素分泌不足或黄体过早衰退，导致子宫内膜分泌反应不良和黄体期缩短。一般表现为月经周期缩短。此外，生理性因素，如初潮、分娩后及绝经过渡期，也可因下丘脑 - 垂体 - 卵巢轴功能紊乱，导致黄体功能不全。

2. 子宫内膜不规则脱落　在月经周期中，患者虽然有排卵，黄体发育良好，但萎缩过程延长，导致子宫内膜不规则脱落，又称黄体萎缩不全。退化不及时的黄体持续、少量分泌孕激素，使子宫内膜持续受孕激素的影响，以致内膜不能如期完整脱落，于月经周期第 5 ～ 6 天仍见分泌期子宫内膜。

3. 子宫内膜局部异常所致的异常子宫出血　指原发于子宫内膜局部异常引起的异常子宫出血。当异常子宫出血发生在规律且有排卵的周期，特别是经排查未发现其他原因可解释时，则可能是原发于子宫内膜局部异常所致的异常子宫出血。

二、护理评估

（一）健康史

1. 评估患者年龄、发病时间、持续时间、出血量、诊治经过及所用药物名称、剂量、效果等。询问月经史、婚育史、避孕措施、用药史、既往有无慢性疾病，如肝病、血液病、高血压、代谢性疾病等。

2. 了解患者有无诱发月经紊乱的因素存在，如发病前有无精神紧张、过度劳累、环境改变等。

3. 评估异常子宫出血的类型

（1）月经过多　周期规则，但经量过多（＞80ml）或经期延长（＞7 日）。

（2）月经频发　周期规则，但短于 21 日。

（3）不规则出血　月经周期不规则，在两次月经周期之间任何时候发生子宫出血。

（4）月经频多　周期不规则，血量过多。询问有无贫血和感染的征象。

（二）身心状况

不同类型的异常子宫出血，患者的表现也有所不同。

1. 排卵障碍性异常子宫出血　最常见的症状为子宫不规则出血，特点是月经周期紊乱，经期长短不一，出血量时多时少。有时先有数周或数月停经，然后发生大量阴道不规则流血，血量往往较多持续 2 ～ 4 周或更长时间，也可表现为类似正常月经的周期性出血。出血期无下腹疼痛或其他不适，出血多或时间长者常伴贫血，妇科检查子宫大小在正常范围，出血时子宫较软。

2. 排卵性异常子宫出血

（1）黄体功能不足　临床特点为月经周期缩短，月经频发，有时月经周期虽然在正常范围内但因卵泡期延长，黄体过早衰退致黄体期缩短。育龄妇女常有不孕或妊娠早期流产史。妇科检查生殖器官无器质性病变。

（2）子宫内膜不规则脱落　临床特点为月经周期正常但经期延长，可长达 9 ～ 10 日，且出血量多。

3. 子宫内膜局部异常所致的异常子宫出血　可表现为月经过多（＞80ml）、经间期出血或经期延长，而周期正常。

4. 心理 - 社会状况　年轻患者常因害羞或其他顾虑而不及时就诊，随着病程延长并发感染或止血效果不佳，大量出血而使患者感到紧张、恐惧，影响其身心健康和工作学习，产生烦恼和焦虑。绝经过渡期患者因担心疾病的严重程度或怀疑有肿瘤而不安。黄体功能不足常可引起不孕、妊娠早期流产，使患者感到焦虑。

（三）辅助检查

1. 实验室检查

（1）凝血功能检查　排除凝血和出血功能障碍性疾病。可检查凝血酶原时间、部分促凝血酶原激酶时间、血小板计数、出凝血时间等。

（2）全血细胞计数　确定有无贫血及血小板减少。

（3）尿妊娠试验或血 hCG 检测　有性生活史者，应除外妊娠及妊娠相关疾病。

（4）血清激素测定　可在下次月经前 7 日测定血清孕酮水平，了解黄体功能，确定有无排卵，但因出血频繁，常难以选择测定孕酮的时间。可于卵泡早期测定血清 E_2、FSH、LH、T、PRL 及促甲状腺激素（TSH）等，以排除其他内分泌疾病。

（5）宫颈黏液结晶检查　经前检查出现宫颈黏液羊齿植物叶状结晶提示无排卵。

2. 盆腔超声检查　可了解子宫内膜厚度及回声，以明确有无宫腔占位性病变及其他生殖道器质性疾病。

3. 其他检查

（1）基础体温测定　是测定排卵的简易可行方法，该法不仅有助于判断有无排卵，还可了解黄体功能情况。排卵障碍性异常子宫出血者基础体温呈单相曲线（图 11-1）；黄体功能不全者基础体温呈双相型，但高温相＜ 11 日（图 11-2）；子宫内膜不规则脱落者基础体温呈双相型，但下降缓慢（图 11-3）。

（2）诊断性刮宫　简称诊刮，其目的是止血和明确子宫内膜病理诊断。年龄＞ 35 岁、药物治疗无效或存在子宫内膜癌高危因素的异常子宫出血患者，应行诊刮明确病变。不规则阴道流血或大量出血时，可随时刮宫；拟确定卵巢排卵功能或了解子宫内膜增生程度时，宜在经前期或月经来潮 6 小时内刮宫；子宫内膜不规则脱落者在月经第 5 ～ 6 日诊刮。无性生活史的患者，若激素治疗失败或疑有器质性病变，应经患者或其家属知情同意后行诊刮。

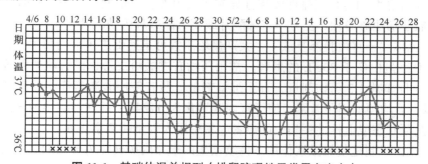

图 11-1　基础体温单相型（排卵障碍性异常子宫出血）

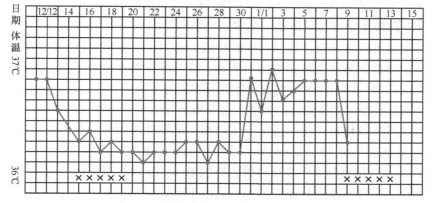

图 11-2　基础体温双相型（黄体期短）

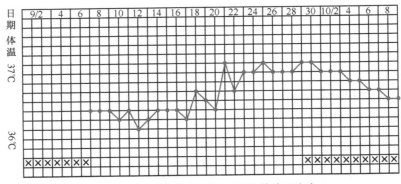

图 11-3　基础体温双相型（黄体萎缩不全）

（3）宫腔镜检查　直接观察子宫内膜情况，观察子宫内膜表面是否光滑，有无组织突起及充血。在宫腔镜直视下选择病变区进行活检，较盲取内膜的诊断价值高。

三、治疗要点

（一）排卵障碍性异常子宫出血

排卵障碍性异常子宫出血的一线治疗是药物治疗。青春期少女以止血、调整月经周期为治疗原则；生育期妇女以止血、调整月经周期和促排卵为治疗原则；绝经过渡期妇女则以止血、调整月经周期、减少经量、防止子宫内膜癌变为治疗原则。

1. 止血　性激素为首选药物，根据出血量选择合适的制剂和正确的使用方法。对于少量出血者，使用最低有效剂量激素，以减少药物副作用。对于大量出血患者，应该在使用性激素治疗的 8 小时内见效，24 ～ 48 小时内出血基本停止。若 96 小时仍不止血，应考虑有器质性病变存在的可能。

（1）性激素

1）雌孕激素联合用药：性激素联合用药的止血效果优于单一药物。采用孕激素占优势的口服避孕药，可以有效治疗青春期和生育期排卵障碍性异常子宫出血。目前使用第三代短效口服避孕药，如复方屈螺酮片、去氧孕烯炔雌醇片、复方孕二烯酮片或复方醋酸环丙孕酮片。

2）雌激素：也称"子宫内膜修复法"。大剂量雌激素可迅速促进子宫内膜生长，短期内修复创面而止血，适用于血红蛋白低于 80g/L 的患者。常用药物有戊酸雌二醇、结合雌激素等。经雌激素治疗的患者止血后每 3 日递减 1/3 药物剂量，直至维持剂量。所有使用雌激素疗法的患者在血红蛋白增加至 80 ～ 90g/L 以上后均须加用孕激素，使子宫内膜转化为分泌期，并在与雌孕激素同时撤退后同步脱落。对存在血液高凝状态或血栓性疾病史的患者，禁忌用大剂量雌激素止血。

3）孕激素：止血机制是使雌激素作用下持续增生的子宫内膜转化为分泌期，停药后内膜脱落较为完全，故又称"子宫内膜脱落法"或"药物刮宫"。适用于体内已有一定水平雌激素且血红蛋白大于 80g/L、生命体征稳定的患者，因停药后短期内必然会引起撤药性出血，故不适用于严重贫血者。常用药物有地屈孕酮片、微粒化孕酮、黄体酮、醋酸甲羟孕酮等。

（2）刮宫术　刮宫可迅速止血，并具有诊断价值，适用于大量出血且药物治疗无效需立即止血或需要子宫内膜组织学检查的患者。可了解内膜病理，除外恶性病变，对于绝经过渡期及病程长的生育期患者应首先考虑刮宫术，对无性生活史青少年除非要除外子宫内膜癌，否则不行刮宫术。

2. 调节周期　调整月经周期是治疗的根本，也是巩固疗效、避免复发的关键。

（1）孕激素　使用范围相对广泛，适用于体内有一定雌激素水平的各年龄段的患者。可于撤退性出血第 15 日起，口服地屈孕酮 10 ～ 20mg/d，用药 10 日；或微粒化孕酮 200 ～ 300mg/d，用药 10 日；或甲羟孕酮 4 ～ 12mg/d，每日分 2 ～ 3 次口服，连用 10 ～ 14 日。遵医嘱应用 3 ～ 6 个周期。

（2）口服避孕药　可很好地控制周期，尤其适用于有避孕需求的患者。一般在止血用药撤退性出血后，规范使用口服避孕药 3 个周期，病情反复者酌情延至 6 个周期。生育期、有长期避孕需求、无避孕药禁忌证者可长期应用。

（3）雌、孕激素序贯法　如孕激素治疗后不出现撤退性出血，考虑是否为内源性雌激素水平不足，可用雌、孕激素序贯疗法，常用于青春期患者（图 11-4）。

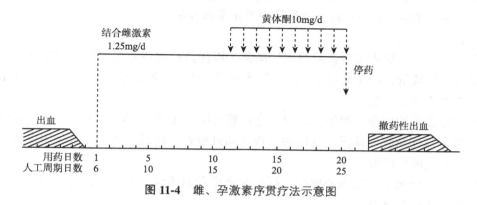

图 11-4　雌、孕激素序贯疗法示意图

（4）左炔诺孕酮宫内缓释系统　宫腔内局部释放左炔诺孕酮 20μg/d，抑制子宫内膜生长。多种药物治疗失败且无生育要求者，选择左炔诺孕酮宫内缓释系统常有效。适用于生育期或围绝经期、无生育需求的患者。

3. 促排卵　青春期异常子宫出血患者经上述药物调整周期治疗后，通过雌、孕激素对中枢的调节作用，部分患者可恢复自发排卵。青春期一般不提倡使用促排卵药物，有生育需求的无排卵不孕患者，可针对病因采取促排卵治疗，常用的药物有氯米芬、人绒毛膜促性腺激素等。

4. 手术治疗　对于药物治疗效果不佳或不宜用药、无生育要求的患者，尤其是不易随访的年龄较大的患者，应考虑子宫内膜切除术或子宫切除术等手术治疗。

（二）排卵性异常子宫出血

1. 黄体功能不足　①可口服氯米芬或采用人绝经后尿促性腺激素联合人绒毛膜促性腺激素疗法，促进卵泡发育和诱发排卵，促使正常黄体形成；②肌内注射绒毛膜促性腺激素，可促进黄体形成，并提高孕酮的分泌，延长黄体期；③选用天然黄体酮制剂，补充黄体分泌孕酮的不足；④对于合并高催乳素血症者，可口服溴隐亭，降低催乳素水平，改善黄体功能。

2. 子宫内膜不规则脱落　可口服甲羟孕酮、天然微粒化孕酮，或肌内注射黄体酮等孕激素，使黄体及时萎缩，内膜按时完整脱落，也可肌内注射绒毛膜促性腺激素，促进黄体功能。对于无生育要求者，可口服避孕药，调整周期。

四、主要护理诊断 / 问题

1. 组织灌注不足　与短期内大量的子宫出血有关。

2. 有感染的危险　与子宫不规则出血、出血量多导致严重贫血，机体抵抗力下降有关。

3. 营养失调：低于机体需要量　与长期出血导致贫血有关。

4. 活动无耐力　与子宫异常出血导致继发性贫血有关。

5. 知识缺乏：缺乏正确使用性激素的相关知识。

五、护 理 措 施

1. 一般护理　补充营养，改善全身状况，指导患者摄入高蛋白、含铁丰富的食物，如蛋黄、猪肝等。做好会阴护理，保持局部清洁卫生。

2. 病情观察　观察并记录患者的生命体征及出血量，嘱患者保留出血期间使用的会阴垫，便于准确估计出血量。严密观察与感染有关的征象，如体温、脉搏、子宫体压痛等，如有感染征象，及时与医师联系并遵医嘱使用抗生素治疗。观察患者的精神和营养状况，有无肥胖、贫血貌、出血点、紫癜、黄疸等，进一步检查患者的身体状况。

3. 对症护理　出血较多者，指导其卧床休息，避免过度疲劳和剧烈运动。贫血严重者，遵医嘱做好止血、配血、输血措施，执行治疗方案维持患者正常血容量。

4. 治疗护理

（1）用药护理　指导患者按时按量服用性激素，以保持药物在血液中的有效浓度，不得随意停服或漏服。止血后开始减量，每3天减量1次，每次减量不能超过原剂量的1/3，直至维持量。一般在停药后3～7天发生撤药性出血。

（2）手术治疗患者的护理　对于刮宫或子宫内膜切除术患者，应做好手术准备并积极配合手术，密切观察患者生命体征及腹痛情况，刮出物常规送病理检查，明确诊断。子宫全切患者按腹部手术的术前准备和术后常规进行护理。

5. 心理护理　鼓励患者表达内心感受，耐心倾听患者的述说；了解患者的疑虑。向患者解释病情及提供相关信息，解除其思想顾虑。

6. 健康教育　按医嘱正确服药期间出现不规则阴道流血及时就诊。阴道出血期间禁止性生活、游泳、盆浴；保持局部卫生，避免生殖道感染。

第2节　多囊卵巢综合征

 案例 11-2

李某，女，18岁，学生。患者14岁月经来潮，既往月经规律。两年前无明显诱因出现闭经伴肥胖。查体：面部痤疮多油脂，颈背部、乳房、腋下色素沉着，四肢多毛，体型肥胖，体重指数 $30kg/m^2$。B超提示：双侧卵巢增大，卵巢内见"项链征"。

问题：1. 该患者最可能的诊断是什么？
　　　2. 主要护理问题有哪些？应提供什么样的护理措施？

一、概　　述

多囊卵巢综合征（PCOS）以慢性无排卵（排卵功能紊乱或丧失）和高雄激素血症（女性体内男性激素产生过剩）为特征，主要临床表现为月经周期不规律、不孕、多毛和（或）痤疮，是最常见的女性内分泌疾病，常伴有肥胖和代谢综合征。多囊卵巢综合征内分泌特征有：①雄激素过多；②雌酮过多；③黄体生成素/卵泡刺激素（LH/FSH）比值增大；④胰岛素过多。

二、护 理 评 估

（一）健康史

评估患者年龄、月经史、婚育史、既往史、有无慢性病症，以及诊治经历，所用激素类药物的名称、效果等。

（二）身心状况

1. 症状　多囊卵巢综合征起病多见于青春期。

（1）月经失调　为最主要症状。多表现为月经稀发（周期35日～6个月）、经量少或闭经，闭经前常有经量过少或月经稀发。少数患者表现为月经过多或不规则出血。

（2）不孕　生育期妇女因排卵障碍导致不孕。

2. 体征

（1）多毛、痤疮　是高雄激素血症最常见的表现。出现不同程度多毛，以性毛为主。油脂性皮肤及痤疮常见，与体内雄激素积聚刺激皮脂腺分泌旺盛有关。

（2）肥胖　30% ～ 60% 患者肥胖（体重指数≥ 25kg/m²），且常呈腹部肥胖型（腰围 / 臀围≥ 0.80）。

（3）黑棘皮症　阴唇、颈背部、腋下、乳房下和腹股沟等处皮肤皱褶部位出现灰褐色色素沉着，呈对称性，皮肤增厚，质地柔软。

3. 心理 - 社会状况　年轻患者容易产生恐惧和焦虑，影响身心健康和工作学习。不孕及月经失调可致患者及家属产生焦虑，期盼怀孕。

（三）辅助检查

1. 盆腔超声检查　多囊卵巢（PCOM）是超声检查对卵巢形态的一种描述。PCOM 超声相的定义为：一侧或双侧卵巢内直径为 2 ～ 9mm 的卵泡数≥ 12 个，和（或）卵巢体积≥ 10ml（卵巢体积按 0.5× 长径 × 横径 × 前后径计算）（图 11-5）。

2. 基础体温测定　表现为单相型基础体温曲线。

3. 诊断性刮宫　应选在月经前数日或月经来潮 6 小时内进行，刮出的子宫内膜呈不同程度增殖改变，无分泌期变化。

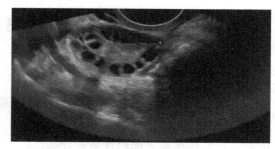

4. 高雄激素血症　血清总睾酮水平正常或轻度升高，通常不超过正常范围上限的 2 倍；可伴有雄烯二酮水平升高，脱氢表雄酮（DHEA）、硫酸脱氢表雄酮水平正常或轻度升高。

图 11-5　多囊卵巢超声影像（项链征）

5. 抗米勒管激素　PCOS 患者的血清抗米勒管激素（AMH）水平较正常明显增高。

6. 其他生殖内分泌激素　非肥胖 PCOS 患者多伴有 LH/FSH 比值≥ 2，20% ～ 35% 的 PCOS 患者可伴有血清催乳素（PRL）水平轻度增高。

7. 代谢指标的评估　口服葡萄糖耐量试验（OGTT），测定空腹血糖、服糖后 2 小时血糖水平；空腹血脂指标测定；肝功能检查。

8. 其他内分泌激素　酌情选择甲状腺功能、胰岛素释放试验，以及皮质醇、肾上腺皮质激素释放激素（ACTH）、17- 羟孕酮测定。

三、治疗要点

1. 调整生活方式　生活方式干预是多囊卵巢综合征患者首选的基础治疗，主要指饮食控制、运动和行为干预。

2. 调整月经周期　可采用口服避孕药和孕激素后半周期疗法，有助于调整月经周期、纠正高雄激素血症，改善高雄激素的临床表现。其周期性撤退性出血可改善子宫内膜状态，预防子宫内膜癌的发生。

3. 高雄激素的治疗　可采用口服短效避孕药，首选复方醋酸环丙孕酮。

4. 胰岛素抵抗的治疗　适用于肥胖或有胰岛素抵抗的患者，可采用二甲双胍治疗。

5. 促排卵治疗　适用于有生育要求的患者，氯米芬为传统一线促排卵药物，氯米芬抵抗患者可给予来曲唑或促性腺激素等。

6. 手术治疗　包括腹腔镜下卵巢打孔术和卵巢楔形切除术。

四、主要护理诊断 / 问题

1. 自我形象紊乱 与月经失调、肥胖、多毛、痤疮有关。
2. 焦虑 与内分泌改变、不孕等有关。

五、护 理 措 施

1. 一般护理 调整生活方式，尤其对肥胖型患者控制饮食和增加运动，可增加胰岛素敏感性，降低胰岛素、睾酮水平，从而恢复排卵及生育功能。指导患者限制热量摄入，选用低糖、高纤维素饮食。鼓励患者进行规律有氧运动，减少久坐行为。

2. 病情观察 测量患者体重，准确计算体重指数，观察有无痤疮、多毛等高雄激素表现，观察有无皮肤色素沉着。

3. 用药护理 指导患者正确用药，遵医嘱服药，不可随意停药或减量。

4. 心理护理 建立良好的护患关系，鼓励患者表达自己的情感，给予心理安慰与疏导。

5. 健康教育 指导患者改变不良饮食习惯，减少精神应激，戒烟酒；坚持长期规律体格锻炼；指导其家庭给予患者鼓励和支持，促使其长期坚持。

第 3 节 痛 经

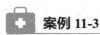 案例 11-3

刘某，女，16 岁，学生。诉每次月经来潮前数小时及经期均有下腹坠痛，疼痛较重时影响学习及生活。妇科检查：肛腹诊未见异常。

问题：1. 该学生最可能的诊断是什么？
2. 应提供什么样的护理措施？

一、概 述

痛经是妇科常见的症状之一，凡在月经前后或月经期出现下腹疼痛，坠胀伴腰酸或其他不适，严重影响工作、学习及生活者称为痛经。痛经分为原发性和继发性两类。原发性痛经是指生殖器官无器质性病变的痛经，占痛经 90% 以上，常见于青春期少女；继发性痛经是指因盆腔器质性病变而致的痛经，如子宫内膜异位症、子宫腺肌病、盆腔炎等，常见于生育期妇女。本节仅讨论原发性痛经。

痛经可能与下列因素有关。

1. 内分泌因素 原发性痛经的发生主要与月经时子宫内膜前列腺素含量增高有关。研究表明，痛经患者子宫内膜和月经血中前列腺素 F_{2a} 和前列腺素 E_2 含量较正常妇女明显升高。前列腺素 F_{2a} 升高是造成痛经的主要原因，前列腺素 F_{2a} 可以引起子宫痉挛性收缩、子宫血流减少、子宫缺血、缺氧而导致痛经。痛经常发生在有排卵的月经周期，无排卵性子宫内膜因无黄体酮刺激，所含前列腺素浓度甚低，一般不发生痛经。

2. 子宫因素 任何导致经血外流不畅的因素均可造成痛经，如子宫颈管狭窄、子宫极度屈曲、月经期子宫内膜整体脱落等。

3. 精神、神经因素 精神紧张、焦虑、恐惧、寒冷刺激、过度敏感、月经期剧烈运动及生化代谢产物均可通过中枢神经系统刺激盆腔疼痛纤维引起痛经。

4. 遗传因素 有家族痛经史。

二、护 理 评 估

（一）健康史

了解患者的年龄、月经史和婚育史，询问有无痛经的相关因素。疼痛与月经的关系，疼痛发生的时间、部位、性质、程度及伴随症状，疼痛时用药情况及治疗效果。

（二）身心状况

1. 症状　原发性痛经在青春期多见，常在初潮后 1～2 年内发病，主要表现为下腹部疼痛。

（1）疼痛常于月经来潮后开始，最早出现在经前 12 小时，以行经第 1 日疼痛最剧烈，持续 2～3 日后缓解，疼痛常呈痉挛性。通常位于下腹部耻骨上方，可放射至腰骶部和大腿内侧。

（2）可伴有恶心、呕吐、腹泻、头痛、烦躁等，甚至出现四肢厥冷、面色苍白、出冷汗等虚脱症状。2～3 天后随着月经血排出通畅，疼痛即可缓解。

2. 体征　妇科检查无明显的实质性病变，偶尔触及子宫过度前倾或过度后倾后屈位。

3. 心理 - 社会状况　由于每个月经周期都会出现以疼痛为代表的一系列症状，患者多表现为焦虑和恐惧，甚至神经质倾向，进而影响身体健康、工作学习和生活质量。

（三）辅助检查

为了排除器质性病变如子宫内膜异位症、子宫腺肌病、子宫肌瘤、盆腔粘连、盆腔感染等疾病引起的痛经，可做超声检查和腹腔镜检查。

三、治 疗 要 点

1. 一般治疗　重视心理治疗，说明月经时的轻度不适是生理反应，消除紧张和顾虑可缓解疼痛。足够的休息和睡眠、规律而适度的锻炼、戒烟均对缓解疼痛有一定的帮助。疼痛不能忍受时可辅以药物治疗。

2. 药物治疗

（1）前列腺素合成酶抑制剂　通过抑制前列腺素合成酶的活性，减少前列腺素产生，防止过强子宫收缩和痉挛，从而减轻或消除痛经。该类药物治疗有效率可达 80%。月经来潮即开始服用药物效果佳，连服 2～3 日。常用的药物有布洛芬、酮洛芬、甲氯芬那酸、双氯芬酸、甲芬那酸、萘普生。布洛芬 200～400mg，每日 3～4 次，或酮洛芬 50mg，每日 3 次。

（2）口服避孕药　通过抑制排卵减少月经血前列腺素含量，适用于要求避孕的痛经妇女，疗效达 90% 以上。

四、主要护理诊断 / 问题

1. 疼痛　与月经期子宫痉挛性收缩，子宫肌组织缺血缺氧，刺激疼痛神经元有关。
2. 恐惧　与长时期痛经造成的精神紧张有关。
3. 睡眠型态紊乱　与痛经症状有关。

五、护 理 措 施

1. 一般护理　经期保证充足睡眠，避免剧烈运动及过度劳累，注意保暖，摄取足够营养，勿食生冷和辛辣食物。

2. 病情观察　观察患者腹痛的程度，腹痛出现及持续的时间，有无恶心呕吐等伴随症状。

3. 对症护理　疼痛明显时，嘱患者卧床休息，腹部热敷或按摩，以促进血液循环，喝热饮可减轻疼痛。

4. 用药护理　遵医嘱给予药物治疗，指导患者按医嘱口服前列腺素合成酶抑制剂。若未婚少女采用雌、孕激素序贯疗法，应指导其正确的用药方法，避免漏服。中医可应用当归、芍药、川芎、茯苓、白术、泽泻组成的当归芍药散治疗原发性痛经效果明显。

5. 心理护理　讲解有关痛经的生理知识，消除患者的恐惧心理。

6. 健康教育　指导患者正确认识月经，规律的月经是女性生殖功能正常的外在标志。经期应避免精神刺激和情绪波动，减轻精神压力，保持心情舒畅。注意经期卫生，避免生殖道感染，可以淋浴，不宜盆浴、游泳，禁止性生活、阴道冲洗或上药。注意保暖，避免淋雨、冷水浴以免着凉。适当休息，不宜参加剧烈的运动和重体力劳动。合理饮食，保持大小便通畅。

第 4 节　经前期综合征

 案例 11-4

王某，女，35 岁。近 1 年来，每当月经周期后半期，月经来潮前 10 天左右，开始出现易怒、情绪不稳定、注意力不集中、失眠、乳房胀痛、肢体水肿等症状，月经前 3 天最为严重，月经来潮后上述症状自然消失。

问题：1. 该患者最可能的诊断是什么？
　　　2. 应提供什么样的护理措施？

一、概　　述

经前期综合征是指反复在黄体期出现周期性以情感、行为和躯体障碍为特征的综合征，月经来潮后，症状自然消失。经前期综合征最多见于 30 ～ 40 岁育龄妇女。

其病因尚无定论，可能与以下因素有关。

1. 精神社会因素　经前期综合征患者对安慰剂治疗的反应率高达 30% ～ 50%，部分患者精神症状突出，且情绪紧张时常使原有症状加重，提示社会环境与患者精神心理因素间的相互作用，参与经前期综合征的发生。

2. 卵巢激素失调　以前认为雌、孕激素比例失调是经前期综合征的发病原因，患者孕激素不足或组织对孕激素敏感性失常，雌激素水平相对过高，引起水钠潴留，体重增加。目前认为可能与黄体后期雌、孕激素撤退有关。临床给患者补充雌、孕激素合剂减少性激素周期性生理变动，能有效缓解症状。

3. 神经递质异常　经前期综合征患者在黄体后期循环中类阿片肽浓度异常降低，表现为内源性类阿片肽撤退症状，影响精神神经及行为方面的变化。

二、护理评估

（一）健康史

了解经前期综合征持续的时间，每次发病的影响，是否治疗及治疗效果，了解近期有无诱发因素，处理压力的方法等，也要注意了解患者生理、心理方面的疾病史，既往妇科、产科等病史。

（二）身心状况

经前综合征症状常在月经前 1 ～ 2 周开始，逐渐加重，至月经前 2 ～ 3 天最为严重，月经来潮后迅速减轻直至消失。周期性反复出现为其临床表现特点。主要症状如下。

1. 躯体症状　头痛、背痛、乳房胀痛、腹部胀满、便秘、肢体水肿、体重增加、运动协调功能减退。
2. 精神症状　易怒、焦虑、抑郁、情绪不稳定、疲乏以及饮食、睡眠、性欲改变，而易怒是其主要症状。
3. 行为改变　注意力不集中、工作效率低、记忆力减退、神经质、易激动等。

（三）辅助检查

没有特殊的实验室检查，必要时配合相关检查以排除心、肝、肾等疾病引起的水肿。可开展精神疾病专科检查，以排除精神疾病。

三、治疗要点

1. 心理治疗　帮助患者调整心理状态，给予心理安慰与疏导，让其精神放松，有助于减轻症状。症状重者可进行认知 - 行为心理治疗。

2. 调整生活状态　包括合理的饮食及营养，戒烟，限制钠盐和咖啡的摄入。适当的身体锻炼，可协助缓解神经紧张和焦虑。

3. 药物治疗

（1）抗焦虑药　适用于有明显焦虑症状者。阿普唑仑 0.25mg，每日 2 ～ 3 次口服，逐渐增量，最大剂量为每日 4mg，用至月经来潮第 2 ～ 3 日。

（2）抗抑郁药　适用于有明显抑郁症状者。氟西汀能选择性抑制中枢神经系统 5- 羟色胺的再摄取。黄体期用药 20mg，每日 1 次口服，能明显缓解精神症状及行为改变，但对躯体症状疗效不佳。

（3）醛固酮受体的竞争性抑制剂　螺内酯 20 ～ 40mg，每日 2 ～ 3 次口服，可拮抗醛固酮而利尿，减轻水潴留，对改善精神症状也有效。

（4）维生素 B_6　可调节自主神经系统与下丘脑 - 垂体 - 卵巢轴的关系，还可抑制催乳素合成。10 ～ 20mg，每日 3 次口服，可改善症状。

（5）口服避孕药　通过抑制排卵缓解症状，并可减轻水钠潴留症状，抑制内源性激素的波动。也可用促性腺激素释放激素类似物抑制排卵，连用 4 ～ 6 个周期。

四、主要护理诊断 / 问题

1. 焦虑　与周期性经前出现不适症状有关。
2. 体液过多　与雌、孕激素比例失调有关。
3. 疼痛　与精神紧张有关。

五、护理措施

1. 一般护理　合理饮食及营养，戒烟，限制钠盐和咖啡的摄入。鼓励患者进行有氧运动如舞蹈、慢跑，听抒情的轻音乐，以缓解精神压力。

2. 病情观察　观察患者在月经前 1 ～ 2 周有无头痛、乳房胀痛、肢体水肿、体重增加等不适及有无焦虑、抑郁等情绪改变。

3. 对症护理　根据患者躯体、精神和行为方面的表现，给予相应护理，遵医嘱应用药物对症治疗，可选用抗抑郁药、抗焦虑药、促性腺激素释放激素激动剂、口服避孕药等缓解症状。

4. 用药护理　指导患者正确用药，遵医嘱服药，不可随意停药或减量。

5. 心理护理　帮助患者调整心理状态，给予心理安慰与疏导。同时对家庭成员进行有关疾病保健的宣传教育，让家人了解该病周期性发作的规律和预期的发病时间，协助调整经前期的家庭活动，减少环境刺激。

第5节 闭 经

 案例 11-5

张某，女，17岁，因近半年无月经来潮而就诊。平素月经规律，既往史无特殊。半年前离开家乡，异地求学后，一直没有月经来潮，体格检查和盆腔检查未见异常。

问题： 1. 患者发生闭经的可能原因是什么？

2. 应提供什么样的护理措施？

一、概 述

闭经为常见的妇科症状，表现为无月经或月经停止。根据既往有无月经来潮，分为原发性闭经和继发性闭经两类。原发性闭经指年龄超过14岁，第二性征未发育；或年龄超过16岁，第二性征已发育，月经还未来潮。继发性闭经指正常月经建立后月经停止6个月，或按自身原有月经周期计算停止3个周期以上者。青春期前、妊娠期、哺乳期及绝经后的月经不来潮属生理现象，不在本节讨论。

正常月经的建立和维持，有赖于下丘脑-垂体-卵巢轴的神经内分泌调节，靶器官子宫内膜对性激素的周期性反应和下生殖道的通畅，其中任何一个环节发生障碍均可导致闭经。

原发性闭经较少见，多为遗传因素或先天性发育缺陷引起。继发性闭经的发生率明显高于原发性闭经。继发性闭经按生殖轴病变和功能失调的部位分为下丘脑性闭经、垂体性闭经、卵巢性闭经、子宫性闭经以及其他内分泌功能异常引起的闭经。

1. 下丘脑性闭经 最常见，指中枢神经系统及下丘脑各种功能和器质性疾病引起的闭经，以功能性原因为主。此类闭经的特点是下丘脑合成和分泌促性腺激素释放激素（GnRH）缺陷或下降导致垂体促性腺激素，特别是LH的分泌功能低下，故属低促性腺激素性闭经，治疗及时尚可逆。

（1）精神应激 突然或长期精神压抑、紧张、忧虑、环境改变、过度劳累、情感创伤、寒冷等，均可能引起神经内分泌障碍而导致闭经，其机制可能与应激状态下，下丘脑分泌的促肾上腺皮质激素释放激素和皮质素分泌增加，进而刺激内源性阿片肽和多巴胺分泌，抑制下丘脑分泌GnRH和垂体分泌促性腺激素有关。

（2）体重下降和神经性厌食 中枢神经对体重急剧下降极为敏感，若体重减轻10%～15%，或体脂丢失30%时将出现闭经。

（3）运动性闭经 长期剧烈运动易致闭经，与患者的心理、应激反应程度及体脂下降有关。初潮的发生和月经的维持有赖于一定比例（17%～22%）的机体脂肪，肌肉/脂肪比率增加或总体脂肪减少，均可使月经异常。运动剧增后，GnRH释放受抑制，也可引起闭经。

（4）药物性闭经 长期应用甾体类避孕药及某些药物，如吩噻嗪衍生物（奋乃静、氯丙嗪）、利血平等，可引起继发性闭经，其机制是药物抑制下丘脑分泌GnRH或通过抑制下丘脑多巴胺，使垂体分泌催乳素增多。药物性闭经通常是可逆的，停药后3～6个月月经多能自然恢复。

（5）颅咽管瘤 瘤体增大可压迫下丘脑和垂体柄引起闭经、生殖器萎缩、肥胖、颅内压增高、视力障碍等症状，也称肥胖生殖无能营养不良症。

2. 垂体性闭经 主要病变在垂体。腺垂体器质性病变或功能失调，均可影响促性腺激素分泌，继而影响卵巢功能引起闭经。主要表现为继发性闭经，常见有垂体梗死如希恩综合征，垂体肿瘤如分泌催乳素的腺瘤及空蝶鞍综合征。

3. 卵巢性闭经 闭经的原因在卵巢。卵巢分泌的性激素水平低下，子宫内膜不发生周期性变化而导致闭经。常见于卵巢早衰、卵巢功能性肿瘤如卵巢支持-间质细胞瘤、卵巢颗粒-卵泡膜细胞瘤，以及多囊卵巢综合征。

4. 子宫性闭经　闭经原因在子宫。可因感染、创伤导致宫腔粘连引起闭经。月经调节功能正常，第二性征发育也正常，如阿谢曼（Asherman）综合征，也可因手术切除子宫或放疗破坏子宫内膜所致。

5. 其他　内分泌功能异常，如甲状腺、肾上腺、胰腺等功能紊乱也可引起闭经。常见的疾病有甲状腺功能减退或亢进、肾上腺皮质功能亢进、肾上腺皮质肿瘤等。

二、护理评估

（一）健康史

详细询问月经史，包括初潮年龄、月经周期、经期、经量和闭经时间长短及伴随症状等。了解发病前有无导致闭经的诱因，如精神因素、环境改变、体重变化、有无剧烈运动以及各种疾病、用药情况等。已婚妇女需询问生育史及产后并发症史。原发性闭经应了解第二性征发育情况、生长发育史及有无先天缺陷或其他疾病及家族史。

（二）身心状况

1. 症状　年满 16 岁无月经来潮或以往月经规律，以后月经停止达 6 个月以上。

2. 体征　注意患者的全身发育情况，如有无畸形，智力、身高、体重、精神状态，四肢与躯体的比例；注意患者第二性征发育情况，如音调、毛发分布、乳房发育，是否有乳汁分泌等。妇科检查注意内、外生殖器的发育，如有无先天性缺陷畸形和肿瘤等。

3. 心理 - 社会状况　患者常因担心闭经对自己的健康、性生活及生育能力的影响，或反复治疗效果不佳而加重心理压力，表现为情绪低落、沮丧，对治疗和护理失去信心。

（三）辅助检查

育龄妇女首先排除妊娠。通过病史、体格检查，对闭经的原因和病变环节有初步的了解，有选择地做辅助检查以明确诊断。

1. 功能试验

（1）药物撤退试验　用于评估体内雌激素水平，以确定闭经程度。

1）孕激素试验：口服孕激素，如甲羟孕酮、地屈孕酮、微粒化黄体酮，或肌内注射黄体酮注射液。停药后出现撤退性出血（阳性反应），提示子宫内膜已受一定水平雌激素影响。停药后无撤退性出血（阴性反应），应进一步行雌、孕激素序贯试验。

2）雌、孕激素序贯试验：适用于孕激素试验阴性的闭经患者。服用足够量的雌激素，如戊酸雌二醇、17β- 雌二醇或结合雌激素，连服 20 ～ 30 日后，加用孕激素，停药后发生撤退性出血为阳性，提示子宫内膜功能正常，可排除子宫性闭经，引起闭经的原因是患者体内雌激素水平低落，应进一步寻找原因。无撤退性出血为阴性，应重复一次试验，若仍无出血，提示子宫内膜有缺陷或被破坏，可诊断为子宫性闭经。

（2）垂体兴奋试验　又称 GnRH 刺激试验，了解垂体对 GnRH 的反应性。注射黄体生成素释放激素后 LH 值升高，说明垂体功能正常，病变在下丘脑。经多次重复试验，LH 值无升高或升高不显著，说明垂体功能减退，如希恩综合征。

2. 血清激素测定　应停用雌孕激素药物至少两周后行 E_2、P、T、FSH、LH、PRL、TSH、胰岛素等激素测定，以协助诊断。

3. 影像学检查

（1）盆腔超声检查　观察盆腔有无子宫，子宫形态、大小及内膜厚度，卵巢大小、形态、卵泡数目等。

（2）子宫输卵管造影　了解有无宫腔病变和宫腔粘连。

（3）CT 或磁共振显像（MRI）　用于盆腔及头部蝶鞍区检查。

（4）静脉肾盂造影　怀疑米勒管发育不全综合征时，用以确定有无肾脏畸形。

4.宫腔镜检查　能精确诊断宫腔粘连。

5.腹腔镜检查　可直视下观察卵巢形态、子宫大小。

6.染色体检查　对鉴别性腺发育不全的病因及指导临床处理有重要意义。

7.其他检查　如靶器官反应检查，包括基础体温测定、子宫内膜活检等。

三、治疗要点

1.病因治疗　闭经因器质性病变引起，应针对病因治疗。

2.全身治疗　闭经的发生与全身健康状况和神经内分泌的调控有关。因此，全身治疗在闭经治疗中占重要地位。包括积极治疗全身性疾病，提高机体体质，供给足够营养，保持标准体重。

3.心理治疗　继发于精神心理和应激反应的闭经要给予及时的精神支持和医学咨询，以促进患者建立正确的健康观念和生活方式。对神经性厌食患者，应给予足够的关怀和心理疏导，鼓励循序渐进地进食。

4.激素治疗

（1）性激素补充治疗　可以维持女性心血管系统、骨骼及骨代谢、神经系统等的健康，也可以促进和维持第二性征和月经。主要治疗方法如下。①雌激素补充治疗：适用于无子宫者。②雌、孕激素人工周期疗法：适用于有子宫者。③孕激素疗法：适用于体内有一定内源性雌激素水平者。

（2）促排卵　适用于有生育要求的患者。治疗方法包括：①对于 FSH 和 PRL 正常的闭经者，体内有一定内源性雌激素，可首选氯米芬作为促排卵药物；②对于低促性腺激素性闭经者及氯米芬促排卵失败者，在雌激素治疗促进生殖器发育，子宫内膜已获得对雌孕激素的反应后，可采用尿促性腺激素联合绒毛膜促性腺激素促进卵泡发育及诱发排卵。对于 FSH 升高的患者，由于其卵巢功能衰竭，不建议采用促排卵治疗。

四、主要护理诊断 / 问题

1.自尊紊乱　与长期闭经及治疗效果不明显，不能正常月经来潮而出现自我否定等有关。

2.焦虑　与担心疾病对健康、性生活、生育的影响有关。

3.功能障碍性悲哀　与担心丧失女性形象有关。

五、护理措施

1.一般护理　鼓励患者适当锻炼身体，增强体质，合理饮食，保持标准体重。避免过度劳累和剧烈运动。

2.病情观察　观察患者的病情变化，协助医生对患者进行全面的体格检查。

3.用药护理　指导患者正确用药，说明性激素的作用、不良反应、剂量、用药方法及时间等问题，不能随意减量、增量、漏服和停药，并注意观察性激素治疗后的不良反应。

4.心理护理　建立良好的护患关系，鼓励患者表达自己内心的感受，向患者提供诊疗信息解除患者的心理压力，保持心情舒畅，正确对待月经。

5.健康教育　树立正确的健康观念，养成良好的生活方式，合理营养，适当运动。对有明显性格缺陷的女性，指导帮助其提高对外界的适应能力，保持情绪的稳定。

第 6 节　绝经综合征

案例 11-6

刘某，女，49 岁。近半年来月经紊乱，周期不规则，经期延长，伴阵发性潮热，常感心烦、眩晕、失眠，难以坚持工作。妇科检查：未见异常。实验室检查：FSH > 35U/L，E_2 < 15pg/ml。

问题： 1. 该患者最可能的诊断是什么？

2. 发生该疾病的主要原因是什么？

3. 应提供什么样的护理措施？

一、概　述

绝经指卵巢功能停止所致永久性无月经。绝经综合征指妇女绝经前后出现性激素波动或减少所致的一系列躯体及精神心理症状。绝经分为自然绝经和人工绝经。自然绝经指卵巢内卵泡生理性耗竭所致的绝经；人工绝经指两侧卵巢经手术切除或放、化疗等损伤卵巢功能。人工绝经者更易发生绝经综合征。

绝经前后最明显变化是卵巢功能衰退，随后表现为下丘脑 - 垂体功能衰退。内分泌系统可出现以下变化。

1. 雌激素　卵巢功能衰退的最早征象是卵泡对 FSH 敏感性降低，FSH 水平升高。绝经过渡早期雌激素水平波动很大，由于 FSH 升高对卵泡过度刺激引起雌二醇分泌过多，甚至可高于正常卵泡期水平，因此整个绝经过渡期雌激素水平并非逐渐下降，只是在卵泡完全停止生长发育后，雌激素水平才迅速下降。绝经后卵巢极少分泌雌激素，但妇女血液循环中仍有低水平雌激素，主要来自肾上腺皮质和来自卵巢的雄烯二酮经周围组织中芳香化酶转化的雌酮。绝经后妇女血液循环中雌酮（E_1）高于雌二醇（E_2）。

2. 孕酮　绝经过渡期卵巢尚有排卵功能，仍有孕酮分泌。但因卵泡发育质量下降，黄体功能不良，导致孕酮分泌减少。绝经后无孕酮分泌。

3. 雄激素　绝经后雄激素来源于卵巢间质细胞及肾上腺，总体雄激素水平下降。其中雄烯二酮主要来源于肾上腺，量约为绝经前的一半。卵巢主要产生睾酮，由于升高的 LH 对卵巢间质细胞的刺激增加，使睾酮水平较绝经前增高。

4. 促性腺激素　绝经过渡期 FSH 水平升高，呈波动型，LH 仍在正常范围，FSH/LH 仍 < 1。绝经后雌激素水平降低，诱导下丘脑释放促性腺激素释放激素增加，刺激垂体释放 FSH 和 LH 增加，其中 FSH 升高较 LH 更显著，FSH/LH > 1。

5. 促性腺激素释放激素（GnRH）　绝经后 GnRH 分泌增加，并与 LH 相平衡。

6. 抑制素　绝经后妇女血抑制素水平下降，较 E_2 下降早且明显，可能成为反映卵巢功能衰退更敏感的指标。

卵泡闭锁导致雌激素和抑制素水平降低以及 FSH 水平升高，是绝经的主要信号。

二、护理评估

（一）健康史

了解绝经综合征症状持续时间、严重程度及治疗、疗效等信息；了解月经史、生育史；了解既往健康状况，排除肝病、高血压、糖尿病、冠心病、其他内分泌腺体器质性疾病以及精神疾病；了解既往有无行切除子宫、卵巢的手术，有无接受盆腔放疗等；注意收集乳腺癌、子宫内膜癌、动静脉血栓、骨折及骨质疏松等病史和家族史。

（二）身心状况

1. 症状

（1）近期症状

1）月经紊乱：是绝经过渡期最早出现的症状，大致分为三种类型：①月经周期缩短、经量减少，最后绝经；②月经周期不规则，周期和经期延长，经量增多，甚至大出血或出血淋漓不断，然后逐渐减少而停止；③月经突然停止，较少见。

2）血管舒缩症状：主要表现为潮热，为血管舒缩功能不稳定所致，是雌激素低落的特征性症状，其特点是反复出现短暂的面部、颈部及胸部皮肤阵阵发红，伴有烘热，继之出汗，一般持续 1 ～ 3 分钟。症状轻者每日发作数次，严重者十余次或更多，夜间或应激状态易促发。该症状可持续 1 ～ 2 年，有时长达 5 年或更长。潮热严重时可影响妇女的工作、生活和睡眠，是需要性激素治疗的主要原因。

3）自主神经失调症状：常出现心悸、眩晕、头痛、失眠、耳鸣等症状。

4）精神神经症状：常表现为注意力不易集中，并且情绪波动大，如激动易怒、焦虑不安或情绪低落、抑郁、不能自我控制等，记忆力减退也较常见。

（2）远期症状

1）泌尿生殖症状：主要表现为泌尿生殖道萎缩症状，出现阴道干燥、性交困难及反复阴道感染，排尿困难、尿痛、尿急等反复发生的尿路感染。

2）骨质疏松：绝经后妇女雌激素缺乏使骨质吸收增加，导致骨量快速丢失，而出现骨质疏松。50 岁以上妇女半数以上会发生绝经后骨质疏松，一般发生在绝经后 5 ～ 10 年内，最常发生在椎体。

3）阿尔茨海默病：绝经后期妇女比老年男性患病风险高，可能与绝经后内源性雌激素水平降低有关。

4）心血管病变：绝经后妇女糖脂代谢异常增加，动脉硬化、冠心病的发病风险较绝经前明显增加，可能与雌激素低下有关。

2. 体征　妇科检查可见生殖器官萎缩性病变，如外阴皮肤干燥、松弛、阴道干涩、萎缩，如合并感染，阴道分泌物增多并有臭味；子宫颈及子宫体萎缩变小，卵巢萎缩触不到。

（三）辅助检查

1. 血清 FSH 值及 E_2 值测定　检查血清 FSH 值及 E_2 值了解卵巢功能。绝经过渡期血清 FSH > 10U/L，提示卵巢储备功能下降。闭经、FSH > 40U/L 且 E_2 < 10 ～ 20pg/ml，提示卵巢功能衰竭。

2. 抗米勒管激素（AMH）测定　AMH 低至 1.1ng/ml 提示卵巢储备下降；若低于 0.2ng/ml 提示即将绝经；绝经后 AMH 一般测不出。

三、治疗要点

1. 一般治疗　对绝经过渡期妇女进行心理疏导，向其解释绝经过渡期是每个妇女必经的生理过程，要以积极乐观的心态面对。同时鼓励其建立健康的生活方式，包括适当的体育锻炼，健康饮食，增加日晒时间，摄入足量的蛋白质及含钙丰富食物，预防骨质疏松。必要时选用谷维素有助于调节自主神经功能，口服 20mg，每日 3 次。镇静药如艾司唑仑 2.5mg，睡前服用，有助睡眠。

2. 激素替代疗法（HRT）　围绝经期综合征主要是卵巢功能衰退，雌激素减少引起，HRT 是为解决这一问题而采取的临床医疗措施，科学、合理、规范的用药并定期监测，HRT 的有益作用将超过其潜在的害处。

（1）适应证　绝经期女性出现以下问题时应建议应用性激素：①绝经症状严重影响生活质量；②需要防治绝经后骨质疏松症；③需要预防冠心病；④要求使用性激素预防围绝经期症状者。

（2）禁忌证　①雌激素依赖性肿瘤：乳腺癌、子宫内膜癌、黑色素瘤；②原因不明的阴道出血；③严重的肝、肾功能障碍；④近 6 个月内血栓栓塞性疾病；⑤红斑狼疮；⑥镰状细胞贫血；⑦孕激素禁忌证：脑膜瘤。

（3）主要制剂　剂量和用药方案应个体化，以最小剂量且有效为佳。

1）雌激素：原则上选用天然甾体类雌激素制剂如雌二醇、戊酸雌二醇、结合雌激素、雌三醇、雌酮；部分合成雌激素如炔雌醇、炔雌醇三甲醚；合成雌激素如尼尔雌醇。

2）孕激素：对抗雌激素促进子宫内膜生长的作用。有 3 类：19- 去甲基睾酮衍生物（如炔诺酮）、17- 羟孕酮衍生物（如甲羟孕酮）、天然孕酮（如微粉化黄体酮）。

3）雌、孕、雄激素复方药物：替勃龙进入体内的分解产物具有孕激素、雄激素和弱的雌激素活性，不刺激子宫内膜增生。

（4）用药途径　有口服给药、阴道给药、皮肤给药，可依据病情及患者意愿选用。

（5）用药时间　①短期用药，持续 HRT 5 年以内，称为短期用药。主要目的是缓解围绝经期症状，通常 1 个月内起效，4 个月达到稳定缓解。②长期用药，用于防治骨质疏松和心脑血管疾病，至少持续 3 ～ 5 年以上。

四、主要护理诊断 / 问题

1. 焦虑　与绝经过渡期内分泌改变，或个性特点、精神因素有关。

2. 有感染的危险　与绝经期阴道黏膜变薄，局部防御感染能力降低有关。

3. 知识缺乏：缺乏绝经期生理心理变化知识及应对技巧。

五、护 理 措 施

1. 一般护理　饮食上应多吃些豆制品，适当摄取钙质和维生素 D，可减少因雌激素降低而引起的骨质疏松；参加有规律的运动，如散步、打太极拳、中老年健身操等，可以促进血液循环，维持肌肉良好的张力延缓老化的速度，还可以刺激骨细胞的活动，延缓骨质疏松的发生。

2. 病情观察　观察患者的一般情况，血压、睡眠及月经情况，有无精神症状，有无心悸、头晕等。

3. 对症护理　出血较多者，督促其卧床休息，避免过度疲劳和剧烈运动；贫血严重者，遵医嘱做好配血、输血、止血措施；严重骨质疏松、反复阴道炎患者遵医嘱使用性激素缓解症状。

4. 用药护理　帮助患者了解用药目的、药物剂量、适应证、禁忌证、用药时间、可能出现的反应。HRT 必须在专业医师指导下进行，督促长期使用性激素治疗者应定期随访。开始激素补充治疗后，可于 1 ～ 3 个月复诊，以后随诊间隔可为 3 ～ 6 个月，1 年后的随诊间隔可为 6 ～ 12 个月。若出现异常的阴道流血或其他不良反应随时复诊，每次复诊需仔细询问病史及其他相关问题。

5. 心理护理　加强与围绝经期妇女的沟通，让其充分表达内心的"痛苦"，以宣泄不良情绪，缓解症状。向患者及家属讲解围绝经期综合征的相关知识，使家人给予理解、同情和及时的安慰，积极创造良好氛围，减轻患者的症状。

6. 健康教育　鼓励患者坚持体育锻炼，参加户外活动，合理安排工作和休息，注意劳逸结合。指导长期使用性激素治疗的患者定期随访。

附：

高催乳素血症

各种原因导致血清催乳素（PRL）异常升高，> 1.14nmol/L（25μg/L），称为高催乳素血症。高催乳素血症可引起性腺功能减退、不孕或溢乳。

（一）发病相关因素

1. 下丘脑疾病　颅咽管瘤、炎症等病变影响催乳素抑制因子（PIF）的分泌，导致催乳素升高。

2. 垂体疾病　是引起高催乳素血症最常见的原因，以垂体催乳素瘤最常见。

3. 原发性甲状腺功能减退症　促甲状腺激素释放激素增多，刺激垂体催乳素分泌。

4. 特发性高催乳素血症　血清催乳素增高，多为 2.73 ～ 4.55nmol/L，但未发现垂体或中枢神经系统疾病。部分患者数年后发现垂体微腺瘤。

5. 其他　多囊卵巢综合征、自身免疫性疾病、创伤（垂体柄断裂或外伤）、长期服抗精神病药、抗抑郁药、抗癫痫药、抗高血压药、抗胃溃疡药和阿片类药物均可引起血清催乳素轻度或明显升高。

（二）临床表现

1. 月经紊乱及不育　85%以上患者有月经紊乱。生育期患者可不排卵或黄体期缩短，表现为月经少、稀发甚至闭经。青春期前或青春期早期妇女可出现原发性闭经，生育期后多为继发性闭经。无排卵可导致不育。

2. 溢乳　是本病的特征之一。闭经泌乳综合征患者中约 2/3 存在高催乳素血症，其中有 1/3 为垂体微腺瘤。溢乳通常表现为双乳流出或可挤出非血性乳白色或透明液体。

3. 头痛、眼花及视觉障碍　垂体腺瘤增大明显时，由于脑脊液回流障碍及周围脑组织和视神经受压，可出现头痛、眼花呕吐、视野缺损及动眼神经麻痹等症状。

4. 性功能改变　由于垂体 LH 与 FSH 分泌受抑制，出现低雌激素状态，表现为阴道壁变薄或萎缩，分泌物减少，性欲减退。

（三）治疗

高催乳素血症治疗方法有药物治疗、手术治疗及放疗。

1. 药物治疗　常用药物有溴隐亭、喹高利特、维生素 B_6 等，根据患者病情选择药物。

2. 手术治疗　当垂体肿瘤产生明显压迫及神经系统症状或药物治疗无效时，应考虑手术切除肿瘤。

3. 放疗　用于不能坚持或耐受药物治疗者；不愿意手术者；不能耐受手术的患者。

目标检测

A₁/A₂ 型题

1. 异常子宫出血最常见的类型为（　　）
   A. 排卵障碍性异常子宫出血
   B. 黄体功能不足
   C. 子宫内膜不规则脱落
   D. 子宫内膜局部异常所致异常子宫出血
   E. 子宫内膜炎

2. 青春期异常子宫出血的治疗原则（　　）
   A. 止血、调整周期、促排卵
   B. 止血、调整周期、防止内膜癌变
   C. 止血、调整周期
   D. 刮宫、手术治疗
   E. 防止内膜癌变

3. 怀疑为子宫内膜不规则脱落，做诊断性刮宫取子宫内膜活检的最佳时间为（　　）
   A. 月经第 1 ～ 2 天
   B. 月经第 5 ～ 6 天
   C. 月经干净后 3 天
   D. 月经周期中间
   E. 月经前 5 天

4. 多囊卵巢综合征发病多见于（　　）
   A. 青春期
   B. 生育期
   C. 围绝经期
   D. 绝经后期
   E. 老年期

5. 围绝经期异常子宫出血，首选的止血方法是（　　）
   A. 雌激素
   B. 雄激素
   C. 孕激素
   D. 雌、孕激素序贯法
   E. 刮宫术

6. 下列疾病与继发性闭经关系最密切的是（　　）
   A. 子宫发育不全
   B. 原发性垂体促性腺功能低下
   C. 单纯性卵巢发育不全
   D. 希恩综合征
   E. 特纳综合征

7. 原发性痛经的特点不包括（　　　）

　　A. 多在月经初潮 6 个月内发病

　　B. 月经第 1 天疼痛最剧烈

　　C. 常见于青春期

　　D. 下腹痛是主要症状

　　E. 妇科检查无异常发现

8. 患者，女，16 岁，无月经来潮，有周期性下腹疼痛，妇科检查无阴道口，肛查触及增大的子宫，为（　　　）

　　A. 子宫内膜异位症　　　B. 继发性闭经

　　C. 围绝经期综合征　　　D. 原发性闭经

　　E. 痛经

9. 王某，女，26 岁，结婚 3 年不孕，月经周期正常，经

期延长，盆腔检查正常，连续测量三个周期基础体温呈双相，高温相持续 9 ～ 10 天，诊断为（　　　）

　　A. 正常月经　　　　　　B. 无排卵性月经

　　C. 子宫内膜局部异常　　D. 黄体萎缩不全

　　E. 黄体功能不足

10. 患者，女，50 岁。近 3 个月月经紊乱，周期时长时短，出血量不定，伴有阵发性潮热，考虑为（　　　）

　　A. 排卵性异常子宫出血

　　B. 继发性闭经

　　C. 围绝经期综合征

　　D. 原发性闭经

　　E. 经前期综合征

（罗小燕）

第12章
盆底功能障碍性及生殖器官损伤疾病患者的护理

第1节 盆腔器官脱垂

 案例 12-1

周某，女，65岁，孕3产3，既往身体健康。3年前开始每次咳嗽、打喷嚏时都会出现漏尿的现象。最近一年发现阴道口有肿块脱出，最初经平躺休息后有所缓解，但逐渐休息以后，脱出的肿块也不能回纳，行走不便，漏尿现象也有所加重。妇科检查：可见子宫颈已完全脱出阴道，子宫体部分在阴道内，部分在阴道外。

问题： 1. 该患者可能为何种疾病？

2. 患者主要的护理问题有哪些？

3. 如何指导患者配合医生治疗？

（一）概述

1. 基本概念　盆底肌肉群、筋膜、韧带及其神经构成复杂的盆底支持系统，其互相作用和支持以维持盆腔器官的正常位置。盆底支持组织因退化创伤等因素导致其支持薄弱，从而发生盆底功能障碍（PFD）。PFD又称盆底缺陷或盆底支持组织松弛，是各种病因导致的盆底支持薄弱，进而盆腔脏器移位，连锁引发其他盆腔器官的位置和功能异常。

盆腔器官脱垂（pelvic organ prolapse，POP）是指由盆底支持结构缺陷或松弛而引起的盆腔器官下降或移位导致的器官位置及功能异常，主要包括子宫脱垂和阴道前、后壁脱垂等。最常见的盆腔器官脱垂包括阴道前壁脱垂、子宫脱垂、阴道后壁脱垂和子宫切除术后阴道顶端支持结构缺损导致的阴道穹隆脱垂。

2. 病因　盆腔器官脱垂最主要的原因为分娩损伤，以及长期腹压增加。盆底组织发育不良或退行性变子宫脱垂偶见于未产妇或处女，多为先天性盆底组织发育不良或营养不良所致。一些年老的患者及长期哺乳的妇女体内雌激素水平下降，绝经后出现的支持结构的萎缩在盆底松弛的发生或发展中也具有重要作用。慢性咳嗽、腹腔积液、腹型肥胖、持续负重或便秘而造成腹腔内压力增加，可致腹压增加导致脱垂。

3. 分度及临床表现　阴道前壁脱垂也称阴道前壁膨出，阴道内2/3膀胱区域脱出称为膀胱膨出。阴道后壁膨出又称为直肠膨出。子宫脱垂是指子宫从正常位置沿阴道下降，子宫颈外口达坐骨棘水平以下，甚至子宫全部脱出阴道口以外，常伴有阴道前后壁膨出。

（1）我国沿用的传统盆腔器官脱垂分度法是根据1981年"两病"科研协作组的意见，将子宫脱垂分为3度（图12-1）。

Ⅰ度：轻型为子宫颈外口距离处女膜缘＜4cm，但未达处女膜缘；重型为子宫颈外口已达处女膜缘。阴道口可见到子宫颈。

Ⅱ度：轻型为子宫颈已脱出阴道口外，子宫体仍在阴道内；重型为子宫颈及部分子宫体已脱出阴道口外。

Ⅲ度：子宫颈及子宫体全部脱出至阴道口外。

Ⅰ度患者多无自觉症状。Ⅱ、Ⅲ度患者主要出现腰骶部酸痛及下坠感。Ⅱ、Ⅲ度脱垂者阴道内脱出物在平卧休息后能自行还纳，严重时脱出物不能还纳，影响行动。伴有膀胱膨出时，可出现排尿困难、尿潴留、压力性尿失禁等。

（2）阴道前壁膨出分度

Ⅰ度：阴道前壁形成球状物，向下突出，达处女膜缘，但仍在阴道内。

Ⅱ度：阴道壁展平或消失，部分阴道前壁突出于阴道口外。

Ⅲ度：阴道前壁全部突出于阴道口外。

（3）阴道后壁膨出分度

Ⅰ度：阴道后壁达处女膜缘，但仍在阴道内。

Ⅱ度：阴道后壁部分脱出阴道口。

Ⅲ度：阴道后壁全部脱出阴道口外。

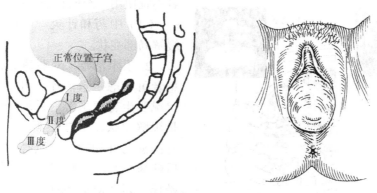

图 12-1　子宫脱垂分度

（二）护理评估

1. 健康史　评估患者有无产程过长、阴道助产及盆底组织撕伤等病史。同时评估患者有无长期腹压增高情况，如慢性咳嗽、盆腹腔肿瘤、便秘等。

2. 身心状况

（1）症状　Ⅰ度患者一般无自觉症状。Ⅱ度及以上患者有不同程度的下腹部坠胀、腰骶部酸痛感；患者会感觉有球形物从阴道内脱出，在长时间行走、体力劳动时更加明显，卧床休息后自行还纳。重症子宫脱垂常伴有阴道前后壁膨出，致膀胱和直肠的解剖关系改变，患者可有排尿、排便困难，严重者可有尿潴留、便秘以及易并发尿路感染。长期暴露的子宫可见子宫颈及阴道壁溃疡，有少量出血或脓性分泌物。

（2）体征　检查时可见子宫体下移，子宫颈口位于阴道内坐骨棘水平以下，直至子宫体完全脱出阴道口外。伴有阴道前后壁膨出者，可见阴道黏膜增厚角化，严重者可见阴道壁或子宫颈口破溃，脓苔附着。也可伴有子宫颈延长。评估阴道前后壁脱垂应用单叶窥器进行检查：当压住阴道后壁，嘱患者向下用力，可显示阴道前壁膨出的程度及尿道走行的改变。同样压住阴道前壁时嘱患者向下用力，可显示阴道后壁、直肠膨出的程度及肠疝。

（3）心理 - 社会状况：由于长期的子宫脱出使患者行动不便，不能从事体力劳动，大小便异常，性生活受到影响，患者常出现焦虑，情绪低落，不愿与他人交往。

3.辅助检查

（1）子宫颈细胞学检查　用于排除宫颈上皮内瘤变（CIN）及早期子宫颈癌。

（2）膀胱功能检查　包括尿液感染相关的检测，如尿常规、尿培养、残余尿测定、泌尿系彩超及尿流动力学测定等。

（三）治疗要点

1.非手术治疗

（1）支持疗法　加强营养，合理安排休息和工作，避免重体力劳动；积极治疗便秘、慢性咳嗽及腹腔巨大肿瘤等增加腹压的疾病。

（2）盆底肌肉锻炼（也称为 Kegel 锻炼）　增加盆底肌肉群的张力。指导患者行收缩肛门运动，用力使盆底肌肉收缩 3 秒以上后放松，每次 10 ～ 15 分钟，每日 2 ～ 3 次。

（3）放置子宫托　子宫托是一种支持子宫和阴道壁并使其维持在阴道内而不脱出的工具，尤其适用于患者全身状况不适宜手术、妊娠期和产后，手术前放置可促进膨出面溃疡的愈合。常用的子宫托有喇叭形、环形和球形三种。重度子宫脱垂伴盆底肌肉明显萎缩，以及子宫颈、阴道壁有炎症、溃疡者不宜使用，经期和妊娠期停用（图 12-2）。

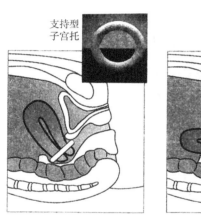
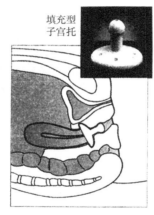

支持型子宫托

填充型子宫托

图 12-2　各种子宫托示意图

（4）中药和针灸　可促进盆底肌张力恢复，缓解局部症状。

2.手术治疗　对脱垂超出处女膜的有症状的患者可考虑手术治疗。可根据患者的年龄、全身状况及生育要求等，采取个体化治疗。手术目的是缓解症状、恢复正常的解剖位置和脏器功能，有满意的性功能。常选择以下手术方法：阴道前后壁修补术、主韧带缩短及子宫颈部分切除术——曼氏手术（Manchester 手术）；经阴道全子宫切除术及阴道前后壁修补术；阴道封闭术及盆底重建手术等。

（四）主要护理诊断/问题

1.焦虑　与长期的盆腔器官脱出影响正常生活有关。

2.慢性疼痛　与子宫下垂牵拉韧带、子宫颈，阴道壁溃疡有关。

（五）护理措施

1.一般护理　指导患者卧床休息，合理安排日常活动。积极治疗原发疾病，教会患者盆底肌肉锻炼方法，勤洗会阴，保持会阴清洁。

2.对症护理　①子宫托放置前阴道应有一定水平的雌激素作用。绝经后妇女可选用阴道雌激素霜剂，一般在用子宫托前 4 ～ 6 周开始应用，并在放托的过程中长期使用。②子宫托应每日早上放入阴道，睡前取出消毒后备用，避免放置过久压迫生殖道而致糜烂、溃疡，甚至坏死造成生殖道瘘。③保持阴道清洁，月经期和妊娠期停止使用。④上托以后，分别于第 1、3、6 个月时到医院检查 1 次，以后每 3 ～ 6 个月到医院检查 1 次。

3.手术患者的护理　①术前 3 天开始进行阴道准备。使用 0.1% 的碘伏棉球擦洗阴道，每天 2 次，擦完后用雌三醇软膏涂抹会阴，增加肌肉、筋膜组织张力，促进愈合。②术后应指导患者平卧 7 ～ 10 天；保留尿管 10 ～ 14 天；使用缓泻剂预防便秘；避免增加腹压动作，如下蹲、咳嗽等；每日行外阴擦洗；按照医嘱应用抗生素预防感染。

4. 病情观察　重视患者的主诉，疼痛的部位、性质及严重程度；观察阴道有无黏膜糜烂、溃疡、出血和感染；观察患者在腹压增加时阴道肿物脱出的情况。

5. 心理护理　子宫脱垂病程较长，影响患者正常的工作和生活，严重者影响性生活，患者易出现焦虑、情绪低落，护士应详细讲解疾病知识和预后，使患者及家属了解疾病的发展情况及手术的必要性，鼓励患者树立对治疗的信心。

6. 健康教育　指导患者避免进行腹压增加的活动及重体力劳动，每天做盆底肌及肛提肌收缩训练。保持外阴清洁、干燥，合并感染时需遵医嘱使用抗生素。积极治疗使腹压增高的慢性疾病，如咳嗽、便秘等。

第 2 节　压力性尿失禁

（一）概述

压力性尿失禁（SUI）指腹压突然增加导致的尿液不自主流出，但不是由逼尿肌收缩压或膀胱壁对尿液的张力压所引起。随着年龄增长，女性尿失禁患病率逐渐增高，特点是正常状态下无遗尿，而腹压突然增高时尿液自动流出。压力性尿失禁分为两型，其中 90% 以上的压力性尿失禁为解剖型压力性尿失禁，是由盆底组织松弛引发，主要原因有妊娠与阴道分娩损伤、绝经后雌激素水平降低等；另有约 10% 的患者是先天发育异常所致的尿道内括约肌障碍型压力性尿失禁。

（二）护理评估

1. 健康史　评估患者的生育史、分娩方式及经过；是否有盆腔手术史、盆腔巨大肿物等病史；评估身体健康状况，有无慢性便秘等。

2. 身心状况

（1）症状　几乎所有的下尿路症状及许多阴道症状均可见于压力性尿失禁，腹压增加时不自主漏尿是其典型症状，尿急、尿频、急迫性尿失禁和排尿后膀胱区胀满感也是常见伴随症状。压力性尿失禁分度包括主观分度和客观分度。

1）主观分度

Ⅰ度（轻度）：剧烈压力时漏尿，如咳嗽、打喷嚏或慢跑。

Ⅱ度（中度）：中度压力时漏尿，如快速运动、跑跳、快走或上下楼梯。

Ⅲ度（重度）：轻度压力时漏尿，如站立时，而仰卧位患者可控制尿液。

2）客观分度：1 小时尿垫实验分度法，轻度：2 ～ 10g；中度：10 ～ 30g；重度：30 ～ 50g；极重度：≥ 50g。

（2）体征　腹压增加时，能观测到尿液不自主地从尿道流出。

（3）心理 - 社会状况　评估患者及家属对本病的预防及知晓情况。向患者及家属说明本病的发病情况及预后，以解除其心理压力，使其对患者生活质量的影响降到最低。

3. 辅助检查

（1）压力试验　在患者感觉膀胱充盈时取膀胱截石位检查。嘱患者连续用力咳嗽数次，观察尿道口有无尿液溢出，如有尿液溢出为压力试验阳性。如果截石位时无尿液溢出，可指导患者两脚分开与肩同宽站立，反复咳嗽几次，观察有无尿液溢出。

（2）指压试验　检查者以中指及示指伸入阴道，分开两指置于后尿道两侧，指尖位于膀胱与尿道交接处，向前上抬高膀胱颈，再次诱发压力试验，如压力性尿失禁现象消失，则为阳性。

（3）棉签试验　患者取膀胱截石位，将涂有利多卡因凝胶的棉签插入尿道，使棉签前端处于膀胱与尿道交界处，分别测量患者在静息状态下和 Valsalva 动作（紧闭声门）前后棉签棒与水平线之间夹角的变化。如该角度＜ 15°，说明有良好的解剖学支持；如果＞ 30° 说明解剖支持薄弱；15° ～ 30° 时说明不能确定解剖学的支持程度。

（4）尿动力学检查　包括膀胱内压测定和尿流率测定，观察逼尿肌的反射以及患者控制或抑制这种反射的能力，了解膀胱排尿速度和排空能力。

（三）治疗要点

1. 非手术治疗　适用于轻、中度压力性尿失禁治疗和手术治疗前后的辅助治疗，包括盆底肌肉锻炼、盆底电刺激、膀胱训练、α- 肾上腺素能激动剂和阴道局部雌激素治疗。30% ～ 60% 的患者经治疗后能减轻症状。

2. 手术治疗　适用于非手术治疗效果不佳或不能坚持、不能耐受的患者；中重度压力性尿失禁，严重影响生活质量的患者；盆腔脏器脱垂伴有压力性尿失禁需行盆底手术者，可同时行抗压力性尿失禁手术。

（1）阴道无张力尿道中段悬吊带术　是目前一线治疗压力性尿失禁的方法，手术适应证除解剖型压力性尿失禁外，还有尿道内括约肌障碍型压力性尿失禁和合并有急迫性尿失禁的混合性尿失禁。术后 1 年治愈率在 90% 左右，最长术后 11 年随诊的治愈率在 70% 以上。

（2）耻骨后膀胱尿道悬吊术　手术适用于解剖型压力性尿失禁。有开腹及腹腔镜两种途径完成，手术后 1 年治愈率为 85% ～ 90%，随着时间推移会稍有下降。

（四）主要护理诊断 / 问题

1. 皮肤完整性受损　与尿液刺激外阴皮肤所致皮炎有关。
2. 有感染的危险　与泌尿道感染有关。
3. 排尿形态异常　与疾病及手术有关。
4. 自我形象紊乱　与溢尿带来异味不愿与人交往有关。

（五）护理措施

1. 一般护理　注意发现和去除增加腹压的诱发因素，指导肥胖患者减轻体重，有助于预防压力性尿失禁发生。

2. 保守治疗的护理　①盆底肌锻炼配合：指导患者坚持进行盆底肌训练。持续收缩盆底肌（即缩肛运动）不少于 3s，松弛休息 2 ～ 6s，连续做 15 ～ 30min，每天重复 3 遍；或每天做 150 ～ 200 次缩肛运动。持续 3 个月或更长时间。②配合医师对患者进行盆底电刺激疗法。③指导患者遵医嘱正确服用药物，并注意服药期间的副作用。

3. 病情观察　观察患者排尿情况，有无排尿困难。

4. 用药护理　本病多选用肾上腺素 α 受体激动药物，常用药物有麻黄碱等。此类药物有升高血压的副作用，因此用药时要注意随时监测高血压患者及老年患者的血压。

5. 手术治疗　①遵医嘱按照手术护理常规进行术前准备。②术后留置导尿管期间，保持尿管通畅，拔除尿管后做好排尿指导。③鼓励多饮水，保持排便通畅。④预防感染的发生。

6. 健康教育　指导患者保持外阴清洁干燥，及时更换内裤。术后 3 个月内禁止性生活、盆浴，预防感染，同时避免重体力劳动、剧烈运动及腹压增高的活动，进行有效的盆底肌肉训练。注意多饮水，进食富含纤维素的蔬菜、水果，保持大便通畅。

第 3 节　生殖道瘘

一、尿瘘的护理

（一）概述

尿瘘即泌尿生殖瘘，是指人体泌尿道与生殖道之间形成的异常通道，表现为尿液自阴道排出，不能控制。常见的尿瘘为产伤及盆腔手术损伤所致的膀胱阴道瘘和输尿管阴道瘘。根据发生的部位，尿瘘分为膀胱阴道瘘、宫颈膀胱瘘、尿道阴道瘘、膀胱子宫颈阴道瘘及输尿管阴道瘘。以膀胱阴道瘘最多见。

（二）护理评估

1. 健康史　评估患者目前存在的问题，尿瘘发生的时间和漏尿时的具体表现；了解生育史，有无难产及盆腔手术史；有无肿瘤、结核、接受放疗等相关既往病史。

2. 身心状况

（1）漏尿　尿液自阴道不断流出，而无自主排尿。

（2）外阴瘙痒和疼痛　由于尿液长期刺激，外阴部常出现皮炎，痛痒；继发感染后，患者感外阴灼痛，行动不便。

（3）尿路感染　可出现尿频、尿急、尿痛等感染症状。

（4）心理、社会状况　由于漏尿，患者不愿意出门、与他人接触减少，常伴有自卑、失望及无助感，家属的不理解会加重其心理负担。

（5）并发症　有急性鼻窦炎、中耳炎、气管 - 支气管炎；部分患者可引起风湿热、肾小球肾炎、病毒性心肌炎等。

3. 辅助检查

（1）亚甲蓝试验　将三个棉球逐一放在阴道顶端、中 1/3 和远端，将稀释消毒亚甲蓝溶液 300ml 注入膀胱后再逐一取出棉球。根据蓝染棉球是在阴道上、中、下段估计漏口位置，鉴别是膀胱阴道瘘、膀胱子宫颈瘘或膀胱子宫瘘、输尿管阴道瘘。是诊断尿瘘最常见、简单的方法。

（2）靛胭脂试验　靛胭脂试验阳性，确诊为输尿管阴道瘘。

（3）膀胱镜检查　了解膀胱容积、黏膜情况，明确瘘孔的位置、大小及数目。从膀胱向输尿管插入输尿管导管或行输尿管镜检查，可以明确输尿管受阻的部位。

（4）影像学检查　肾盂造影可以了解肾脏功能输尿管通畅情况，有助于输尿管阴道瘘及膀胱阴道瘘的诊断。

（5）肾图　能了解肾功能和输尿管功能情况。

（三）治疗要点

手术修补为本病主要治疗手段。非手术治疗仅限于分娩或手术后 1 周内发生的膀胱阴道瘘和输尿管小瘘孔。根据瘘孔的类型及部位选择手术方式，结核、肿瘤所致尿瘘者，应该针对病因进行治疗。

1. 手术时间的选择　直接损伤的尿瘘应及时手术修补；其他原因所致尿瘘应等待 3 个月，待组织水肿消退、局部血液供应恢复正常再行手术；瘘管修补失败后至少应等待 3 个月后再行手术。月经定期来潮者，应选择在月经干净后 3 ～ 7 天内手术。

2. 手术途径的选择　手术修复原则上应根据瘘孔部位和发生原因选择不同途径，首选经阴道手术，不能经阴道手术或复杂尿瘘者，应选择经腹或经腹阴道联合手术。

（四）主要护理诊断/问题

1. 皮肤完整性受损 与尿液刺激外阴皮肤所致皮炎有关。
2. 自我形象紊乱 与尿瘘引起精神紧张有关。

（五）护理措施

1. 一般护理 加强营养，注意休息，保持外阴清洁干燥。
2. 对症护理 多饮水，保证每日液体入量不少于 3000ml，达到稀释尿液，自动冲洗膀胱的目的，减少漏出的尿液对患者皮肤的刺激。据瘘孔的位置采用适宜的体位，膀胱阴道瘘患者瘘孔在后底部应取俯卧位，瘘孔在侧面者采取健侧卧位。
3. 手术护理 ①术前护理：除按照外阴阴道手术前准备外，协助患者每日使用 1：5000 高锰酸钾溶液或 0.02% 的碘伏溶液坐浴。外阴局部有湿疹的患者，坐浴后使用红外线照射治疗，然后涂氧化锌软膏。遵医嘱使用抗生素治疗。②术后护理：保留尿管者，保持其通畅。一般情况尿管要保留 10～14 天，拔管后注意排尿时间，避免膀胱过度膨胀。术后加强盆底肌肉的锻炼，同时积极预防咳嗽、便秘等使腹压增加的因素，以及避免增加腹压的动作。
4. 病情观察 观察漏尿并发症表现，如皮炎或尿频。对已行尿瘘修补术患者，注意术后瘘孔愈合情况，有无继续漏尿或其他不适等情况。
5. 健康教育 指导患者出院后遵医嘱服药，加强营养，保持外阴清洁干燥。3 个月内禁止性生活，避免重体力及腹压突然增大的活动。定期复查，如再次出现尿瘘及时到医院就诊。

（六）预防

绝大多数尿瘘可以预防。预防产科因素所致的尿瘘，关键是要提高产科质量。对疑有损伤者，留置导尿管 10 日，保证排空膀胱，有利于膀胱受压部位血液循环恢复，预防尿瘘发生。妇科手术时，对盆腔粘连严重、恶性肿瘤有广泛浸润等估计手术困难时，术前经膀胱镜放入输尿管导管，可在术中易于辨认。行全子宫切除术时，术中也要明确解剖关系后再行手术操作。术中发现输尿管或膀胱损伤，必须及时修补。使用子宫托须定期取出。子宫颈癌进行放疗时注意阴道内放射源的安放和固定，放射剂量不能过大。

二、粪瘘的护理

（一）概述

生殖道与肠道之间形成的异常通道称为粪瘘。临床最常见的是直肠阴道瘘。产伤是粪瘘发生的常见原因，难产手术操作或手术损伤发生会阴Ⅲ度裂伤，或者行会阴切开术缝合时缝线透过肠黏膜也可导致直肠阴道瘘；长期安放子宫托不取，生殖器官恶性肿瘤晚期浸润，盆腔手术损伤等均可导致粪瘘的产生。

（二）护理评估

1. 健康史 评估患者产生粪瘘的原因，有无滞产、产伤、盆腔手术、子宫托治疗等病史。
2. 身心状况
（1）症状 本病主要症状为阴道内粪便排出。根据瘘孔大小，症状轻重不同，瘘孔大者，成形粪便可经阴道排出，稀便则呈持续外流状；瘘孔小者，肠内气体可经瘘孔自阴道排出而无粪便污染，稀便时有粪便自阴道排出现象。若粪瘘与尿瘘同时并存，则漏尿中常夹杂粪便或同时排气。阴道及外阴因常受粪便及带有粪便的分泌物刺激而发生慢性外阴皮炎。
（2）体征 阴道检查时，大的粪瘘显而易见，小的粪瘘在阴道后壁可见瘘孔处有鲜红的肉芽组织，行直肠指诊时可以触及瘘孔，如瘘孔极小，用一探针从阴道肉芽样处向直肠方向探查，直肠内手指可以触及探针。

（3）心理 - 社会状况 本病不仅给妇女带来肉体上痛苦，而且使患者害怕与他人接近，常有无助、自卑感，情绪低落，对生活质量造成严重影响。

3. 辅助检查 钡剂灌肠如疑为小肠或结肠阴道瘘，可考虑钡剂灌肠或钡餐透视。

（三）治疗要点

粪瘘患者均需手术治疗。手术中损伤应及时修补，先天性粪瘘应在患者 15 岁左右月经来潮后再行手术，过早手术可造成阴道狭窄。压迫坏死性粪瘘，应等待 3 ～ 6 个月后再行手术修补。

（四）主要护理诊断 / 问题

1. 皮肤完整性受损 与粪便污染、刺激外阴所致外阴皮肤炎症有关。
2. 社交孤立 与长期阴道粪便排出，产生自卑心理，不愿与人交往有关。
3. 自我形象紊乱 与长期阴道排便，造成身体异味有关。

（五）护理措施

1. 一般护理 加强营养，随时准备接受手术治疗。
2. 手术护理 粪瘘的治疗为手术修补，修补效果比尿瘘佳。粪瘘术前准备及术后处理，会影响粪瘘修补的愈合。①术前准备：术前 3 天严格肠道准备。术前 3 天半流质饮食；术前 2 天流质饮食；术前 1 天禁食。遵医嘱口服肠道抗生素，从流食起每天补液 2000ml，术前 1 天清洁灌肠。②术后护理：术后禁食 1 ～ 2 天后给予无渣半流质饮食，控制排便 5 天。禁食期间注意营养摄入，以促进伤口愈合，一般给予静脉高营养，16 ～ 18 小时内均匀输入；同时口服肠蠕动抑制类药物，保持会阴清洁。第 5 天起，口服药物软化大便，逐渐使患者恢复正常排便。
3. 病情观察 观察漏粪并发症表现，如因刺激外阴所致的外阴皮肤炎症等。对已行粪瘘修补术患者，注意术后瘘孔愈合情况，有无继续漏粪或其他不适等情况。
4. 健康教育 出院后遵医嘱继续服用抗生素或激素类药物。保持外阴清洁，3 个月内禁止性生活及重体力劳动。

🎯 目标检测

A₁/A₂ 型题

1. 关于引起子宫脱垂的因素，以下说法不正确的是（ ）
   A. 产伤
   B. 绝经后雌激素水平低落，盆底组织及支持子宫的韧带松弛
   C. 产后过早的参加重体力劳动
   D. 慢性咳嗽及习惯性便秘
   E. 徒手取胎盘
2. 使用子宫托时，以下注意事项哪个是错误的（ ）
   A. 定期复查
   B. 切忌久置不取
   C. 放置前阴道应有一定的雌激素水平
   D. 月经期和妊娠期也要继续使用
   E. 子宫颈、阴道壁有炎症、溃疡者不宜使用

3. 关于盆腔器官脱垂患者健康教育不正确的是（ ）
   A. 指导患者恢复后可以参加重体力劳动
   B. 每天做盆底肌及肛提肌收缩训练
   C. 保持外阴清洁、干燥
   D. 合并感染时遵医嘱使用抗生素
   E. 积极治疗使腹压增高的慢性疾病，如咳嗽、便秘等
4. 尿瘘最多见（ ）
   A. 膀胱阴道瘘
   B. 膀胱子宫颈瘘
   C. 尿道阴道瘘
   D. 膀胱子宫颈阴道瘘
   E. 输尿管阴道瘘
5. 有关尿瘘患者的护理措施，下列说法不正确的是（ ）
   A. 采取适当体位使瘘孔高于尿液平面
   B. 保持外阴清洁
   C. 术后留置尿管 10 ～ 14 天

D. 积极预防和治疗咳嗽、便秘等增加腹压的动作

E. 因漏尿，应限制患者每日饮水量

6. 辅助诊断尿瘘最常见、简单的方法是（　　　）

  A. 亚甲蓝试验　　　　B. 靛胭脂试验

  C. 膀胱镜检查　　　　D. 肾盂造影

  E. 肾图

7. 发生直肠阴道瘘的临床最常见的原因是（　　　）

  A. 产伤

  B. 会阴切开术缝合时缝线透过肠黏膜

C. 长期安放子宫托不取

D. 生殖器官恶性肿瘤晚期浸润

E. 盆腔手术损伤

8. 某女士，58 岁。孕 3 产 2，诉阴道内有胀感。妇科检查：让患者排尿后平卧位向下屏气用力，发现子宫颈外口在处女膜缘，可回纳，诊断其子宫脱垂为（　　　）

  A. Ⅰ度轻型　　　　　B. Ⅰ度重型

  C. Ⅱ度轻型　　　　　D. Ⅱ度重型

  E. Ⅲ度

（宋丽莉）

第13章
不孕症及辅助生殖技术患者的护理

第1节 不 孕 症

一、概 述

（一）概念

不孕（育）症是一种由多种病因导致的生育障碍状态，是生育期夫妇的生殖健康不良事件。女性无避孕性生活至少12个月而未孕称为不孕症，对男性则称为不育症。不孕症分为原发性和继发性两大类，既往从未有过妊娠史，未避孕而从未妊娠者为原发不孕；既往有过妊娠史，而后未避孕连续12个月未孕者为继发不孕。

（二）病因

1. 女方因素　盆腔因素是不孕症最主要的原因，具体病因包括以下几方面。①输卵管病变：盆腔粘连、盆腔炎症及其后遗症；②子宫体病变：主要指子宫黏膜下肌瘤、体积较大影响宫腔形态的肌壁间肌瘤、子宫腺肌瘤、宫腔粘连和子宫内膜息肉等；③子宫颈因素：包括子宫颈松弛和子宫颈病变等；④子宫内膜异位症；⑤先天发育畸形：纵隔子宫、双角子宫、双子宫和先天性输卵管发育异常等。

另外排卵障碍占女性不孕的25%～35%，卵巢无排卵是导致不孕症的最严重原因。导致排卵障碍病因包括：①下丘脑病变，如低促性腺激素性无排卵；②垂体病变，如高催乳素血症；③卵巢病变，如多囊卵巢综合征、早发性卵巢功能不全和先天性性腺发育不全等；④其他内分泌疾病，如先天性肾上腺皮质增生症和甲状腺功能异常等。

2. 男方因素　①精液异常：先天或后天原因所致精液异常，表现为少精子症、弱精子症、无精子症、精子发育停滞、畸形精子症和单纯性精浆异常等。②男性性功能障碍：指器质性或心理性原因引起的勃起功能障碍、不射精或逆行射精或性唤起障碍所致的性交频率不足等。③其他：如免疫因素等。

3. 不明原因性不孕　是一种生育力低下的状态，男女双方因素均不能排除，占不孕症人群的10%～20%，可能病因包括免疫因素、隐性输卵管因素、潜在的卵母细胞异常、受精障碍、胚胎发育阻滞、胚胎着床失败和遗传缺陷等。

二、护理评估

1. 健康史　评估男女双方的健康史，包括家庭、社会、性、生殖等方面。双方的健康资料，包括年龄、生长发育史、生育史、结婚年龄、同居时间、是否两地分居、性生活情况（性交频次、采用过的避孕措施、有无性交困难）等。近期辅助检查结果和治疗情况。了解个人嗜好、生活习惯，以及工作、生活环境。男方需询问既往有无影响生育的疾病史、生殖器官外伤史或手术史，如有无生殖器官感染史，包括睾丸炎、腮腺炎、前列腺炎、结核病；手术史包括疝修补术、输精管切除术等病史。评估女方的年龄、不孕年限、月经史（初潮、经期周期、经量、痛经等），是否有生殖器官炎症及慢性疾病史。

对继发不孕者，要了解以往流产或分娩情况，有无感染史等。

2. 身心状况

（1）症状　针对不孕症的不同病因，患者可伴有相应疾病的临床症状。

（2）体征　夫妇双方均应进行全身检查以除外全身疾病。男方重点检查外生殖器有无畸形或病变，包括阴茎、阴囊、睾丸及前列腺的大小、形状等。女方检查内外生殖器官和第二性征的发育，身高、体重、生长发育，注意有无多毛、溢乳等，尤其注意妇科检查有无处女膜过厚或较坚韧，有无阴道痉挛，有无横隔瘢痕、纵隔瘢痕或狭窄，子宫颈或子宫有无异常，子宫附件有无压痛、增厚或包块。

（3）心理 - 社会状况　不孕症的诊疗过程可能是长期且令人心力交瘁的过程，个人在生理、心理、社会和经济方面都可能遭受压力。相较来说，女性较男性更容易出现心理问题，严重者可导致自我形象紊乱和自尊紊乱。在激素治疗和辅助生殖技术治疗过程中，即使不孕的原因在于男性，但大多数的介入性治疗方案（比如试管婴儿）仍由女性承担，女性生理上要经历检查、服药、手术等既费时又痛苦的过程。受社会影响，部分人认为婚姻的目的就在于传宗接代，不孕症夫妇要承担来自家族、社会的压力。漫长而繁杂的不孕症诊断和检查会使不孕症夫妇在精力和经济方面承受压力，影响正常的工作和生活。如果诊疗结果不理想，往往会出现抑郁、丧失自尊和自信、甚至丧失希望的表现。

3. 辅助检查

（1）男方检查　精液常规是不孕症夫妇首选的检查方法。初诊时，男方要进行 2 ～ 3 次精液检查，以获取基线数据。正常情况下，一次射精精液量 ≥ 1.5ml，pH ≥ 7.2，精子数 ≥ $39×10^6$/ml，精子浓度 ≥ $15×10^6$/ml，前向运动精子率 ≥ 32%，精子总活力 ≥ 40%，正常形态的精子 ≥ 50%，在室温放置 30 分钟内完全液化。精子数目或活动度低于以上指标为异常。

（2）女方检查　①卵巢功能检查方法：包括基础体温测定、宫颈黏液结晶检查、阴道脱落细胞涂片检查、B 型超声监测卵泡发育、月经来潮前子宫内膜活组织检查、女性激素测定等，了解卵巢有无排卵及黄体功能状态。②输卵管功能检查方法：包括子宫输卵管通液术、子宫输卵管碘油造影、B 型超声或腹腔镜直视下行输卵管通液术等，有条件者也可采用输卵管镜，了解输卵管通畅情况。输卵管通液术是一种简便价廉的方法，但准确性不高。新型的光纤显微输卵管镜能直视整条输卵管是否有解剖结构的改变，黏膜是否有粘连和损坏，并可进行活检及分离粘连等能显著改善输卵管性不孕的诊治。③宫腔镜检查：了解子宫内膜情况，能发现宫腔粘连、黏膜下肌瘤、内膜息肉、子宫畸形等。④腹腔镜检查：可以进一步了解盆腔情况，直接观察子宫、输卵管、卵巢有无病变或粘连，并可结合输卵管通液术，直视下确定输卵管是否通畅，必要时在病变处取活检。⑤免疫检查：判断免疫性不孕的因素是男方的自身抗体因素还是女方的抗精子抗体因素，包括精子抗原、抗精子抗体、抗子宫内膜抗体的检查。

三、治疗要点

对于本病病因诊断明确者可针对病因选择相应治疗方案。①积极治疗盆腔器质性病变，包括输卵管病变、子宫病变、卵巢肿瘤、子宫内膜异位症等疾病；②诱导排卵；③针对不明原因性不孕症进行治疗；④辅助生殖技术等。

四、主要护理诊断 / 问题

1. 知识缺乏：缺乏性生殖与不孕的相关知识。

2. 自尊紊乱　与不孕症诊治过程中繁杂的检查及治疗效果不佳有关。

3. 社交孤立　与缺乏家人的支持，不愿与人交流有关。

五、护理措施

1. 一般护理　改善生活方式，戒除不良嗜好，如烟、酒。注意休息，保持心情轻松愉快，避免过度紧张和劳累。均衡饮食，对体重超重者减轻体重至少 5%～10%，对体质瘦弱者纠正营养不良和贫血。

2. 检查配合　向患者解释诊断性检查的方法及指导其配合，如超声监测排卵，一般于月经周期第 10 天开始；月经周期的第 19～23 天取血检测孕激素，了解排卵情况；监测基础体温通常需要连续进行 3 个月经周期；于月经来潮前及来潮后 6 小时内行诊断性刮宫术，判断有无排卵和子宫内膜情况；输卵管通畅试验在月经干净后 3～7 天进行。向妇女解释诊断性检查可能引起的不适，如子宫输卵管碘油造影，术后可能会产生腹部痉挛感，并持续 1～2 小时，但对工作生活不会产生影响；腹腔镜手术后 1～2 小时，可能感到一侧或双侧肩部疼痛，可遵医嘱给予药物止痛。

3. 用药护理

（1）指导正确用药如妇女服用促排卵药物。

1）氯米芬：适用于下丘脑 - 垂体 - 卵巢轴反馈机制健全，体内有一定雌激素水平者。用法：于月经第 3～5 日开始，每日口服 50mg（最大剂量不超过 150mg/d），连用 5 日。排卵率可达 70%～80%，每周期的妊娠率为 20%～30%。

2）来曲唑：可抑制雄激素向雌激素的转化，减低雌激素水平，负反馈作用于垂体分泌促性腺激素，刺激卵泡发育。适应证和用法同氯米芬，剂量一般为 2.5～5mg/d。

3）hMG：又称绝经后促性腺激素。用法：于月经周期第 2～3 日开始，每日或隔日肌内注射 75～150U，直至卵泡成熟。

4）hCG：常用于卵泡成熟后模拟内源性 LH 峰诱发排卵，用法：4000～10 000U 肌内注射一次。护士应告知此类药物的不良反应，较多见的不良反应有经间期下腹一侧疼痛、卵巢囊肿、血管收缩征兆（如潮热）；少见的不良反应如乏力、头昏、抑郁、恶心、呕吐、食欲增加、体重增加、风疹、过敏性皮炎、复视、畏光、视力下降、多胎妊娠、自然流产、乳房不适及可逆性脱发。

（2）采取的护理措施包括：①教会妇女在月经周期遵医嘱按时服药；②说明药物的作用及不良反应；③提醒妇女及时报告药物的不良反应，如潮热、恶心、呕吐、头痛；④指导妇女在发生妊娠后立即停药。

4. 对症护理　协助患者选择人工辅助生殖技术，医护人员要解释各种辅助生殖技术的优缺点及其适应证，以帮助不孕夫妇进行知情选择。例如，配子输卵管内移植（GIFT）、体外受精与胚胎移植（IF-ET）等，都具有较高的妊娠率，但 GIFT 可导致异位妊娠的发生率升高，并且几乎所有的辅助生殖技术都可能引起多胎妊娠，成为高危妊娠，引起早产、胎盘功能低下等不良妊娠结局，以便不孕夫妇知情选择，合理决策。许多因素会影响不孕夫妻的决定如：①社会、文化、宗教信仰因素；②治疗的困难程度，包括危险性、不适感等，涉及生理、心理、地理、时间等方面；③妇女的年龄可以影响成功率；④经济问题，繁多的诊疗项目和昂贵的费用，使不孕家庭面临经济困窘，而影响辅助生殖技术选择。

5. 病情观察　针对不同病因引发的临床症状进行观察；观察患者的月经周期及治疗用药后的不良反应。

6. 健康教育　教会患者提高妊娠率的技巧。①保持健康生活方式：规律生活，劳逸结合，保持良好心态，合理营养，适当体育锻炼，戒除烟、酒等不良嗜好；②与伴侣交流自己的感受和希望，保持愉悦心情；③选择最佳的受孕时机，在排卵期前后增加性交次数，以隔日 1 次为宜，采用性交后抬高臀部 20～30 分钟，以利于精子进入子宫颈管；④性交前后避免阴道灌洗、用药和使用润滑剂。

第2节　辅助生殖技术

一、概　　述

辅助生殖技术（ART）是指在体外对配子和胚胎采用显微操作等技术，帮助不孕夫妇受孕的一组方法，包括人工授精、体外受精胚胎移植及其衍生技术等。

1. 人工授精（AI）　是将精子通过非性交方式注入女性生殖道内，使其受孕的一种技术。包括使用丈夫精液人工授精（AIH）和供精者精液人工授精（AID）。按国家法规目前 AID 精子来源一律由国家卫生健康委员会认定的人类精子库提供和管理。

实施人工授精治疗的不孕（育）症夫妇应具备正常发育的卵泡、正常范围的活动精子数目、健全的女性生殖道结构、至少一条通畅的输卵管。根据授精部位可将人工授精分为宫腔内人工授精（IUI）、宫颈管人工授精（ICI）、阴道内人工授精（IVI）、输卵管内人工授精（ITI）及直接经腹腔内人工授精（DIPI）等。宫腔内人工授精和宫颈管人工授精在临床中最为常用。宫腔内人工授精常规流程为：在自然周期和促排卵周期内，将精液洗涤处理后，去除精浆，在女方排卵期间取精子悬浮液，通过导管经子宫颈注入宫腔内。在促排卵周期中应控制优势卵泡数目，当有 3 个及以上优势卵泡发育时，可能增加多胎妊娠发生率，建议取消本周期人工授精。

2. 体外受精胚胎移植（IVF-ET）技术　是从女性卵巢内取出卵子，在体外与精子发生受精并培养 3～5 日，再将发育到卵裂球期或囊胚期阶段的胚胎移植到宫腔内使其着床发育成胎儿的全过程，俗称为"试管婴儿"。

（1）IVF-ET 的临床适应证　输卵管性不孕症、原因不明的不孕症、子宫内膜异位症、男性因素不育症、排卵异常及子宫颈因素等不孕症患者，通过其他常规治疗无法妊娠者。

（2）IVF-ET 的主要步骤　药物刺激卵巢、监测卵泡至发育成熟，经阴道超声介导下取卵，将卵母细胞和精子在模拟输卵管环境的培养液中受精，受精卵在体外培养 3～5 日，形成卵裂球期或囊胚期胚胎，再移植入子宫腔内并同时进行黄体支持。胚胎移植 2 周后测血或尿 hCG 水平确定妊娠，移植 4～5 周后超声检查确定是否宫内临床妊娠。

（3）控制性超促排卵（COH）　指用药物在可控制的范围内诱发多卵泡同时发育和成熟，以获得更多高质量卵子，从而获得更多可供移植的胚胎，提高妊娠率。由于治疗目的反应和使用的药物等各种因素的不同，在超促排卵方案的选择上存在很大差异，因此，应综合考虑患者的年龄、治疗目的、各种药物的差异、病因及其他病理情况、既往用药史及卵巢储备功能等问题，强调治疗个体化。

（4）常见并发症　辅助生殖技术的孕产期并发症主要是由于药物刺激超排卵过程所引起，常见以下两种。

1）卵巢过度刺激综合征（OHSS）：指诱导排卵药物刺激卵巢后，导致多个卵泡发育、雌激素水平过高及颗粒细胞的黄素化，引起全身血液血流动力学改变的病理情况。轻度仅表现为轻度腹胀、卵巢增大；重度表现为腹胀，大量腹腔积液、胸腔积液，导致血液浓缩、重要脏器血栓形成和功能损害及电解质紊乱等严重并发症，严重者可引起死亡。

2）多胎妊娠：多个胚胎移植会导致体外助孕后多胎妊娠发生率增加。多胎妊娠可增加母婴并发症、流产和早产的发生率、围产儿患病率和死亡率。

3. 卵胞质内单精子注射（ICSI）　是将精子直接注射到卵细胞质内，获得正常卵子受精和卵裂过程。刺激排卵和卵泡监测同 IVF 过程，后行经阴道超声介导下取卵，去除卵丘颗粒细胞，在高倍倒置显微镜下行卵母细胞质内单精子显微注射授精，其他技术环节同 IVF 技术。适用于治疗严重少精子症、弱精子症、畸形精子症的男性不育患者。

4. 胚胎植入前遗传学诊断／筛查（PGD/PGS）　该技术步骤是从体外受精第 3 日的胚胎或第 5 日的囊胚取 1～2 个卵裂球或部分滋养细胞，进行细胞和分子遗传学检测，检出带致病基因和异常核型的胚胎，将正常基因和核型的胚胎移植，得到健康后代。主要用于单基因相关遗传病、染色体病、性连锁遗传病及可能生育异常患儿的高风险人群等。

二、护理评估

评估夫妇双方的年龄，既往不孕症治疗时的并发症病史，超排卵治疗情况（促性腺激素的剂量、卵泡数量、一次助孕治疗中卵子数量、血清雌二醇峰值、使用 hCG 的日期、取卵的日期、胚胎移植中胚胎的数量），OHSS 的发生、发展及严重程度。

三、主要护理诊断 / 问题

1. 焦虑　与担心治疗是否成功、药物对自己和胎儿的影响及治疗费用有关。
2. 知识缺乏：缺乏辅助生育技术和护理的相关知识。

四、护理措施

1. 一般护理　指导患者治疗前 3 个月，夫妻双方要戒烟酒，养成健康的生活方式，保持心情愉快，避免过度劳累，避免发生各类疾病，尽量不用对卵子和精子可能有不良影响的药物。

2. 对症护理　注意超排卵药物应用的个体化原则，严密监测卵泡发育，根据卵泡数量适时减少或终止使用 hMG 及 hCG，提前取卵。有 OHSS 倾向者，遵医嘱对中、重度 OHSS 住院患者静脉输注白蛋白、低分子右旋糖酐、前列腺素拮抗剂。必要时可以放弃该周期，取卵后行体外受精，但不行胚胎移植，而是将所获早期胚胎进行冷冻保存，待自然周期再行胚胎移植。多胎妊娠者进行选择性胚胎减灭术。

3. 手术护理

（1）实施取卵和移植术时的监护及术后护理　①实施卵巢取卵、人工授精、胚胎移植、配子移植等手术时，核对患者夫妻双方姓名及病历号；②术中需注意观察患者生命体征的变化，发现异常及时采取应对措施。人工授精操作结束后患者需平卧位 30 分钟，无不适方可离开。

（2）术后护理　①术后患者应卧床休息 3～6 小时，限制活动 5～6 日以提高成功率。②胚胎移植后遵医嘱给予黄体酮或 hCG 支持治疗，不能擅自停用黄体酮。③移植后 14 日测血或尿 hCG，判断是否妊娠；若确定妊娠需在移植后 4、6 周做 B 型超声检查，了解胚胎发育情况（有无胎囊、胎芽及胎心，有无多胎）。确定宫内妊娠者，按高危妊娠监护。

4. 病情观察　中、重度 OHSS 住院患者要严密观察，每 4 小时测量生命体征一次，记录出入量，每天测量体重和腹围，每天监测血细胞比容、白细胞计数、血电解质、肾功能等。防止继发 OHSS 的严重并发症，如卵巢破裂或蒂扭转、肝功能损害、肾功能损害甚至衰竭、血栓形成、成人呼吸窘迫综合征等。加强多胎妊娠产前检查的监护，要求提前住院观察，足月后尽早终止妊娠。

5. 心理护理　向患者介绍该技术的适应证、治疗的基本过程，可能出现的并发症以及妊娠过程。

6. 健康教育　不能平卧的患者取半卧位，嘱其要减少活动，避免增加腹压的动作，保持大便通畅，以免腹压增高导致卵巢破裂。选择低盐饮食，以免加重水肿。

目标检测

A₁/A₂ 型题

1. 关于不孕症的描述，正确的是（　　）

　　A. 女性性生活至少 12 个月而未孕称为不孕症

　　B. 女性无避孕性生活至少 12 个月而未孕称为不孕症

　　C. 女性无避孕性生活至少 24 个月而未孕称为不孕症

　　D. 女性无避孕性生活至少 36 个月而未孕称为不孕症

　　E. 以上均不正确

2. 以下哪项是导致不孕症的最严重原因（　　）

　　A. 输卵管病变　　　　　B. 子宫颈因素

　　C. 卵巢无排卵　　　　　D. 子宫体病变

　　E. 先天发育畸形

3. 对于不孕症女方查卵巢功能检查方法，不包括（　　）

A. 基础体温测定

B. 宫颈黏液结晶检查

C. 阴道脱落细胞涂片检查

D. B 型超声监测卵泡发育

E. 子宫输卵管通液术

4. 对于宫腔镜检查，以下描述正确的是（　　　）

A. 了解子宫内膜情况

B. 了解盆腔情况

C. 了解输卵管是否通畅

D. 了解卵巢功能

E. 了解卵巢病变

5. 关于卵巢过度刺激综合征的治疗原则描述不正确的是（　　　）

A. 增加胶体渗透压扩容为主

B. 辅以增加胶体渗透压扩容

C. 改善症状为主

D. 防止血栓为主

E. 支持治疗为主

6. 以下哪项是精子数目或活动度的异常指标（　　　）

A. 一次射精精液量 ≥ 1.5ml

B. 精子数 ≥ 39×10^6/ml

C. 精子浓度 ≥ 15×10^6/m

D. 前向运动精子率 ≥ 32%

E. 精子总活力 ≤ 40%

7. 辅助生育技术最严重的并发症为（　　　）

A. 卵巢过度刺激综合征

B. 自然流产

C. 异位妊娠

D. 多胎妊娠

E. 感染

8. 刘某，女，28 岁，已婚 2 年，发育良好，婚后 2 年未避孕，一直未孕。经检查基础体温双相，子宫内膜病理为分泌期改变。男方精液常规检查为正常。刘女士需要进行的下一步检查是（　　　）

A. 女性激素测定　　　　　B. 超声监测卵泡发育

C. 腹腔镜检查　　　　　　D. 阴道镜检查

E. 输卵管通畅检查

（宋丽莉）

第14章
计划生育妇女的护理

计划生育是妇女生殖健康的重要内容。计划生育措施主要包括避孕、绝育及避孕失败后的补救措施。

第1节 避 孕

 案例 14-1

刘某，女，32岁，G_1P_1，育有一子，孩子身体健康。刘某夫妇暂时没有再生育的需求，现就诊咨询避孕的方法。

问题：如何指导该夫妇进行避孕？

避孕是计划生育的重要组成部分，是指采用药物、器具及利用妇女的生殖生理自然规律，使妇女暂时不受孕。避孕的原理主要是控制生殖过程中3个关键环节：①抑制精子与卵子产生；②阻止精子与卵子结合；③使子宫环境不利于精子获能，或不适宜受精卵着床和发育。理想的避孕方法，应符合安全、有效、简便、实用、经济的原则，对性生活及性生理无不良影响，为男女双方均能接受并乐意持久使用。

一、宫内节育器

宫内节育器（IUD）是放置于宫腔通过局部组织对它的各种反应达到避孕的目的，是一种安全有效、简便可逆的避孕工具，是我国育龄妇女的主要避孕措施。

（一）种类

宫内节育器主要分惰性和活性两大类（图14-1）。

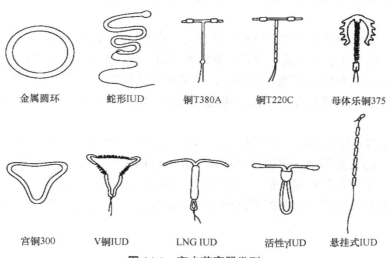

金属圆环　　蛇形IUD　　铜T380A　　铜T220C　　母体乐铜375

宫铜300　　V铜IUD　　LNG IUD　　活性γIUD　　悬挂式IUD

图 14-1 宫内节育器类型

1.惰性宫内节育器（属第一代 IUD）　由金属、硅胶、塑料等惰性材料制成，不含活性物质。由于金属单环带器妊娠和脱落率较高，已停止使用。

2.活性宫内节育器（属第二代 IUD）　内含有活性物质如金属铜、激素及药物等，这些物质能提高避孕效果，减少副作用。

（1）带铜宫内节育器　是目前我国临床常用的宫内节育器。在子宫内持续释放具有生物活性的铜离子，铜离子具有较强的抗生育功能，避孕效果随铜的表面积增大而增强。带铜宫内节育器从形态上分为 T 形、V 形、宫形等多种。不同形态带铜宫内节育器又根据含铜表面积分为不同类型，如 TCu-220（T 形，含铜表面积 $220mm^2$）、TCu-380A、VCu-200 等。

（2）药物缓释宫内节育器　将药物储存于节育器内，通过每日微量释放提高避孕效果，降低副作用。我国临床主要应用含孕激素宫内节育器和含吲哚美辛的带铜宫内节育器。含孕激素宫内节育器目前有左炔诺孕酮宫内节育器，又称曼月乐；含吲哚美辛的带铜宫内节育器有宫药 Cu-220、元宫药铜 220 等。

（二）避孕机制

1.对精子和胚胎的毒性作用　宫内节育器由于压迫局部发生炎症反应，炎性细胞对胚胎有毒性作用。同时产生大量巨噬细胞覆盖于子宫内膜，影响受精卵着床，并能吞噬精子及影响胚胎发育。铜离子具有使精子头尾分离的毒性作用，使精子不能获能。

2.干扰着床　长期异物刺激导致子宫内膜损伤及慢性炎症反应，产生前列腺素，改变输卵管蠕动，使受精卵运行速度与子宫内膜发育不同步，受精卵着床受阻；子宫内膜受压缺血及吞噬细胞的作用，激活纤溶酶原，局部纤溶酶活性增强，致使囊胚溶解吸收；铜离子进入细胞和线粒体，干扰细胞正常代谢，阻碍受精卵着床及胚胎发育；孕激素使子宫内膜腺体萎缩，间质蜕膜化，不利于受精卵着床；并改变宫颈黏液性状，使宫颈黏液稠厚，不利于精子通过。

（三）宫内节育器放置术

1.适应证　生育年龄妇女，自愿要求放置而无禁忌证者。

2.禁忌证　妊娠或可疑妊娠者；生殖道炎症及生殖器官肿瘤；月经过多、过频或阴道不规则出血；子宫颈口过松，子宫颈严重裂伤，子宫颈重度糜烂，重度子宫脱垂；生殖器畸形如纵隔子宫、双子宫等；宫腔深度 > 9cm 或 < 5.5cm；严重全身性疾病不能耐受手术者；各种性病未治愈者；盆腔结核患者；有铜过敏史者，禁止放置带铜宫内节育器。

3.用物准备　上环包 1 个（包内有：阴道窥器 1 个、宫颈钳 1 把、子宫探针 1 个、卵圆钳 2 把、放环器 1 个、剪刀 1 把、弯盘 1 个、洞巾 1 张、棉球数个），无菌手套 1 副，宫内节育器 1 个、0.5% 聚维酮碘。

4.放置时间　月经干净后 3 ～ 7 日内且无性交为宜；产后 42 日子宫恢复正常，恶露已净，会阴切口已愈合；剖宫产术后半年；人工流产吸宫术和钳刮术后，中期妊娠引产后 24 小时内或清宫术后（子宫收缩不良、出血过多或有感染可能者除外）；含孕激素节育器在月经第 3 日放置；自然流产于转经后放置，药物流产于 2 次正常月经后放置；哺乳期或月经延期放置时应先排除早孕；紧急避孕应在性交后 5 日内放置。

5.操作方法　受术者排尿后取膀胱截石位，双合诊检查子宫位置、大小及附件情况。用 0.5% 聚维酮碘溶液消毒外阴，铺无菌洞巾，阴道窥器暴露子宫颈后再次消毒，以宫颈钳钳夹宫颈前唇，用子宫探针探测宫腔深度。子宫颈管较紧者依顺序用宫颈扩张器扩子宫颈。用放环器将节育器推送入宫腔底部，若放置带有尾丝的节育器，应在距子宫颈外口 2cm 处将尾丝剪断。观察无出血后，取出宫颈钳和阴道窥器。

6. 护理要点

（1）术前向受术者介绍宫内节育器的避孕原理、放置术的目的和过程，使其理解并主动配合。

（2）术中协助患者取截石位，注意观察患者的一般情况，发现异常及时报告医生并协助医生进行处理。

（3）术后健康指导　术后休息 3 日，避免重体力劳动 1 周；术后 2 周内禁止性生活及盆浴，保持外阴清洁；术后 3 个月内每次行经及排便时注意有无节育器脱落；放置后 3、6、12 个月各复查 1 次，以后每年复查 1 次，直至停用取出；术后可能有少量阴道出血及下腹不适，若出现发热、下腹痛及阴道流血量多时，应随时就诊。

7. 常见不良反应及护理

（1）阴道流血　常发生于放置最初 3 个月内。表现为月经量多或经期延长或不规则阴道流血，轻者无需处理，一般 3 ～ 6 个月后恢复，重者可给予止血对症处理。若经上述处理无效，应考虑取出节育器，改用其他避孕方法。

（2）腰酸及下腹坠胀　多因节育器与宫腔大小、形态不符引起子宫收缩所致，轻者不需处理，重者应考虑更换合适的节育器。

8. 常见并发症及护理

（1）感染　放置时未严格执行无菌操作、节育器尾丝过长及生殖器官本身存在感染灶等，均可导致上行性感染，引起宫腔炎症。有明确宫腔感染者，应在选用广谱抗生素治疗的同时取出节育器。

（2）节育器嵌顿或断裂　由于放置时损伤子宫壁、放置时间过长及绝经后取出过晚，致部分器体嵌入子宫肌壁或发生断裂。一经确诊，需尽早取出。若取出困难时，应在 X 线或超声监视下或借助宫腔镜取出。完全嵌入肌层者，需经腹手术取出。为防止节育器嵌顿或断裂，放置术前应注意选择合适类型、大小的节育器；放置时操作应轻柔；绝经后应及时取出。

（3）节育器异位　多由于术前没有查清子宫位置和大小、术中操作不当而造成子宫穿孔，将节育器放于子宫外。哺乳期子宫壁薄且软，极易发生子宫穿孔，术者应慎重。当发生节育器异位时，应经腹（包括腹腔镜）或经阴道将其取出。

（4）节育器脱落　主要是由于节育器与宫腔大小、形态不符，放置时操作不规范，子宫颈内口松弛或经量过多等原因造成。脱落容易发生在放置节育器后第 1 年，尤其是最初 3 个月。常发生在月经期，与经血一起排出，不易被察觉。

（5）带器妊娠　多见于节育器嵌顿或异位者；或节育器小于宫腔，子宫收缩使其下移至宫腔下段，使避孕失败；或双子宫仅一侧宫腔放置节育器，另一侧妊娠。带器妊娠容易发生流产，但也有妊娠至足月分娩者。一旦确诊，行人工流产终止妊娠。

（四）宫内节育器取出术

1. 适应证　计划再生育者或已无性生活不需避孕者；放置期限已满需更换者；拟改用其他避孕措施或绝育者；因副作用治疗无效或出现并发症者；绝经过渡期停经半年后或月经紊乱者；带器妊娠者。

2. 禁忌证　患有生殖器官急性、亚急性炎症或严重全身性疾病，应待病情好转后再取出。

3. 物品准备　基本同节育器放置术，将放环器换为取环钩，外加血管钳 1 把。

4. 操作方法　取器前可行超声或 X 线检查节育器位置及类型。常规消毒外阴、阴道及子宫颈，有尾丝者，用血管钳夹住后轻轻牵引取出；无尾丝者用取环钩或长钳牵引取出。若遇取器困难，可在超声或 X 线监视下或借助宫腔镜取器。

5. 护理要点　取器时间以月经干净 3 ～ 7 日为宜，出血多者可随时取出。带器早期宫内妊娠于人工流产时取出。带器异位妊娠于术前诊断性刮宫时或术中、术后取器。术后休息 1 日，术后 2 周内禁止性生活和盆浴，并保持外阴清洁。

二、激素避孕

激素避孕是指女性应用人工合成的甾体激素避孕，是一种高效避孕方法。主要为人工合成雌激素和人工合成孕激素按不同剂量配伍而成避孕药物。

（一）激素避孕机制

1. 抑制排卵　避孕药中雌、孕激素负反馈抑制下丘脑释放 GnRH，从而抑制垂体分泌 FSH 和 LH，同时直接影响垂体对 GnRH 的反应，不出现排卵前 LH 峰，排卵受到抑制。

2. 改变宫颈黏液性状　孕激素使宫颈黏液量减少，黏稠度增加，拉丝度降低，不利于精子穿透。单孕激素制剂改变宫颈黏液作用可能为主要的避孕机制。

3. 改变子宫内膜形态与功能　子宫内膜的正常生理变化，为胚胎着床创造必要条件，避孕药可抑制子宫内膜增殖变化，使子宫内膜与胚胎发育不同步，不适于受精卵着床。

4. 改变输卵管的功能　在雌、孕激素作用下，输卵管上皮纤毛功能、肌肉节段运动和输卵管液体分泌均受到影响，改变受精卵在输卵管内正常运动，干扰受精卵着床。

（二）适应证和禁忌证

1. 适应证　健康育龄妇女均可采用甾体激素避孕。

2. 禁忌证　包括：急慢性肝、肾疾病，严重的心血管疾病；血液病、血栓性疾病及内分泌疾病（如糖尿病需用胰岛素治疗者、甲状腺功能亢进者）；生殖器官良、恶性肿瘤；乳房肿块；哺乳期妇女，因避孕药可抑制泌乳素（PRL）的分泌，使乳汁减少，同时可使乳汁中含有药物成分，不利于婴幼儿生长发育；月经稀少，年龄大于 45 岁；精神病生活不能自理者；年龄大于 35 岁的吸烟妇女，不宜长期使用避孕药，以免引起卵巢早衰；原因不明的异常阴道流血。

（三）激素避孕药物的种类及用法

甾体激素避孕药物包括口服避孕药、长效避孕针、缓释系统避孕药和避孕贴剂。常用的激素避孕药种类见表 14-1 和表 14-2。

表 14-1　常用的甾体激素口服避孕药

类别	名称	雌激素含量（mg）	孕激素含量（mg）	剂型
复方短效口服避孕药	复方炔诺酮片（避孕片 1 号）	炔雌醇 0.035	炔诺酮 0.6	22 片 / 板
	复方甲地孕酮片（避孕片 2 号）	炔雌醇 0.035	甲地孕酮 1.0	22 片 / 板
	复方避孕片（0 号）	炔雌醇 0.035	炔诺酮 0.3 甲地孕酮 0.5	22 片 / 板
	复方去氧孕烯片	炔雌醇 0.03	去氧孕烯 0.15	21 片 / 板
		炔雌醇 0.02	去氧孕烯 0.15	21 片 / 板
	炔雌醇环丙孕酮片	炔雌醇 0.035	环丙孕酮 2.0	21 片 / 板
	屈螺酮炔雌醇片	炔雌醇 0.03	屈螺酮 3.0	21 片 / 板
	屈螺酮炔雌醇片 II	炔雌醇 0.02	屈螺酮 3.0	24+4 片 / 板
	左炔诺孕酮 / 炔雌醇三相片			
	第一相（1 ～ 6 片）	炔雌醇 0.03	左炔诺孕酮 0.05	
	第二相（7 ～ 11 片）	炔雌醇 0.04	左炔诺孕酮 0.075	
	第三相（13 ～ 21 片）	炔雌醇 0.03	左炔诺孕酮 0.0125	

续表

类别	名称	雌激素含量（mg）	孕激素含量（mg）	剂型
复方长效口服避孕药	复方炔诺酮二号片	炔雌醚 2.0	炔诺孕酮 10.0	
	复方炔雌醚片	炔雌醚 3.0	氯地孕酮 12.0	
	三合一雌醚片	炔雌醚 2.0	炔诺孕酮 6.0 氯地孕酮 6.0	
探亲避孕药	炔诺酮探亲避孕片		炔诺酮 5.0	
	甲地孕酮探亲避孕片 1 号		甲地孕酮 2.0	
	炔诺孕酮探亲避孕片		炔诺孕酮 3.0	
	C53 号避孕药		双炔失碳酯 7.5	

表 14-2　其他甾体激素避孕药

类别	名称	雌激素含量（mg）	孕激素含量（mg）	剂型	给药途径
长效避孕针	醋酸甲羟孕酮避孕针		醋酸甲羟孕酮 150	针剂	肌肉注射
	庚炔诺酮注射液		庚炔诺酮 200	针剂	肌肉注射
	复方庚酸炔诺酮	戊酸雌二醇 5	庚酸炔诺酮 50	针剂	肌肉注射
缓释避孕药	皮下埋植剂				
	左炔诺孕酮硅胶棒Ⅰ型		左炔诺孕酮 36/ 根	6 根	皮下埋植
	左炔诺孕酮硅胶棒Ⅱ型		左炔诺孕酮 75/ 根	2 根	皮下埋植
	依托孕烯植入剂		依托孕烯 68/ 根	1 根	皮下埋植
	阴道避孕环				
	甲地孕酮硅胶环		甲地孕酮 200 或 250	只	阴道放置
	左炔诺孕酮阴道避孕环		左炔诺孕酮 5.0	只	阴道放置
	微球和微囊避孕针				
	庚炔诺酮微球针		庚炔诺酮 65 或 100	针剂	皮下注射
	左炔诺孕酮微球针		左炔诺孕酮 50	针剂	皮下注射
	肟高诺酮微囊针		肟高诺酮 50	针剂	皮下注射
外用避孕药	外用避孕片				阴道放置
	避孕药膜				阴道放置
	避孕栓				阴道放置
	避孕贴片				皮肤粘贴

　　1. 口服避孕药　主要包括复方短效口服避孕药、复方长效口服避孕药及探亲避孕药。

　　（1）复方短效口服避孕药　复方炔诺酮片、复方甲地孕酮片于月经第 5 日开始服用第 1 片，连服药 22 日，停药 7 日后服第 2 周期。复方去氧孕烯片、屈螺酮炔雌醇片和炔雌醇环丙孕酮片于月经第 1 日服药，连服 21 日，停药 7 日后服用第 2 周期的药物。屈螺酮炔雌醇Ⅱ内含 24 片活性药片，4 片不含药的空白片。月经第 1 日开始服药，先服活性片，服完 24 片后服空白片，服完 28 日无需停药接着服下一周期。若有漏服应及早补服，且警惕有妊娠可能。若漏服 2 片，补服后要同时加用其他避孕措施。漏服 3 片应停药，待出血后开始服用下一周期药物。单相片在整个周期中雌、孕激素含量是固定的。三相片中每一相雌、孕激素含量，是根据妇女生理周期而制订不同剂量，药盒内的每一相药物颜色不同，每片药旁标有星期几，提醒服药者按箭头所示顺序服药。三相片的服用方法也是每日 1 片，连服 21 日。复方短效口服避孕药的主要作用为抑制排卵，正确使用避孕药的有效率接近 100%。

　　（2）复方长效口服避孕药　由长效雌激素和人工合成孕激素配伍制成，服药 1 次可避孕 1 个月。长效雌激素为炔雌醇环戊醚，简称炔雌醚。口服后被胃肠道吸收，储存于脂肪组织内，缓慢释放起长效避孕作用。孕激素促使子宫内膜转化为分泌期引起撤退性出血。避孕有效率达 96% ~ 98%。复方长效口服避孕药激素含量大，副作用较多，如类早孕反应、月经失调等，已经很少见。

（3）探亲避孕药 适用于短期探亲夫妇。有抑制排卵、改变子宫内膜形态与功能、使宫颈黏液变稠等作用。探亲避孕药的避孕效果可靠。但是由于探亲避孕药的剂量大，现已经很少使用。

2. 长效避孕针 目前有单孕激素制剂和雌、孕激素复合制剂两种，有效率达 98% 以上。尤其适用于对口服避孕药有明显胃肠道反应者。雌、孕激素复合制剂肌内注射 1 次，可避孕 1 个月。首次于月经周期第 5 日和第 12 日各肌内注射 1 支，以后在每次月经周期第 10 ~ 12 日肌内注射 1 支。一般于注射后 12 ~ 16 日月经来潮。复合制剂由于激素剂量大，副作用大，很少用。单孕激素制剂：醋酸甲羟孕酮避孕针，每隔 3 个月注射 1 针，避孕效果好；庚炔诺酮注射液，每隔 2 个月肌内注射 1 次。长效避孕针有月经紊乱、点滴出血或闭经等副作用。由于单孕激素制剂对乳汁的质和量影响小，较适用于哺乳期妇女。

3. 缓释避孕药又称缓释避孕系统 缓释避孕药是以具备缓慢释放性能的高分子化合物为载体，一次给药在体内持续、恒定、缓慢释放甾体激素，主要是孕激素，达到长效避孕目的。

（1）皮下埋植剂 是一种缓释系统的避孕剂，内含孕激素，有效率达 99% 以上。含左炔诺孕酮皮下埋植剂分为左炔诺孕酮硅胶棒 I 型和 II 型。I 型有 6 根硅胶棒，每根含左炔诺孕酮 36mg，总量 216mg，使用年限 5 ~ 7 年；II 型有 2 根硅胶囊，每根含左炔诺孕酮 75mg，总量 150mg，使用年限 3 ~ 5 年。用法：月经周期 7 日内均可放置，6 根皮埋剂在左上臂内侧作皮下扇形放置。放置 24 小时后即可发挥避孕作用，释放量为 30μg/d。副作用主要有不规则少量阴道流血或点滴出血，少数可见闭经，一般 3 ~ 6 个月后能够逐渐减轻或消失。流血时间过长或不能耐受者，可给予雌激素治疗。

（2）缓释阴道避孕环 通过载体携带甾体激素避孕药，制成环状放入阴道，阴道黏膜上皮直接吸收药物，产生避孕作用。甲地孕酮硅胶环也称甲硅环，体外测定每日可释放甲地孕酮 133μg，一次放置，避孕 1 年，经期不需取出，有效率达 97.3%。月经干净后将甲硅环放入阴道后穹隆或套在子宫颈上，缓释阴道避孕环具有取、放方便的优点。

（3）避孕贴剂 是一种外用的缓释系统避孕药。贴剂中含有人工合成的雌激素及孕激素储药区，贴于皮肤后，可按一定的药物浓度和比例释放，通过皮肤吸收发挥避孕作用。月经周期第 1 日使用，粘贴于皮肤上，每周 1 片，连用 3 周，停药 1 周。

（四）激素避孕副作用及处理

1. 类早孕反应 服药后多有食欲减退、恶心、呕吐等类似早孕反应，为雌激素刺激胃黏膜引起。轻者不需处理，坚持服药数日后常可减轻或消失。症状严重者给予对症处理，按医嘱口服维生素 B₆ 20mg、维生素 C 100mg，每日 3 次，连服 7 日，可缓解症状。

2. 不规则阴道流血 服药期间出现不规则少量阴道流血，多因漏服、迟服（不定时服药）、服药方法错误、药片质量受损所致；或是由于个人体质不同，服药后体内激素水平不稳定，不能维持子宫内膜正常生长的完整性而发生。若点滴出血，则不需处理；若出血较多，可根据出血的时间和量遵医嘱处理。

3. 月经过少或停经 绝大多数停经或月经过少者，在停药后能自然恢复。若停药后月经仍不来潮，应在停药第 7 日开始服用下一周期避孕药，以免影响避孕效果。连续发生 2 个月停经，应考虑更换避孕药种类。更换药物后仍无月经来潮或连续发生 3 个月停经者，应停止服用避孕药，观察一段时间等待月经复潮，也可以按医嘱肌内注射黄体酮，每日 20mg，连续 5 日，或口服甲羟孕酮，每日 10mg，连服 5 日。通常在停药 2 ~ 7 日内出现撤药性出血，若仍无撤药性出血，应查找原因。停用避孕药期间，需采取其他避孕措施。

4. 色素沉着 极少数妇女颜面皮肤出现蝶形淡褐色色素沉着，停药后多数可自行消退或减轻。

5. 体重增加 少数妇女较长时间服用避孕药而出现体重增加，其原因是避孕药中孕激素有弱雄激素作用，能促进体内合成代谢，加之雌激素使钠水潴留。这种体重增加不会导致肥胖症，不影响健康，只需注意均衡饮食，合理安排生活方式，适当减少盐分摄入，并结合进行有氧运动就可以减轻这一副作用。

6. 其他　偶可出现头痛、复视、皮疹、皮肤瘙痒、乳房胀痛等，可对症处理，严重者需停药行进一步检查。

三、其他避孕方法

（一）外用避孕药具

外用避孕药具常用的有阴茎套，女用避孕套阴道隔膜、宫颈帽和阴道避孕囊及阴道杀精剂。

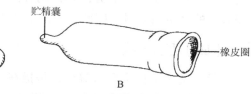

图 14-2　男用避孕套

1. 阴茎套　也称男用避孕套，是一次性使用优质薄乳胶制品，呈筒状，筒径有 29mm、31mm、33mm、35mm 四种规格，顶端呈小囊状（图 14-2），射精时精液储留在小囊内。阴茎套是目前最常用且无害的男用避孕法，不但可以避孕，还可预防性传播疾病。

使用前选择合适型号的阴茎套，吹气检查其有无破损，排去小囊内空气，将前端小囊捏紧，将避孕套沿阴茎向根部套紧（图 14-3）。射精后，在阴茎尚未软缩时捏住套口与阴茎一起取出，以防精液外流或阴茎套滑脱在阴道内。避孕成功率在 95% 以上，如房事后发现阴茎套有破损，应立即采取紧急避孕措施。每次性交均应更换新的阴茎套。

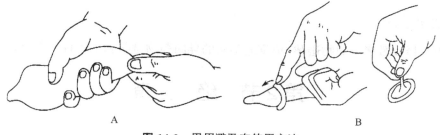

图 14-3　男用避孕套使用方法

2. 女用避孕套　又称阴道套，是一种由聚氨酯（或乳胶）制成长 15 ～ 17cm 的宽松、柔软袋状物。封闭端套内有一直径 6.5cm 的游离环，用于帮助插入并把避孕套固定在子宫颈，称为"内环"；开口端的环质地柔韧，直径为 7cm，在外阴展开，称为"外环"。女用避孕套既能避孕，又能预防性传播疾病。除阴道过紧、生殖道畸形、子宫Ⅱ度脱垂、生殖道急性炎症及对女用避孕套材质过敏外，均可使用（图 14-4）。

3. 阴道隔膜、宫颈帽和阴道避孕囊　阴道隔膜用乳胶制成，宫颈帽和避孕囊用硅胶制成。

4. 阴道杀精剂　通过阴道给药灭活精子而起到避孕作用。目前临床常用的有避孕栓剂、片剂、胶冻剂、凝胶剂及避孕薄膜等，以壬苯醇醚为主药，与惰性基质制成，具有快速高效杀精能力。片剂、栓剂和薄膜置入阴道后需等待 5 ～ 10 分钟，溶解后才能起效，然后开始性生活。若置入 30 分钟尚未发生性生活，必须再次放置。

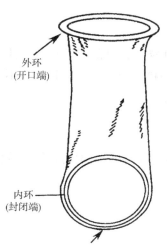

图 14-4　女用避孕套

（二）自然避孕法

自然避孕法也称安全期避孕。排卵一般在下次月经来潮前 14 天，卵子排出后一般可存活 1～2 天，精子在女性生殖道内一般可存活 2～3 天，因此，排卵前后的 4～5 天内视为易受孕期，其余时间不易受孕，视为安全期。安全期避孕是指通过避开易受孕期进行性生活，不采用药物和工具而达到避孕的目的。适应于月经规律的育龄妇女。但排卵易受外界环境和情绪等因素的影响，安全期避孕失败率高达 20%，不宜推广。

（三）体外排精法

体外排精法是指性交时男性将精液排出于体外，精子不进入阴道，从而达到避孕的目的。研究表明，男性在射精之前的分泌物内尚存少许精子，可使妇女受孕，导致避孕失败，加之体外排精影响夫妇双方的性生活质量。因此，本法不作为避孕的首选。

（四）紧急避孕

紧急避孕又称房事后避孕，是指在无保护性生活或避孕失败后的几小时或几日内，妇女为防止非意愿妊娠而采取的避孕方法，包括放置宫内节育器和口服紧急避孕药。其避孕机制是阻止或延迟排卵、干扰受精或阻止受精卵着床。紧急避孕虽可减少不必要的人工流产率，但该方法只能一次性起保护作用，一个月经周期也只能用一次，不能代替常规避孕而作为常用避孕方法。

1. 宫内节育器　采用含铜节育器，在无保护性生活后 5 日（120 小时）内放置，避孕有效率达 99% 以上。适合希望长期避孕且无放置宫内节育器禁忌证的妇女。

2. 紧急避孕药　主要有两类。①激素类：如左炔诺孕酮片，在无保护性性交后 3 日（72 小时）内服用，首剂 1 片，12 小时后再服 1 片。②非激素类：如米非司酮，在无保护性生活后 120 小时内服用，单次口服 25mg。

（五）其他避孕法

黄体生成激素释放激素类似物避孕、免疫避孕法的导向药物避孕和抗生育疫苗等，目前正在研究中。

第 2 节　绝　育

 案例 14-2

李某，女，38 岁，身体健康，月经规律，月经干净 4 天。生育有两子一女，孩子身体健康。曾服用过避孕药，因不良反应停药，放置宫内节育器 1 年，因月经量过多取出，故来院做女性绝育手术。

问题：针对行女性绝育术的患者，护理要点有哪些？

绝育是指通过手术或药物，达到永不生育的目的，包括女性绝育和男性绝育，目前女性绝育方法主要是输卵管绝育。输卵管绝育术是采取手术的方式阻断输卵管，阻止精子和卵子相遇而达到永久不孕的目的。目前常用的方法是经腹输卵管结扎术、腹腔镜下输卵管绝育术。

一、经腹输卵管结扎术

经腹输卵管结扎术是一种安全永久性节育措施，不影响受术者机体的生理功能，是国内常用的女性绝育方法。

（一）适应证

1. 自愿接受绝育而无禁忌证者。
2. 患严重疾病，不宜生育者。

3. 有严重的遗传性疾病不宜生育者。

（二）禁忌证

1. 生殖道炎症，腹部皮肤感染者。
2. 各种疾病的急性期。
3. 全身情况差，不能耐受手术者，如心力衰竭、严重贫血等。
4. 术前 24 小时内，两次测量体温大于 37.5℃者。
5. 严重的神经官能症。

（三）手术时间

1. 月经干净后 3～7 天内。
2. 足月顺产者产后 24 小时内可行绝育术；剖宫产同时可行绝育术；产时感染者需抗生素治疗 3～5 天后，无异常情况可施行手术。
3. 人工流产、中期妊娠引产或取环术后可立即施行手术；自然流产待一个月转经后再行绝育手术。
4. 哺乳期或闭经者绝育须先排除妊娠。

（四）麻醉

局部浸润麻醉或硬膜外麻醉。

（五）操作方法与步骤

1. 体位　受术者排空膀胱，取仰卧位，常规消毒、铺巾。
2. 切口　取下腹正中耻骨联合上两横指横切口，长 2～3cm；产后结扎者，取宫底下 2cm 处行纵切口。
3. 提取辨认输卵管　提取输卵管后找到输卵管伞端证实为输卵管，术中须同时检查卵巢有无异常。
4. 结扎输卵管　主要有抽芯近端包埋法、压挫结扎切断法、银夹法。
5. 手术结束　检查腹腔内、腹壁各层有无出血、血肿及组织损伤，清点纱布和器械无误，关闭腹腔，逐层缝合腹壁。用无菌纱布覆盖伤口，送受术者回病房休息。

（六）护理要点

1. 术前准备
（1）做好受术者的思想工作，耐心回答其所提出的疑问，解除其顾虑与恐惧。
（2）术前详细询问病史，通过全身体格检查、妇科检查、白带常规、血常规、尿常规、出凝血时间、肝肾功能等检查，全面评估受术者。
（3）按腹部手术要求准备皮肤。
2. 术后护理
（1）术后密切观察受术者生命体征、腹痛情况，评估有无内出血及脏器损伤等征象。
（2）保持腹部切口敷料干燥、清洁，防止感染。
（3）术后休息 3～4 周，禁止性生活 1 个月。

（七）术后并发症及护理

1. 出血、血肿　以腹壁血肿与输卵管系膜血肿为常见。多因过度牵拉、钳夹损伤输卵管系膜或结扎线松弛造成。处理：发现出血部位及时止血。

2.脏器损伤 多因解剖关系不清或操作粗暴所致。主要是膀胱或肠管损伤，发现后及时修补。

3.感染 包括腹部伤口感染、盆腔或腹腔感染，以腹部伤口感染为多见。多因未严格掌握手术指征和无菌操作所致。感染早期可先行局部处理，形成脓肿者应及时拆线换药，应用抗生素。

4.肠粘连 手术时损伤腹腔内脏器、腹膜等所致。强调预防为主，严格手术操作规程、术后及时活动等。

5.绝育失败 主要是由于绝育方法本身的缺陷、手术操作的误差引起的术后再孕。处理：根据本次妊娠的具体情况及妇女有无生育要求采取相应的处理方法。

二、腹腔镜下输卵管绝育术

腹腔镜下输卵管绝育术方法简单、安全，创伤性小，术后恢复快，国内已逐渐推广选用。

（一）适应证

同经腹输卵管结扎术。

（二）禁忌证

患有腹腔粘连、心肺功能不全、膈疝等，余同经腹输卵管结扎术。

（三）麻醉

采用局部麻醉、硬膜外麻醉或全身麻醉。

（四）操作方法

受术者排空膀胱，取平卧位，常规消毒铺巾，于脐孔下缘行 1.0～1.5cm 横弧形切口，将气腹针插入腹腔充气 2～3L，然后换置腹腔镜。在腹腔镜直视下用弹簧夹钳夹或硅胶环套于输卵管峡部使其通道中断，亦可采用双极电凝烧灼输卵管峡部达到绝育目的。

（五）护理

同经腹输卵管结扎术。

第3节 避孕失败后的补救措施及护理

 案例 14-3

张某，女，25 岁。停经 60 天，尿 hCG 试验（＋），B 超提示宫内妊娠，因曾误服多种药物，要求行人工流产。人工流产术中突然出现面色苍白、大汗淋漓，主诉恶心、呕吐、头晕、胸闷。查体：血压 90/60mmHg，心率 50 次/分。

问题：1.张女士目前出现了什么情况？

2.其发生的原因有哪些？

3.针对张女士目前的情况，该如何护理？

各种避孕措施都有一定的失败率。避孕失败后妊娠的补救措施是人工终止妊娠（简称人工流产），终止早期妊娠的人工流产方法包括手术流产和药物流产。

一、手术流产

手术流产是采用手术方法终止妊娠，包括负压吸引术和钳刮术。妊娠 6～10 周多采用负压吸引术，

11～14 周可用钳刮术。

（一）适应证

妊娠 14 周内自愿要求终止妊娠而无禁忌证者；因各种疾病不宜继续妊娠者。

（二）禁忌证

手术流产禁忌证有：生殖器官急性炎症；各种急性传染病或慢性传染病急性发作期；严重的全身性疾病或全身状况不良而不能耐受手术；术前相隔 4 小时两次体温均在 37.5℃以上者。

（三）物品准备

阴道窥器 1 个，宫颈钳 1 把，子宫探针 1 个，宫颈扩张器 1 套，不同型号吸管各 1 个，有齿卵圆钳 2 把，刮匙 1 把，长镊子 2 个，弯盘 1 个，洞巾 1 块，无菌手套 1 副，纱布 2 块，棉球若干，0.5% 聚维酮碘液，人工流产负压吸引器。

（四）手术流产镇痛与麻醉

手术流产操作时间短，一般不需要麻醉，但为了减轻受术者疼痛，也可在麻醉下进行。常用的麻醉方法以下几种。

1. 丙泊酚静脉麻醉　是目前手术流产较常用的麻醉方法，该麻醉方法由麻醉医师负责麻醉管理。

2. 宫旁神经阻滞麻醉　取 1% 利多卡因于子宫颈旁 4、8 点钟处各注射 2.5ml，5 分钟后开始手术。

3. 宫腔、子宫颈表面麻醉　用细导尿管分别向宫腔内和子宫颈管内注入 2% 利多卡因 3ml 和 1ml，约 3 分钟后开始手术。

4. 氧化亚氮吸入麻醉　氧化亚氮是由 50%O_2 和 50%N_2O 组成的混合气体，受术者吸入后进入睡眠状态，开始手术。此法起效快，作用消失快，最大特点为镇痛作用强而麻醉作用弱。

（五）操作方法

1. 负压吸引术　适用于妊娠 10 周以内者。

（1）体位及消毒　受术者排空膀胱后取膀胱截石位，常规消毒外阴和阴道，铺无菌巾。行双合诊复查子宫位置、大小及附件情况。用阴道窥器扩张阴道、暴露子宫颈并消毒。

（2）探测宫腔及扩张子宫颈　用宫颈钳夹持子宫颈前唇，用子宫探针探测宫腔方向及深度。用宫颈扩张器逐号扩张子宫颈管。扩张时注意用力均匀，切忌强行进入宫腔，以免发生子宫颈内口损伤或用力过猛造成子宫穿孔。

（3）吸管负压吸引　根据孕周选择吸管及负压大小，压力一般控制在 400～500mmHg。吸引前，进行负压吸引试验，无误后，将吸管头部缓慢送入宫底，按顺时针方向吸引宫腔 1～2 圈，吸净妊娠物后，捏紧折叠橡皮管，阻断负压后缓慢取出吸管。再用小刮匙轻刮宫底及两侧宫角，检查宫腔是否吸净。确认已吸净，用棉球拭净子宫颈及阴道血迹，观察无异常后取出阴道窥器，结束手术。

（4）检查吸出物　将吸出物过滤，测量血液及组织容量。仔细检查有无绒毛，若肉眼未发现绒毛或肉眼见到水泡状物，需送病理检查。

2. 钳刮术　适用于妊娠 11～14 周者。由于胎儿较大，为保证钳刮术顺利进行，必须要充分扩张子宫颈管。扩张子宫颈管后，先夹破胎膜流尽羊水再钳夹妊娠物，必要时搔刮宫腔 1 周。术后注意检查，避免组织残留，注意预防出血和感染。

（六）护理要点

1. 术前　询问停经时间、生育史及既往病史，了解有无手术禁忌证，做好解释工作及心理护理，准备好手术环境和手术器械。

2. 手术过程中　配合医生手术，观察孕妇生命体征及一般情况，出现异常及时协助医生进行处理。

3. 术后　受术者应在观察室休息 1～2 小时，注意观察其腹痛及阴道流血情况。指导受术者保持外阴清洁，1 个月内禁止性生活及盆浴；吸宫术后休息 3 周，钳刮术后休息 4 周。若有腹痛及阴道流血增多，随时就诊。向女性和家属宣传避孕相关知识，指导避孕方法，避免重复流产。

（七）并发症及处理

1. 人工流产综合反应　是指部分受术者在术中或手术刚结束时出现恶心呕吐、心动过缓、心律不齐、血压下降、面色苍白、头晕、胸闷、大汗淋漓，甚至出现昏厥和抽搐等迷走神经兴奋症状，也称人工流产综合征。多数人在手术停止后逐渐恢复。主要与子宫体及子宫颈受机械性刺激导致迷走神经兴奋、冠状动脉痉挛、心脏传导功能障碍等有关，也和受术者精神紧张、不能耐受子宫颈过度扩张、牵拉和过高负压有关。因此，术前应做好受术者的心理护理，帮助其缓解紧张焦虑的情绪；扩张子宫颈时操作要轻柔，从小号宫颈扩张器开始逐渐加大号，切忌用力过猛；吸宫时注意掌握适当负压，进出子宫颈时关闭负压，吸净宫腔后不应反复吸刮宫壁；一旦出现心率减慢，静脉注射阿托品 0.5～1.0mg，即可迅速缓解症状。

2. 子宫穿孔　是手术流产的严重并发症，但发生率低。多见于哺乳期子宫、瘢痕子宫、子宫过度倾屈或畸形者、术者未查清子宫位置或技术不熟练；手术器械如探针、吸管、刮匙、宫颈扩张器及胎盘钳等均可造成子宫穿孔。若上述器械进入宫腔探不到宫底或进入宫腔深度明显超过检查时宫腔深度，提示子宫穿孔，应立即停止手术。穿孔小，无脏器损伤或内出血，且手术已完成，可注射子宫收缩剂保守治疗，并给予抗生素预防感染，同时密切观察生命体征，有无腹痛、阴道流血及腹腔内出血征象。若确认胚胎组织尚未吸净，应由有经验的医师避开穿孔部位，也可在超声或腹腔镜监护下完成手术；尚未进行吸宫操作，可以等待观察 1 周后再清除妊娠产物；子宫穿孔大、有内出血或怀疑脏器损伤者，应立即剖腹探查，修补损伤的脏器。

3. 漏吸或空吸　已确诊为宫内妊娠，术时未能吸出胚胎或胎盘绒毛称为漏吸。主要与孕周过小、子宫畸形、子宫过度屈曲以及术者技术不熟练等有关。一旦发现漏吸，应复查子宫位置、大小及形状，并重新探查宫腔，再行吸宫术。误诊宫内妊娠而行人工流产负压吸引术，称为空吸。若肉眼未见吸刮出的组织内有绒毛，要重复尿妊娠试验及超声检查，必须将吸刮的组织全部送病理检查，警惕异位妊娠。

4. 吸宫不全　是指手术流产后宫腔内有部分妊娠物残留，是手术流产常见并发症，与术者技术不熟练或子宫位置异常有关。术后阴道流血超过 10 日，流血量多，或流血停止后再现多量流血，均应考虑吸宫不全，超声检查有助于诊断。若无明显感染征象，应尽早行刮宫术，刮出物送病理检查，术后用抗生素预防感染。若同时伴有感染，应在控制感染后再行刮宫术，术后继续抗感染治疗。

5. 术中出血　多发生在妊娠月份较大，子宫收缩欠佳时，因妊娠产物不能迅速排出，而影响子宫收缩所致。可在扩张子宫颈管后注射缩宫素，并尽快清出宫腔内容物。

6. 术后感染　多因吸宫不全、术后过早性交、敷料和器械消毒不严以及术中无菌观念不强所致。初起为急性子宫内膜炎，若治疗不及时，可扩散至子宫肌层、附件及盆腔腹膜，严重时可导致败血症。主要表现为发热、下腹痛、白带异常和不规则阴道流血。妇科检查时子宫或附件区有压痛。治疗为半卧位休息，全身支持疗法，应用广谱抗生素。宫腔内有妊娠产物残留者，应按感染性流产处理。

7. 其他　羊水栓塞、宫腔粘连、月经失调、不孕等。

二、药物流产

药物流产也称药物抗早孕，是指应用药物终止早期妊娠的方法，一般适用于妊娠 49 日以内者。目前临床常用药物为米非司酮与米索前列醇配伍。米非司酮是黄体酮受体拮抗剂，与黄体酮的化学结构相似，其对子宫内膜孕激素受体的亲和力比黄体酮高 5 倍，能和黄体酮竞争结合蜕膜的孕激素受体，从而阻断黄体酮活性而终止妊娠。米索前列醇是前列腺素衍化物，具有兴奋子宫肌、扩张和软化子宫颈的作用。两者协同作用既提高流产成功率，又减少用药剂量，终止早孕完全流产率达 90% 以上。

（一）适应证

1. 停经 49 日以内经超声证实为宫内妊娠，本人自愿要求使用药物终止妊娠的健康妇女。
2. 手术流产的高危对象如瘢痕子宫、多次手术流产及子宫畸形等。
3. 对手术流产有疑虑或恐惧心理者。

（二）禁忌证

1. 有使用米非司酮禁忌证　如肾上腺疾病、与甾体激素相关的肿瘤及其他内分泌疾病、妊娠期皮肤瘙痒史、血液病、血栓等病史。
2. 有使用前列腺素药物禁忌证　如心血管疾病、青光眼、哮喘、癫痫、结肠炎等。
3. 其他　过敏体质、带器妊娠、异位妊娠、妊娠剧吐及长期服用抗结核、抗癫痫、抗抑郁、抗前列腺素药等。

（三）服药方法

1. 米非司酮顿服法　用药第 1 日顿服米非司酮 200mg，第 3 日早上口服米索前列醇 0.6mg。
2. 米非司酮分服法　米非司酮 150mg 分次口服，第 1 日晨服 50mg，8 ～ 12 小时后再服 25mg，第 2 日早、晚各服 25mg，第 3 日上午 7 时再服 25mg。每次服药前后至少空腹 1 小时。于第 3 日服用米非司酮 1 小时后，口服米索前列醇 0.6mg。

（四）护理要点

（1）心理护理　向孕妇讲解药物流产的原理、不良反应，解除对药物流产的恐惧心理。

（2）指导孕妇遵医嘱服用药物，切记不可出现漏服、少服或者多服现象，不可提前或推迟服药。

（3）向孕妇说明服药后排出胎囊的可能时间，大多数患者在服药 6 小时内会出现阴道少量流血，胎囊随之排出。个别需要更长时间，需密切观察，耐心等待，告知孕妇可能会出现阴道流血、小腹下坠感、腹痛等症状。

（4）观察孕妇阴道流血情况，认真检查排出的绒毛情况，以判断是否存在流产不全。若出现持续阴道流血，量较多，或排出的绒毛与妊娠天数不符，应考虑不全流产的可能，必要时行超声检查，一旦确诊应积极协助医生完成清宫术。

（5）指导孕妇加强休息和营养，禁止性生活和盆浴 4 周，保持外阴清洁卫生，预防感染。指导选择正确的避孕方法或绝育方法，防止意外妊娠。

（五）副作用及处理

1. 胃肠道反应　服药过程中部分孕妇可出现恶心、呕吐或腹泻等胃肠道症状，这是由于米非司酮和米索前列醇抑制胃酸分泌和胃肠道平滑肌收缩所致。症状轻者无需特殊处理，给予心理安慰。症状较重者，可按医嘱口服维生素 B_6 20mg 或甲氧氯普胺 10mg，必要时给予补液治疗，可缓解症状。

2. 阴道流血　出血时间长、出血多是药物流产的主要副作用。用药后应严密随访，若出血时间长、出血量较多、疑为不全流产时应及时行刮宫术，应用抗生素预防感染。实施药物流产前应排除异位妊娠，若异位妊娠者误行药物流产可导致失血性休克。药物流产必须在正规有抢救条件的医疗机构开展。

第4节 避孕节育措施的选择

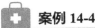 **案例 14-4**

刘某，女，23 岁。6 个月前足月顺产一男婴，现哺乳期，月经已复潮。

问题： 如何指导刘女士选择避孕措施？

避孕方法知情选择是计划生育服务的重要内容，应指导生育期妇女根据自身特点，选择适合的安全有效的避孕方法。

一、新 婚 期

1. 原则 新婚夫妇年轻，尚未生育，应选择使用方便、不影响生育的避孕方法。

2. 选用方法 复方短效口服避孕药使用方便，避孕效果好，不影响性生活，列为首选。男用阴茎套也是较理想的避孕方法，还可选用外用避孕栓、薄膜等。

二、哺 乳 期

1. 原则 不影响乳汁质量及婴儿健康。

2. 选用方法 阴茎套是哺乳期选用的最佳避孕方式。也可选用单孕激素制剂长效避孕针或皮下埋植剂，使用方便，不影响乳汁质量。哺乳期放置宫内节育器，操作要轻柔，防止子宫损伤。由于哺乳期阴道较干燥，不适用避孕药膜。哺乳期不宜使用雌、孕激素复合避孕药及避孕针以及安全期避孕。

三、生 育 后 期

1. 原则 选择长效、可逆、安全、可靠的避孕方法，减少非意愿妊娠进行手术带来的痛苦及并发症。

2. 选用方法 各种避孕方法(宫内节育器、皮下埋植剂、复方口服避孕药、避孕针、阴茎套等)均适用，根据个人身体状况进行选择。对某种避孕方法有禁忌证者，则不宜使用此种方法。已生育三孩或以上妇女，可采用绝育术。

四、绝 经 过 渡 期

1. 原则 此期仍有排卵可能，应坚持避孕，选择以外用避孕为主的避孕方法。

2. 选用方法 可采用阴茎套。原来使用宫内节育器无不良反应可继续使用，至绝经后半年内取出。绝经过渡期阴道分泌物较少，不宜选择避孕药膜避孕，可选用避孕栓、凝胶剂。不宜选用复方避孕药及安全期避孕。

🎯 目标检测

A₁/A₂ 型题

1. 关于激素避孕的机制，下列哪项不正确（　　）
   A. 抑制排卵
   B. 改变宫颈黏液性状
   C. 增加前列腺素分泌，达到避孕效果
   D. 改变子宫内膜形态与功能
   E. 改变输卵管的功能

2. 短效口服避孕药服药的正确时间是（　　）

A. 月经干净后第 10 日　　B. 月经来潮第 5 日
C. 月经来潮前第 3 日　　D. 月经干净后第 7 日
E. 月经前 5 日

3. 下列关于紧急避孕的叙述，正确的是（　　）
   A. 米非司酮应于无保护性措施性生活后 3 天内使用
   B. 米非司酮为激素类紧急避孕药
   C. 宫内节育器不能作为紧急避孕措施
   D. 紧急避孕可作为常规避孕方法

E. 激素类紧急避孕药主要成分为孕激素

4. 放置宫内节育器的时间应是（　　）

A. 月经干净后第 3 ~ 7 日

B. 月经来潮第 5 日

C. 月经干净后第 15 日

D. 月经干净后第 10 日

E. 排卵期

5. 输卵管绝育术的目的是（　　）

A. 抑制排卵

B. 阻止精子与卵子的结合

C. 改变性激素分泌

D. 改善生殖内分泌轴的功能

E. 改变子宫内膜形态与功能

6. 避孕方法中失败率较高的是（　　）

A. 使用避孕套　　　　B. 安全期避孕

C. 口服避孕药　　　　D. 放置宫内节育器

E. 输卵管结扎

7. 下列哪项不是避孕药物的不良反应（　　）

A. 类早孕反应　　　　B. 月经量减少

C. 痛经　　　　　　　D. 服药期出血

E. 体重增加

8. 患者，女，26 岁，产后 2 个月哺乳期，首选的避孕方法是（　　）

A. 口服避孕药　　　　B. 安全期避孕

C. 宫内节育器　　　　D. 避孕套

E. 哺乳期可不避孕

9. 人工流产术中，患者突然出现恶心、呕吐、心慌胸闷、面色苍白、出冷汗、血压下降，其产生原因可能是（　　）

A. 吸宫不全　　　　　B. 人工流产综合征

C. 流产后大出血　　　D. 感染

E. 子宫穿孔

10. 患者，女，停经 60 天，行人工流产术，术中并发人工流产综合征，应首选何种药物治疗（　　）

A. 阿托品　　　　　　B. 地西泮

C. 哌替啶　　　　　　D. 苯巴比妥钠

E. 氯丙嗪

（罗小燕）

第15章 妇女保健

妇女保健是我国卫生保健事业的重要组成部分。《中国妇女发展纲要（2021—2030年）》明确提出要建立完善妇女全生命周期健康管理模式，针对青春期、育龄期、孕产期、围绝经期和老年期妇女的健康需求，提供全方位健康管理服务，使妇女健康水平持续提升。

第1节　妇女保健工作的意义和组织机构

一、妇女保健工作的意义

妇女保健以维护和促进妇女健康为目的，以预防为主，以临床为基础，以保健为中心，以生殖健康为核心开展工作，是保护妇女健康，提高人口素质的有效措施。

二、妇女保健工作的目的

妇女保健工作是通过积极的预防、普查、监护和保健措施，做好妇女各期保健以降低患病率，消灭和控制某些疾病及遗传病的发生，控制性传播疾病的传播，降低孕产妇和围产儿死亡率，维护和促进妇女身心健康。

三、妇女保健工作的方法

妇女保健工作应充分发挥各级妇幼保健专业机构及基层三级妇幼保健网的作用。优化创新服务，有计划地组织培训和继续教育，不断提高专业队伍的业务技能和水平。在调查研究的基础上开展工作，做到群众保健与临床保健相结合，预防与治疗相结合，开展广泛的社会宣传和健康教育，提高群众的自我保健意识，保障妇女和儿童的合法权利。

四、妇女保健工作的组织机构

1. 行政机构

（1）国家级　国家卫生健康委员会设置妇幼健康司（简称妇幼司），负责拟订妇幼卫生健康政策、标准和规范，推进妇幼健康服务体系建设，指导妇幼卫生、出生缺陷防治、婴幼儿早期发展、人类辅助生殖技术管理和生育技术服务工作。

（2）省（直辖市、自治区）级　妇幼健康处（简称妇幼处），由省级（直辖市、自治区）卫生健康委员会设置。

（3）市（地）级　妇幼健康科或预防保健科，由市（地）级卫生健康委员会设置。

（4）县（区）级　由县（区）级卫生健康委员会设置的妇幼健康科或预防保健科。

2. 专业机构　妇幼保健专业机构包括：各级妇幼保健机构、各级妇产科医院、儿童医院、综合医院妇产科、儿科（新生儿科）、计划生育科、预防保健科等。

第 2 节　妇女保健工作的主要任务

妇女保健工作任务包括：妇女各期保健、妇女常见病及恶性肿瘤的普查普治、计划生育技术指导、妇女劳动保护等。

一、妇女各期保健

1.青春期保健　青春期保健应重视女性健康与行为问题，开展三级预防。一级预防：根据青春期女性的生理、心理和社会行为特点，开展心理卫生和性知识方面的健康教育，使青少年了解自己生理及心理特点和性卫生知识，培养良好生活习惯，合理营养搭配，注意经期卫生，避免非意愿妊娠，预防性传播疾病等；二级预防：早期发现疾病和行为偏差问题，减少危险因素；三级预防：及时开展疾病的治疗和早期康复。

2.生育期保健　女性生育期保健主要是维护正常的生殖功能，保证母婴安全，降低孕产妇死亡率和围产儿死亡率。生育期保健以普及孕产期保健和计划生育技术指导为重点（一级预防）；使妇女在生育期因孕育或节育导致的各种疾病能做到早发现、早诊断、早治疗（二级预防）；提高对高危孕产妇的处理水平，降低孕产妇死亡率和围产儿死亡率（三级预防）。

3.围生期保健　指一次妊娠从妊娠前、妊娠期、分娩期、产褥期、哺乳期为孕产妇和胎儿及新生儿提供的一系列保健措施。

（1）孕前期保健　指为准备妊娠的夫妇提供以健康教育与咨询、孕前医学检查、健康状况评估和健康指导为主的保健服务。通过评估和改善计划怀孕夫妇的健康状况，指导夫妇双方有计划妊娠，选择最佳受孕时机，以减少或避免高危因素和高危妊娠。女性年龄＜18 岁或＞35 岁是妊娠危险因素，易造成难产或其他产科并发症，以及胎儿染色体病；长时间使用药物避孕者应停药改为工具避孕半年后再妊娠；戒烟酒，避免接触有毒有害物质；积极治疗对妊娠有影响的疾病，如病毒性肝炎、糖尿病、甲状腺功能亢进症、心脏病等；孕前 3 个月补充叶酸或含叶酸的复合维生素至孕 3 个月，可降低胎儿患神经管畸形风险；有不良孕产史应及时咨询医师并主动告知医师，以做好评估，减少高危妊娠和高危儿的发生。

（2）孕期保健　是指从确定妊娠之日起至临产前，为孕妇及胎儿提供的系列保健服务。目的是加强母儿监护，预防和减少孕产期并发症，开展出生缺陷产前筛查和产前诊断，及早干预，确保母儿安全。2016 年 WHO 发布的《孕期保健指南》推荐产前检查次数为 8 次，2018 年中华医学会妇产科分会发布的《孕前和孕期保健指南（2018）》推荐的产前检查孕周分别为：妊娠 6 ～ 13 周[+6]，14 ～ 19 周[+6]，20 ～ 24 周，25 ～ 28 周，29 ～ 32 周，33 ～ 36 周，37 ～ 41 周，共 7 ～ 11 次。有高危因素者，酌情增加次数。

1）孕早期保健：孕早期是胚胎、胎儿分化发育阶段，易受外界因素干扰导致胎儿畸形或流产。孕早期保健的主要内容有：确诊早孕并建立保健卡；确定基础血压和基础体重；进行高危妊娠初筛，对不宜继续妊娠者应告知并及时终止妊娠，高危妊娠者应严密观察并评估是否转诊；预防出生缺陷，避免接触有害物质，慎用药物，避免病毒感染和精神刺激等；做好预防流产宣教，合理饮食，适当活动，保证充足睡眠，避免重体力劳动和高强度工作。

2）孕中期保健：孕中期是胎儿生长发育较快的阶段，胎盘已形成不易发生流产。妊娠中期保健内容为：开展妊娠生理知识、预防贫血和早产的健康教育；监测孕妇健康状况和胎儿宫内生长发育各项指标（如宫高、腹围、体重、胎儿双顶径等）；定期产前检查，预防妊娠并发症，进行高危妊娠筛查；掌握孕期自我监测方法，指导孕妇自数胎动、进行胎教，建立良好的亲子关系；鼓励丈夫积极参与，适应父母角色转换。

3）孕晚期保健：孕晚期胎儿生长发育最快，孕妇体重增加最明显。加强孕晚期营养、生活方式、孕妇自我监护、分娩及产褥期相关知识、母乳喂养、新生儿疾病筛查及预防接种等宣教。定期做好产前检查，监测胎儿生长发育，防治妊娠并发症，做好分娩心理准备，选择合适分娩方式。

（3）分娩期保健　提倡住院分娩，高危孕妇提前入院。分娩期保健主要内容包括"五防、一加强"，即防产后出血、防感染、防滞产、防产伤、防新生儿窒息，加强产时监护和产程处理。

（4）产褥期保健　产褥期是产妇全身器官恢复正常的时期，也是产妇角色适应与心理调适的重要时期。产褥期保健主要包括：开展产妇营养、卫生、活动与休息、母乳喂养等健康教育，预防产后出血、感染、产后抑郁症等并发症的发生。产后尽早活动，经阴道自然分娩者产后 6～12 小时可起床轻微活动，产后第 2 日可在室内随意走动。产后康复训练循序渐进，促进体力、盆底及肌张力恢复，避免血栓发生；产后出院后 3 日、产后 14 日、产后 28 日进行产后访视，产后 42 日到医院进行产后健康检查。

（5）哺乳期保健　哺乳期保健的中心任务是保护母婴健康，降低婴幼儿死亡率，保护、促进和支持母乳喂养。哺乳期保健的内容为指导母乳喂养与哺乳期卫生，包括母乳分泌量、影响乳汁分泌的因素、喂养方法及乳房护理，乳母饮食、休息、睡眠等。采取合适避孕措施，哺乳期避免采用药物避孕。

4. 围绝经期保健　围绝经期是指妇女从出现与卵巢功能下降有关的内分泌、生物学和临床特征至末次月经后 1 年内的时期。围绝经期可从 40 岁开始，历时可长可短，短则 1～2 年，长则 10 余年。中国妇女平均绝经年龄在 50 岁左右。围绝经期保健内容包括：加强生活起居、食品营养、锻炼与休息、卫生及心理方面的指导，重视月经失调、绝经后阴道流血及肿瘤筛查，防止围绝经期综合征、骨质疏松、心血管疾病、生殖道脱垂及压力性尿失禁等疾病。正确使用激素替代治疗，合理补充钙剂。若妇女出现月经失调或停经超过半年以上，可适时取出宫内节育器，进行避孕指导直至月经停止 12 个月。

5. 老年期保健　老年期妇女体内性激素水平进一步下降，从而导致生理、心理及生活上的巨大变化，极易患各种身心疾病，此期保健内容为：指导老年人应定期体格检查，保持生活规律和合理膳食，适度参加社会活动，注意劳逸结合，及时防治老年期常见病和多发病。

二、妇女常见疾病和恶性肿瘤的普查普治

《中国妇女发展纲要（2021—2030 年）》中提出：提高妇女的子宫颈癌和乳腺癌防治意识和能力，子宫颈癌和乳腺癌防治知识知晓率达到 90% 以上。对 35 岁以上妇女，应每 1～2 年普查 1 次，普查内容包括妇科检查（外阴、阴道、子宫颈、双合诊、三合诊）、阴道分泌物检查、宫颈细胞学检查、超声检查。若发现异常，应进行阴道镜检查、宫颈活体组织检查、分段诊刮术、CT、MRI 等特殊检查，及早发现妇科肿瘤的癌前病变，做到早期发现、早期诊断及早期治疗，提高生存率及生存质量。

三、做好计划生育技术指导

以育龄妇女为中心，积极开展计划生育技术咨询，普及节育知识，推广以避孕为主的综合节育措施。指导育龄妇女选择适宜的节育方法，减少非意愿妊娠。审慎采取避孕失败后的补救措施；预防性传播疾病。严格掌握节育手术的适应证和禁忌证，减少和防止手术并发症的发生，提高节育手术质量，确保受术者的安全与健康。

四、做好妇女劳动保护

目前我国已经建立了较为完善的妇女劳动保护和保健的相关法律，2005 年修订的《中华人民共和国妇女权益保障法》及 2012 年实施的《女职工劳动保护特别规定》提出保护妇女在工作和劳动时的安全和健康，不得安排不适合妇女从事的工作和劳动。妇女在经期、孕期、产期、哺乳期受特殊保护。国家推行生育保险制度，用人单位不得在女职工妊娠期、分娩期、哺乳期降低其工资、予以辞退、解除其劳动或聘用合同，通过采用法律手段，贯彻预防为主的方针，确保妇女在劳动工作中的安全与健康。有关妇女劳动保护规定如下。

1. 月经期 月经期妇女的劳动分配遵循调干不调湿（不下水田等），调轻不调重（不从事重体力劳动）的原则。

2. 妊娠期 用人单位应根据医疗机构证明，对于不能适应原劳动岗位的妊娠期女职工，予以减轻劳动量或者安排其他能够适应的劳动；对妊娠 7 个月以上的女职工，用人单位不得延长其劳动时间或者安排夜班；并应在劳动时间内产前检查，所需时间计入劳动工时。

3. 围生期 《女职工劳动保护特别规定》提出：女职工生育享受的产假由 90 天延长至 98 天，其中产前可以休假 15 日；难产增加产假 15 日；若生育多胞胎，每多生育 1 个婴儿，增加产假 15 日。若妊娠未满 4 个月流产者，享受 15 日产假；妊娠满 4 个月流产者，享受 42 日产假。

4. 哺乳期 哺乳时间为 1 年，哺乳期内女职工实时安排哺乳时间。

第 3 节 妇女保健统计指标

妇女保健统计指标可以客观反映妇幼保健工作水平和妇女儿童健康状况的基本指标，是制订妇女保健计划，实施保健工作和开展妇女保健科学研究的依据。

一、妇女常见病筛查的常用统计指标

（1）妇女常见病筛查率 = 该年该地区妇女常见病实查人数 / 某年某地区妇女常见病应查人数 ×100%

（2）妇女常见病患病率 = 该年该地区妇女常见病患病总人数 / 某年某地区妇女常见病实查人数 ×10 万 /10 万

（3）某种妇女病治愈率 = 治愈例数 / 患妇女病总例数 ×100%

二、孕产期保健指标

1. 孕产期保健工作指标

（1）早孕率 = 辖区内孕 13 周之前建册并进行第一次产前检查的产妇人数 / 该地该时间段内活产数总数 ×100%

（2）产前检查率 = 期内产妇产前检查总人数 / 期内活产总数 ×100%

（3）产后访视率 = 期内接受产后访视的产妇数 / 期内活产总数 ×100%

（4）住院分娩率 = 期内住院分娩活产数 / 期内活产总数 ×100%

（5）孕产妇系统管理率 = 期内孕产妇系统管理率 / 活产数 ×100%

2. 孕产期保健质量指标

（1）高危孕产妇比例 = 期内高危孕产妇数 / 期内孕产妇总数 ×100%

（2）剖宫产率 = 期内剖宫产活产数 / 期内活产总数 ×100%

（3）产后出血率 = 期内发生产后出血的产妇人数 / 期内产妇总数 ×100%

（4）产褥感染率 = 期内产褥感染产妇人数 / 期内产妇总数 ×100%

（5）会阴侧切率 = 期内会阴侧切产妇人数 / 期内阴道分娩产妇总数 ×100%

3. 孕产期保健效果指标

（1）围产儿死亡率 =（孕 28 周以上死胎死产数 + 生后 7 日内新生儿死亡数）/（孕 28 足周以上死胎死产数 + 活产数）×1000‰

（2）孕产妇死亡率 = 年内孕产妇死亡数 / 年内活产总数 ×10 万 /10 万

（3）新生儿死亡率 = 期内生后 28 日内新生儿死亡数 / 期内活产数 ×1000‰

（4）早期新生儿死亡率 = 期内生后 7 日内新生儿死亡数 / 期内活产数 ×1000‰

三、人口和计划生育统计指标

（1）人口出生率 = 某年出生人数 / 该年平均人口数 ×1000‰

（2）人口死亡率 = 某年死亡人数 / 该年平均人口数 ×1000‰

（3）人口自然增长率 = 年内人口自然增长数 / 同年平均人口数 ×1000‰

（4）出生人口性别比 = 出生男婴数 / 出生女婴数 ×100%

（5）出生人流比 = 期内人工流产总例数 / 同期活产总数 ×100%

（6）计划生育率 = 符合计划生育要求的活胎数 / 同期活产总数 ×100%

（7）计划生育手术并发症发生率 = 期内该项计划生育手术并发症发生例数 / 同期计划生育手术并发症发生例数 ×100%

（罗小燕）

第**16**章
妇科常用护理技术

第1节 会阴擦洗

（一）操作目的

会阴擦洗是妇产科临床工作中最常用的护理技术，其目的是使患者保持会阴部清洁，促使患者舒适，有利于会阴伤口的愈合，预防和减少生殖系统、泌尿系统的逆行感染。

（二）适应证

会阴擦洗适用于长期卧床患者、妇产科手术后留置导尿管的患者、会阴及阴道手术后患者、产后1周内的产妇、急性外阴炎的患者。

（三）物品准备

1. 用物　会阴擦洗盘1只、盘内放置无菌弯盘2只、无菌镊子或消毒止血钳2把、无菌棉球若干、无菌干纱布2块、一次性护理垫1块、一次性手套1副、冲洗壶1个，便盆1只，必要时准备屏风。

2. 溶液　擦洗/冲洗液500ml，如0.05%聚维酮碘（碘伏）溶液或1∶5000高锰酸钾溶液。

（四）操作方法

1. 携带用物到患者床旁核对床号及姓名，说明目的和注意事项，以取得理解及配合，嘱患者排空膀胱。

2. 关闭门窗，调节室温，用屏风遮挡患者，脱下一条裤腿，取膀胱截石位暴露外阴，注意保暖。

3. 护士戴一次性手套，给患者臀下垫一次性护理垫及便盆。

4. 护士用左手持镊子夹取干净的药液棉球，右手持镊子从下方夹取棉球进行擦洗。擦洗顺序：第1遍自上而下，由外向内，先阴阜后大腿内上1/3，然后大、小阴唇，最后会阴体及肛门周围。初步擦净会阴部的分泌物及血迹。

5. 第2遍以伤口为中心，由内向外，自上而下。1个棉球限用1次，可根据患者伤口情况决定擦洗次数，直至擦洗干净。

6. 最后用干棉球或干纱布擦干会阴部，并换上清洁的会阴垫。

7. 协助患者穿好衣裤，整理床单位，洗手。

8. 整理用物，做好护理记录。

（五）护理要点

1. 擦洗时动作轻柔，按顺序擦洗。

2. 会阴部有伤口时，先擦洗伤口部位，若为感染伤口，则最后擦洗伤口部位。

3. 在擦洗时应注意观察会阴伤口有无红肿、分泌物的性状、伤口愈合情况，如发现异常及时向医生汇报，并配合处理。

4. 对留置导尿管的患者要充分擦拭尿道外口周围，应观察导尿管是否通畅，避免脱落或打结。

5. 会阴擦洗每日 2 次，大便后应及时擦洗。

6. 护理患者前后护理人员要进行手卫生，并注意最后擦洗伤口有感染的患者，以免交叉感染。

第 2 节　阴道灌洗 / 冲洗

（一）操作目的

阴道灌洗有收敛、热疗、消炎的作用。可促进阴道血液循环，缓解局部充血，减少阴道分泌物，达到治疗炎症的目的。

（二）适应证

阴道灌洗常用于各种阴道炎、子宫颈炎的控制和治疗；子宫全切术前或阴道手术前的常规阴道准备，以防术后感染。

（三）物品准备

1. 用物　无菌灌洗包：包括长卵圆钳 2 把、干纱球数个、方纱布 2 块、治疗碗或弯盘 1 个、阴道窥器 1 个。消毒灌洗筒 1 个、带调节器的 130cm 长的橡皮管 1 根、冲洗头 1 个或一次性妇科阴道冲洗袋 1 个。一次性中单 1 块、治疗盘、一次性垫巾、一次性手套。便盆、污物桶，输液架。

2. 灌洗溶液　0.02% 聚维酮碘（碘伏）溶液、1 ∶ 5000 高锰酸钾溶液、生理盐水、2% ～ 4% 碳酸氢钠溶液、0.5% 醋酸溶液、4% 硼酸溶液等。

（四）操作方法

1. 向患者说明以取得配合，嘱患者排空膀胱。用屏风遮挡患者，脱下一条裤腿，注意保暖，取膀胱截石位暴露外阴，臀下铺一次性中单。

2. 根据患者病情配制灌洗液 500 ～ 1000ml，将灌洗筒挂于距离床沿 60 ～ 70cm 的输液架上，排去管内空气，调节适宜温度（41 ～ 43℃）备用。

3. 操作者戴无菌手套，先用灌洗液冲洗外阴部，然后分开小阴唇，放置阴道窥器，将灌洗头沿阴道纵侧壁方向插入阴道，达阴道后穹隆处开始灌洗。灌洗时轻轻旋转阴道窥器，灌洗头在阴道内上下左右移动，使灌洗液充分清洗到阴道整个部位。

4. 当灌洗液剩下约 100ml 时，夹紧橡皮管，拔出灌洗头和阴道窥器，再冲洗一遍外阴部，然后扶患者坐起，使阴道内残留的液体流出。

5. 用干纱布擦干外阴部，协助患者整理衣裤，下妇科检查床。

6. 整理用物，脱去手套，洗手，做好护理记录。

（五）护理要点

1. 灌洗液以 41 ～ 43℃为宜，温度过低会使患者不舒服，温度过高可发生烫伤。

2. 灌洗袋与床沿距离不超过 70cm，以免压力过大、水流过速，使液体和污物进入子宫腔或灌洗液与局部作用时间不足。

3. 灌洗头不宜插入过深，灌洗时动作要轻柔，避免损伤阴道和宫颈组织。

4. 月经期及不规律阴道出血者、产后 10 天或人流术后子宫颈内口未关闭、子宫颈癌有活动性出血者，禁做阴道冲洗，只进行会阴擦洗。

5. 妇产科手术 2 周后的患者，若合并阴道分泌物浑浊、阴道伤口愈合不良等，可行低位灌洗，灌洗筒与床沿距离不超过 30cm，以免污物进入子宫腔内或损伤阴道伤口。

第 3 节　会阴湿热敷

（一）操作目的

会阴湿热敷是利用热源和药物直接接触患区，改善局部血液循环，促进局部组织再生和修复，达到消炎、止痛、促进伤口愈合的目的。

（二）适应证

会阴湿热敷适用于会阴部水肿、会阴血肿的吸收期、会阴伤口硬结及早期感染等患者。

（三）物品准备

1. 用物　消毒弯盘、镊子、消毒纱布、棉垫、治疗巾、一次性中单、一次性手套等。
2. 热敷药品　50% 硫酸镁、95% 乙醇。

（四）操作方法

1. 携用物到患者床旁，核对床号、姓名，向患者做好解释工作，以取得其理解及配合。
2. 关闭门窗调节室温，屏风遮挡。
3. 嘱患者排空膀胱，用屏风遮挡患者，脱下一条裤腿注意保暖，暴露热敷部位，臀下铺一次性中单。
4. 进行会阴擦洗，清洁局部。
5. 把所需的热溶液倒入消毒盘内，将纱布浸透并拧至不滴水，然后用镊子将纱布放于水肿部位，外面再盖以棉垫。一般每 3 ～ 5 分钟更换热敷纱布 1 次，也可将热水袋放在棉垫外或红外线照射，一次热敷可持续 15 ～ 30 分钟。
6. 热敷完毕，移去敷布，观察热敷部位的皮肤，协助患者整理衣裤。
7. 整理用物、洗手。做好护理记录。

（五）护理要点

1. 会阴湿热敷前应进行会阴擦洗，使外阴局部伤口清洁。
2. 热敷面积是病损范围的 2 倍。
3. 湿热敷温度一般为 41 ～ 48℃，注意防止烫伤，对休克、虚脱、昏迷及术后感觉不灵敏的患者尤应警惕。
4. 在湿热敷的过程中，护士应随时评价热敷的效果，并为患者提供生活护理。

第 4 节　阴道或子宫颈上药

（一）操作目的

阴道及子宫颈上药可使药物直接作用于局部炎性病变，在妇产科临床应用十分广泛。

（二）适应证

阴道及子宫颈上药常用于各种阴道炎、子宫颈炎或全子宫切除术后阴道残端炎症的治疗。

（三）物品准备

1. 用物　阴道灌洗用品、阴道窥器、长镊子、消毒干棉球、消毒长棉签、带尾线的大棉球或纱布、一次性垫巾、一次性手套。

2. 药品　①阴道后穹隆塞药常用甲硝唑、制霉菌素等药片、丸剂或栓剂；②局部非腐蚀性药物上药常用 1% 甲紫、新霉素或氯霉素等；③腐蚀性药物上药有 20%～50% 硝酸银溶液、20% 或 100% 铬酸溶液；④宫颈棉球上药有止血药、消炎止血粉和抗生素等；⑤喷雾器上药常用药物有磺胺嘧啶、呋喃西林等。

（四）操作方法

1. 携用物到患者床旁，核对床号、姓名，向患者做好解释工作，以取得其理解及配合。

2. 嘱患者排空膀胱，用屏风遮挡患者，脱下一条裤腿注意保暖，取膀胱截石位暴露外阴，臀下铺一次性中单。

3. 先行阴道灌洗，用阴道窥器暴露子宫颈后，用长镊子夹取消毒干棉球擦拭子宫颈及阴道穹隆的炎性分泌物，使药物直接接触炎性组织以提高疗效。

4. 根据病情及药物性状的不同，遵医嘱局部置药。①溶液制剂（如 20%～50% 硝酸银溶液）：用长棉签蘸少许药液涂于子宫颈糜烂面，并插入子宫颈管内约 0.5cm，然后用生理盐水棉签洗去表面残余的药液，再用干棉球吸干。②粉剂药物（如磺胺嘧啶、呋喃西林等）：可用喷雾器喷射，使药物粉末均匀分布在炎性组织表面上。③栓剂或片剂药物（如甲硝唑、制霉菌素等）：可正确指导患者自行放置。

5. 协助患者整理衣裤，整理用物，洗手。做好护理记录。

（五）护理要点

1. 应用腐蚀性药物，要注意保护阴道壁及正常组织。非腐蚀性药物时，应转动窥器，使阴道壁均能涂抹药物。

2. 月经期或子宫出血者不宜阴道给药。用药后禁止性生活。

3. 给无性生活史女性上药时，可用长棉签涂抹。

4. 棉签上的棉花必须捻紧，涂药时须向同一方向转动，以防止棉花留在阴道内难以取出。

第 5 节　坐　浴

（一）操作目的

坐浴是通过水温和药液的作用，促进会阴局部血液循环，增强局部抵抗力，减轻炎症和疼痛，并使创面清洁，有利于组织修复。

（二）适应证

坐浴适用于外阴炎、阴道炎的辅助治疗，以及产后 7～10 天后的产妇。

（三）物品准备

1. 用物　坐浴盆 1 个、30cm 高的坐浴架 1 个、无菌纱布或小毛巾 1 块。

2. 溶液　温热溶液 2000ml，常用溶液有：0.5% 醋酸、1% 乳酸、1∶5000 高锰酸钾溶液、10% 洁尔阴、2%～4% 碳酸氢钠溶液或单方、复方中药制剂等。

（四）操作方法

1. 向患者说明以取得患者配合，嘱患者排空膀胱。注意保暖。

2. 将坐浴盆放置于坐浴架上，内装坐浴液（已根据病情按比例配制）2000ml，患者排空膀胱后全臀浸泡于溶液中，坐浴 20 分钟。结束后用干纱布擦干外阴，清理用物，消毒坐浴盆。

（五）护理要点

1. 月经期、阴道流血者，孕妇及产后 7 天内的产妇禁止坐浴。

2. 坐浴液应严格按比例配制，浓度过高易造成黏膜灼伤，浓度太低影响疗效；温度不能过高，以免烫伤皮肤。

3. 坐浴前先将外阴及肛门周围擦洗干净。

4. 坐浴时臀部应全部浸于药液之中，注意患者保暖，以免受凉。

（宋丽莉）

实　　训

实训1　妇科检查与护理配合

【实训目的】
（1）学会妇科各项检查的禁忌证与适应证。
（2）能配合完成妇科各项检查的准备工作。
（3）能完成妇科各项检查的护理配合。
（4）学会与患者的沟通技巧。
（5）树立为护理对象服务的意识，关心、爱护、尊重、同情护理对象。

【实训要求】
1.环境　要求门诊或病房见习，事先联系见习医院进行见习安排；若在校内进行，应落实好实训室，保持实训室整洁、安静、舒适。
2.学生　要求学生统一着护士装，衣、帽、鞋穿戴整齐、干净，备好口罩，准备便携记录本、笔、实训手册；课前学生观看妇科检查录像，教师在模型上示教。

【实训用物】
1.设备与模型　妇科检查床、妇科检查模型、治疗车、污物桶、立灯、屏风等。
2.器械及用物　无菌手套、阴道窥器、一次性臀垫、鼠齿钳、长镊、宫颈钳、玻片、棉拭子、消毒液、石蜡油或肥皂水、95%酒精、10%KOH、0.9%NaCl等。

【实训方法及步骤】　妇科检查护理配合的操作流程见实训表1-1。

实训表1-1　妇科检查护理配合的操作流程

项目		步骤
术前准备	护士准备	核对患者姓名，与患者及家属沟通。解释检查的目的，取得患者的配合
		洗手
	用物准备	检查所需物品：一次性阴道窥器、无菌手套、一次性臀垫，10%KOH，0.9%NaCl，润滑液（凉开水、肥皂水、生理盐水）、玻片2张（分别滴生理盐水及10%KOH）
	患者准备	排空膀胱
		摆体位：患者躺在检查床上，取膀胱截石位。脱去一条裤腿，将两腿搭在两边的架子上，手放在身体两侧，放松
操作过程	外阴检查	①视诊外阴发育，阴毛多少及分布情况，有无畸形、水肿、溃疡及肿块
		②拇指和示指分开小阴唇，暴露阴道前庭观察尿道外口和阴道口
		③查看尿道外口周围黏膜色泽及有无赘生物
	阴道窥器放置和检查	打开一次性窥器，戴无菌手套。右手拿窥器，蘸润滑剂
		将窥器两叶合拢，左手示指和拇指分开两侧小阴唇，右手将窥器避开敏感的尿道周围区，斜行沿阴道侧后壁缓慢插入阴道内，边推进边将窥器两叶转正并逐渐张开两叶
		充分暴露阴道壁，观察阴道前后壁和侧壁及穹隆黏膜颜色，注意阴道内分泌物量、性状、色泽，有无臭味
		检查子宫颈：暴露子宫颈后，观察子宫颈大小、颜色、外口形状，有无出血、柱状上皮异位、撕裂、外翻、腺囊肿、息肉、赘生物，子宫颈管内有无出血或分泌物

续表

项目		步骤
操作过程	双合诊	检查阴道：右手（或左手）示、中两指蘸润滑剂，顺阴道后壁轻轻插入，检查阴道通畅度、深度、弹性，有无畸形、瘢痕、肿块及阴道穹隆情况
		检查子宫颈：扪触子宫颈大小、形状、硬度及子宫颈外口情况，有无接触性出血
		检查子宫：阴道内两指放在子宫颈后方，另手掌心朝下手指平放在患者腹部平脐处，当阴道内手指向上向前方抬举子宫颈时，腹部手指往下往后按压腹壁，并逐渐向耻骨联合部位移动，通过内、外手指同时分别抬举和按压，相互协调，即可扪清子宫的位置、大小、形状、软硬度、活动度以及有无压痛
		检查附件：阴道内两指由子宫颈后方移至一侧穹隆部，尽可能往上向盆腔深部扪触；与此同时，另一手从同侧下腹壁髂嵴水平开始，由上往下按压腹壁，与阴道内手指相互对合，以触摸该侧子宫附件区有无肿块、增厚或压痛。如有包块，应摸清包块位置、大小、性质，与子宫关系、边界、有无压痛等
操作后处理		脱去手套，嘱患者穿衣起床
		程序正确、操作规范熟练，动作轻柔敏捷，贴近临床
		体贴关心产妇，沟通良好；态度和蔼可亲、语言恰当

【实训考核】

1. 根据学生回答问题情况和模拟情景表演情况给出考核成绩，代表小组成员成绩。

2. 随机抽取学生进行演示操作。

实训2　妇科常用的特殊检查及护理配合

【实训目的】

（1）学会妇科常用的特殊检查的禁忌证与适应证。

（2）能配合完成妇科常用特殊检查的准备工作。

（3）能完成妇科常用特殊检查的护理配合。

（4）学会与患者的沟通技巧。

（5）树立为护理对象服务的意识，关心、爱护、尊重、同情护理对象。

【实训要求】

1. 环境　要求门诊或病房见习，事先联系见习医院进行见习安排；若在校内进行，应落实好实训室，保持实训室整洁、安静、舒适。

2. 学生　要求学生统一着护士装，衣、帽、鞋穿戴整齐、干净，备好口罩，准备便携记录本、笔、实训手册；课前学生观看妇科检查录像，教师在模型上示教。

【实训用物】

1. 宫颈脱落细胞学检查的用物准备

（1）设备与模型　妇科检查床、妇科检查模型。

（2）器械及用物　无菌手套、阴道窥器、鼠齿钳、长镊、宫颈钳、玻片、棉拭子、消毒液、95%酒精等。

2. 阴道后穹隆穿刺的用物准备

（1）设备与模型　妇科检查床、妇科检查模型。

（2）器械及用物　无菌手套、阴道窥器、鼠齿钳、宫颈钳、长镊子、5ml无菌注射器、18号长穿刺针、无菌阴道后穹隆穿刺包等。

【实训方法及步骤】

1. 宫颈脱落细胞学检查　操作流程见实训表 2-1。

实训表 2-1　宫颈脱落细胞学检查配合护理技术的操作流程

	项目	步骤
操作前准备	素质要求	着装整洁；仪表大方、举止端庄；语言柔和、态度和蔼
	评估患者	核对医嘱，自我介绍，核对患者信息（年龄、病情、意识、心理状态、合作程度）
	告知配合	讲解目的，术前排空膀胱，放入阴道窥器不适时适当做深呼吸放松腹肌，讲解手术的主要步骤 征得患者同意
	环境准备	关闭门窗，调节室温 24～26℃，请无关人员暂离
	护士准备	洗手、戴口罩、戴手套
	用物准备	准备各类用物，如无菌小毛刷等
	操作前核对	核对患者、姓名、床号、手腕带
操作过程	患者准备	进入手术室，安置患者平卧于治疗床
		脱去一条裤腿，注意保暖
		安置膀胱截石位
	心理疏导	告知患者手术开始及术中的主要步骤，缓解其紧张情绪
	脱落细胞学检查	戴无菌手套
		放置阴道窥器，暴露子宫颈
		宫颈刮板取材，推玻片
		宫颈刷取材操作，小试管内刷洗小毛刷
	病情观察	严密观察患者的生命体征及意识状态
	操作后核对	操作后再次核对患者信息
操作后处理	安置患者	协助患者穿好裤腿，扶患者坐起、下床，协助患者回病室休息
	整理用物	整理用物、垃圾分类处理
	自身整理	脱手套、洗手、脱口罩

2. 阴道后穹隆穿刺术　操作流程见实训表 2-2。

实训表 2-2　阴道后穹隆穿刺术配合护理技术的操作流程

	项目	步骤
操作前准备	素质要求	着装整洁；仪表大方、举止端庄；语言柔和、态度和蔼
	评估患者	核对医嘱，自我介绍，核对患者信息（年龄、病情、意识、心理状态、合作程度）
	告知配合	讲解目的，术前排空膀胱，放入阴道窥器不适时适当做深呼吸放松腹肌，讲解手术的主要步骤 征得患者同意
	环境准备	关闭门窗，调节室温 24～26℃，请无关人员暂离
	护士准备	洗手、戴口罩、戴手套
	用物准备	准备各类用物，如穿刺包等
	操作前核对	核对患者、姓名、床号、手腕带

续表

项目		步骤
操作过程	患者准备	进入手术室，安置患者平卧于治疗床
		脱去一条裤腿，注意保暖
		安置膀胱截石位
	心理疏导	告知患者手术开始及术中的主要步骤，缓解其紧张情绪
	后穹隆穿刺术	检查穿刺包无破损、不潮湿、在有效期内
		戴无菌手套，放置阴道窥器，暴露子宫颈
		消毒子宫颈及穹隆部
		用 18 号穿刺针头连接 5ml 注射器
		抽出 5ml 液体后拔出针头，局部压迫止血
		再次消毒后穹隆，取出宫颈钳、阴道窥器
	病情观察	严密观察患者的生命体征及意识状态
	操作后核对	操作后再次核对患者信息
操作后处理	安置患者	协助患者穿好裤腿，扶患者坐起、下床，如需手术立即进行术前准备
	整理用物	整理用物、垃圾分类处理
	自身整理	脱手套、洗手、脱口罩

【实训考核】

1. 根据学生回答问题情况和模拟情景表演情况给出考核成绩，代表小组成员成绩。
2. 随机抽取学生进行演示操作。

实训 3 生殖系统炎症患者健康教育

【实训目的】

（1）学会分析生殖系统炎症患者的病史资料，能提出主要护理问题，制订相应护理计划。
（2）能完成阴道炎症、子宫颈炎、盆腔炎等疾病常用检查的护理配合。
（3）学会为阴道炎症患者的制订护理方案。
（4）指导患者完成阴道、子宫颈上药。
（5）能对患者进行健康教育。
（6）学会与患者的沟通技巧。
（7）树立为护理对象服务的意识，关心、爱护、尊重、同情护理对象。

【实训要求】

1. 环境要求　门诊或病房见习，事先联系见习医院进行见习安排；若在校内进行，应落实好实训室，保持实训室整洁、安静、舒适。
2. 学生要求　学生统一着护士装，衣、帽、鞋穿戴整齐、干净，备好口罩，准备便携记录本、笔、实训手册；课前学生已经学过生殖系统炎症的相关内容，对于疾病的知识已经有所掌握。
3. 案例要求　选自临床一线真实案例资料，保证案例信息准确。

【实训用物】

（1）多媒体、临床案例。

（2）阴道、宫颈上药配合护理的用物准备

1）治疗盘内：阴道灌洗用物、阴道窥器、消毒干棉球、长镊子、消毒长棉签、带尾线的大棉球或纱布及有关药品等。

2）治疗车：中单橡皮布、一次性垫布、一次性手套。

【案例资源】

案例 1

患者，女，45 岁，因白带增多就诊。患者自诉近几日白带量多有异味，外阴瘙痒，尤其是夜间加重，白带呈豆腐渣样，同时还伴有尿频、尿急、尿痛等尿路感染等症状。妇科检查：外阴红斑、水肿，外阴皮肤有抓痕。阴道黏膜红肿，小阴唇内侧及阴道黏膜有白色块状物。行生理盐水湿片法检查找到假丝酵母菌的假菌丝。诊断为：外阴阴道假丝酵母菌病。

患者表现出焦虑、担忧。责任护士鼓励其诉说自己的内心感受，得知患者主要有对疾病隐私部位的害羞和炎症引起瘙痒等不适的顾虑。

问题：

（1）该患者患外阴阴道假丝酵母菌病的医学诊断依据是什么？

（2）该患者可能存在哪些护理问题？

（3）护士应提供哪些健康教育指导？

案例 2

患者，女，42 岁，因月经不规律伴白带增多 3 个月，加重 5 天就诊。患者自诉 3 个月前月经周期不规律，时长时短，并有经期下腹痛，一直服用调经药和消炎药，治疗效果不佳，5 天前白带增多，并下腹部疼痛、腰痛，今日来院就诊。妇科检查发现：下腹部压痛，无反跳痛。阴道充血，可见大量臭味分泌物从子宫颈口外流，子宫体压痛，附件区压痛明显。护士为患者做护理评估，患者焦急地问："护士，我怎么会得这种病，刚才听医生说这病容易复发以后该怎么办呀？"

问题：

1. 护士应对患者采取哪些护理措施？

2. 护士该如何对患者进行健康教育指导？

【实训方法及步骤】

1. 案例讨论

（1）复习回顾　以护理程序为主线，通过多媒体课件，老师与学生共同回顾妇科炎症患者护理的内容。

（2）案例展示　老师展示案例，并提出思考问题。

（3）组织讨论　由带教老师组织学生分组讨论。通过阅读案例，分析思考，发言讨论，找出医疗、护理问题，制订出切实可行的护理计划，归纳出所提问题的答案，并说出依据。

（4）学生发言　各组代表发言，取长补短，修改计划。

（5）教师点评　补充完善，点评、总结。

2. 情景模拟表演

（1）学生分组进行讨论、分析案例。

（2）分组派几名学生分别扮演案例中角色，进行模拟情景表演。

（3）教师点评、总结。

3. 阴道、宫颈上药配合护理

（1）目的　适用于各种阴道炎、子宫颈炎的治疗。

（2）操作流程　学生按操作流程进行分组练习（实训表 3-1）。

实训表 3-1　阴道、宫颈配合护理技术的操作流程

项目		步骤
操作前准备	素质要求	着装规范；仪表大方、举止端庄；语言柔和、态度和蔼
	评估患者	核对医嘱，自我介绍、核对患者信息（年龄、病情、意识、心理状态、合作程度）
	告知配合	讲解目的，术前排空膀胱，放入阴道窥器不适时适当做深呼吸放松腹肌，讲解操作的主要步骤
		征得患者同意
	环境准备	关闭门窗、调节室温、请无关人员暂离
	护士准备	洗手、戴口罩、戴手套
	用物准备	准备阴道灌洗用物、阴道窥器、消毒干棉球、长镊子、消毒长棉签、带尾线的大棉球或纱布及有关药品等
	操作前核对	核对患者、姓名、床号、手腕带
操作过程	患者准备	进入妇科检查室，安置患者于妇科检查床上
		脱出近侧裤腿，充分暴露会阴部，盖毛巾保暖
		安置膀胱截石位
	心理疏导	告知患者上药的主要步骤，缓解其紧张情绪
	护士操作	检查阴道灌洗物无破损、不潮湿、在有效期内
		常规会阴擦洗，擦净外阴局部的污物
		常规阴道擦洗，旋转窥器时操作轻柔，防止阴道、子宫颈损伤出血
		根据患者不同病情给予不同阴道或宫颈上药方法，例如，阴道后穹隆塞药、阴道或宫颈局部用药、宫颈棉球上药、喷雾器上药
	健康教育指导	告知患者用药期间禁止性生活，注意外阴部清洁；未婚女性上药时不用阴道窥器，腐蚀性药物上药应选择月经干净后 3～7 天；宫颈棉球上药要按时取出阴道内棉球
	操作后核对	操作后再次核对患者信息
操作后处理	安置患者	协助患者穿好衣裤，为患者更换消毒会阴垫，撤去一次性垫单
	整理用物	整理好床位，清除污物，通风换气，物归原处，清洁消毒以备用
	自身整理	脱手套、洗手、脱口罩

【实训考核】

（1）根据学生回答问题情况和模拟情景表演情况给出考核成绩，代表小组成员成绩。

（2）随机抽取学生进行演示操作。

实训 4　妇科手术患者的围术期护理

【实训目的】

（1）能够说出妇科手术的术前准备和术后护理要点。

（2）能进行妇科手术前后的一般护理及用物准备。

（3）通过模型演示，归纳总结，使学生掌握相关的护理要点及手术前准备的操作方法，让学生亲自参与，增加学生的记忆力和理解力。

（4）具有认真勤奋的学习态度，严谨求实的工作作风。

【实训要求】

1. 环境要求　应落实好实训室，保持实训室整洁、安静、舒适。

2. 学生要求　学生统一着护士装，衣、帽、鞋穿戴整齐、干净，备好口罩，准备便携记录本、笔、实训手册；课前学生已经学过妇科手术患者的围术期护理的相关内容，对于手术部位的知识已经有所掌握。

3. 案例要求　选自临床一线真实案例资料，保证案例信息准确。

【实训用物】

（1）多媒体、模型、临床案例。

（2）教学录像带和教师讲解、黑板、粉笔。

【案例资源】

案例 1

患者，女，45 岁，月经过多已达 1 年，不规则阴道出血 15 天，妇科检查：子宫颈肥大，重度糜烂；子宫增大如 3 个月孕大，质硬，表面凹凸不平，活动，无压痛，双侧附件无异常。B 超检查：子宫 11.6cm×10.6cm×7cm，包膜完整，肌层回声不均质，经检查确诊后准备在持续硬膜外麻醉下行经腹子宫全切除术。

问题：

（1）该患者最可能存在的护理问题是什么？

（2）手术前需做哪些护理及健康宣教？

案例 2

患者，女，39 岁，因"同房后阴道点滴出血 2 个月、水样白带增多半月"入院。入院时营养中等，体形消瘦。妇科检查：宫颈下唇菜花样肿物，触之易出血，子宫大小正常，活动良，宫旁无明显增厚。宫颈刮片行巴氏染色 V 级。双侧附件无异常。血压 110/65mmHg。检查：Hb 108g/L，WBC 6.2×10⁹/L，入院后经病检确诊为子宫颈癌，行了子宫根治术及盆腔淋巴结清扫术，手术顺利，左下腹、阴道分别留置血浆引流管各 1 根，留置保留尿管 1 根。

问题：

（1）拟出术前肠道准备、阴道准备、皮肤准备的内容。

（2）根据患者的情况首优原则提出 3 个主要的护理诊断，并根据护理诊断提出护理措施。

案例 3

朱某，女，53 岁，平时月经规律，量中，轻度痛经。患者 15 日前出现同房后阴道流血，量少。妇科检查见子宫颈 3 点处外突菜花样肿块，直径 1cm，触之出血。行阴道镜下宫颈活检术，术后病理：子宫颈外生性乳头状鳞状细胞癌伴局灶性间质浸润。HPV16（＋）。入院后完善相关检查后，拟全麻下实施腹腔镜下广泛全子宫切除＋双附件切除＋盆腔淋巴结清扫术。

问题：

（1）责任护士应如何对患者进行术前准备？

（2）该患者可能存在哪些护理问题？

案例 4

魏某，女，63 岁，因发现外阴肿物 2 个月就诊入院。妇检：外阴于双侧小阴唇边缘可见局部白斑区，阴蒂部有一 3cm×2cm×2cm 肿块。表面红肿，局部有溃疡，触之无出血，阴道分泌物量中色红，有异味，阴道壁略充血，子宫前位，略小，双附件区增厚，轻压痛。取肿物病理诊断为外阴癌，左右两侧腹股沟触及肿大淋巴结，质硬，活动度可，余未见异常。入院诊断为：外阴癌，Ⅱa 期，拟在硬膜外麻醉下行广泛外阴根治术＋淋巴结清扫术。

问题：

（1）外阴根治术术前准备有哪些？

（2）外阴根治术术后的护理措施有哪些？

案例 5

李某，女，45 岁，因月经增多 3 个多月就诊入院。入院检查：体温 36.6℃，血压：138/89mmHg，妇检：外阴已婚型，无红肿、溃疡，子宫颈肥大，无抬举痛，子宫前位，触诊约 3 个月左右大小，质硬，双附件区无异常。B超提示：子宫多发性肌瘤。入院后拟行经阴道全子宫切除术。

问题：

（1）经阴道全子宫切除术的术前准备有哪些？

（2）经阴道全子宫切除术的术后护理措施有哪些？

【实训方法及步骤】

1. 案例讨论

（1）复习回顾　以护理程序为主线，通过多媒体课件，老师与学生共同回顾妇科手术患者的护理内容。

（2）案例展示　老师展示案例，并提出思考问题。

（3）组织讨论　由带教老师组织学生分组讨论。通过阅读案例，分析思考，发言讨论，找出医疗、护理问题，制订出切实可行的护理计划，归纳出所提问题的答案，并说出依据。

（4）学生发言　各组代表发言，取长补短，修改计划。

（5）教师点评　补充完善，点评、总结。

2. 情景模拟表演

（1）学生分组进行讨论、分析案例。

（2）分组派几名学生分别扮演案例中角色，进行模拟情景表演。

（3）教师点评、总结。

3. 腹部手术准备、阴道手术准备

（1）目的　让学生熟悉对妇科手术患者的术前术后护理要点及相关物品准备（实训表 4-1）。

（2）操作流程　学生按操作流程进行分组练习。

实训表 4-1　妇科手术前准备的操作流程

项目		步骤
操作前准备	素质要求	着装整洁；仪表大方、举止端庄；语言柔和、态度和蔼
	评估患者	核对医嘱，自我介绍、核对患者信息（年龄、病情、意识、心理状态、合作程度）
	环境准备	关闭门窗、调节室温、请无关人员暂离
	护士准备	洗手、戴口罩、戴手套
	用物准备	准备治疗盘、一次性备皮刀、一次性治疗巾、松节油、棉签、消毒液等
腹部手术准备（包括输卵管切除术、子宫全切术、广泛性子宫切除和盆腔淋巴结清除术等）	操作前核对	核对患者姓名、床号、手腕带
	思想准备	热情关心患者，耐心细致地对患者做讲解，以解除其紧张、恐惧的心理
	一般护理	观察生命体征是否正常，预防并发症；对大手术患者和老年患者，应训练其在床上使用便盆和术后翻身；检查出血时间、凝血时间和肝肾功能；做普鲁卡因等皮试；给予高热量、高蛋白饮食
	阴道准备	做经腹全子宫切除术者，需清洗阴道，术前 3 天每日阴道冲洗 1 次，如有阴道流血不能做阴道冲洗，改用消毒液擦洗，如 0.5% 氯仃定擦洗阴道，每日 1 次，共 3 次
	皮肤准备	术前 1 天进行皮肤准备。腹部手术应注意清洁脐部，用棉签蘸松节油擦净脐孔污垢，用肥皂水擦洗腹部皮肤，剃去腹部汗毛和阴毛，使用温热毛巾擦净备皮区域，检查汗毛和阴毛是否剃除干净，腹部手术备皮范围，上至剑突下，两侧至腋中线，下至阴阜和大腿上 1/3 处
	手术前 1 天准备	晚饭减量，进软食，午夜后禁食，睡前给予肥皂水或生理盐水灌肠 1 次，以排便，入睡前可口服镇静安眠药
	手术日准备	测体温、血压、脉搏、心率；经腹全子宫切除术需做阴道冲洗，冲洗后擦干，并在子宫颈或穹隆部涂 1% 甲紫，留置导尿管，按时给术前用药，核对床号、姓名，手腕带信息，送患者入手术室并向护士详细交班
	操作后核对	操作后再次核对患者信息

续表

项目		步骤
阴道手术准备	操作前核对	核对患者姓名、床号、手腕带信息
	思想准备	同腹部手术
	一般护理	同腹部手术
	阴道准备	同腹部手术；会阴Ⅲ度撕裂修补术、直肠阴道瘘修补术等，于手术前3天，进少渣半流质饮食2天，流质饮食1天，给肠道抗生素，手术前1日晚上或手术日清晨灌肠
	皮肤准备	备皮：术前1天剃去阴毛，用肥皂水和清水洗净皮肤。备皮范围上至耻骨联合以上10cm，下至肛门以下10cm，包括腹股沟、外阴和大腿上1/3
	其他准备	同腹部手术
操作后处理	安置患者	协助患者穿好衣裤，扶患者坐起、下床，协助患者回病室休息
	整理用物	整理用物、垃圾分类处理
	自身整理	脱手套、洗手、脱口罩

【实训考核】

（1）通过案例分析讨论过程和随机提问，了解学生对实训内容的掌握程度。教师对各组讨论问题的情况和回答问题的情况进行综合评价，作为该小组组员的实训成绩之一。

（2）布置作业，并要求学生完成实训报告，作为学生实训成绩之一。

（谭海燕）

实训5 妇科肿瘤患者护理及放化疗的护理

【实训目的】

（1）学会分析妇科肿瘤患者的病史资料，能提出主要护理问题，制订相应护理计划。

（2）能配合完成分段诊断性刮宫配合护理。

（3）学会为妇科肿瘤化疗患者的制订护理方案。

（4）学会观察放疗的不良反应和指导患者进行照射野皮肤保护。

（5）体会如何进行妇科肿瘤的预防指导和治疗后健康指导。

（6）学会与妇科肿瘤患者的沟通技巧。

（7）树立为护理对象服务的意识，关心、爱护、尊重、同情护理对象。

【实训要求】

1.环境要求 门诊或病房见习，事先联系见习医院进行见习安排；若在校内进行，应落实好实训室，保持实训室整洁、安静、舒适。

2.学生要求 学生统一着护士装，衣、帽、鞋穿戴整齐、干净，备好口罩，准备便携记录本、笔、实训手册；课前学生已经学过妇科肿瘤的相关内容，对于疾病的知识已经有所掌握。

3.案例要求 选自临床一线真实案例资料，保证案例信息准确。

【实训用物】

（1）多媒体、临床案例。

（2）分段诊断性刮宫配合护理的用物准备

1）治疗盘内备：无菌药碗、消毒棉球、阴道窥器、卵圆钳、冲洗头、子宫探针、宫颈钳、宫颈扩展器、刮匙、碘酒、酒精等。

2）治疗车：大毛巾、会阴垫、弯盘、手消毒剂、无菌手套。

3）其他：吸痰器、氧气、操作台、专用手术床、标本瓶等。

【案例资源】

案例1

患者，女，52岁，因不规则阴道流血4个月就诊。既往月经规律，无痛经，经量正常。4个月前开始出现不规则阴道出血，间隔10～20天不等，每次持续5～6天，量较少，自1周前出血量增多，持续不干净，遂到医院就诊，为进一步确诊，行分段诊断性刮宫术，术后刮出物送病检，提示：高分化子宫内膜样腺癌。术后仍有持续少量出血，随即收治入院。入院体检：血压130/86mmHg，脉搏88次/分，呼吸18次/分，体温37.4℃，面色苍白，乏力。盆腔检查：见阴道内少量血液，宫口有少量血液流出。完善相关检查后，拟行手术治疗。

术前患者表现出焦虑、担忧。责任护士鼓励其诉说自己的内心感受，得知患者主要有对疾病的担忧、对癌症的恐惧及对手术的危险性、手术时和手术后的疼痛等的顾虑。

问题：

（1）该患者患子宫内膜癌的医学诊断依据是什么？

（2）该患者可能存在哪些护理问题？

（3）护士应提供哪些信息，以便患者能较放心地接受手术？

案例2

王某，女，35岁，今日下午在健身房锻炼时突然出现右下腹剧烈疼痛，继而出现恶心、呕吐，面色惨白。遂送往医院，B超显示右侧附件可见约5.1cm×4.8cm×4.7cm不均质回声区，边界尚清，形态光整。该患者平素无腹痛，无月经改变，无尿频、尿急、尿痛等症状。患者丈夫焦急地问护士："我老婆的病通过做手术就能治好吗？这病对以后的生活有影响吗？"

问题：

（1）护士应对患者采取哪些护理措施？

（2）护士应如何回答患者丈夫的问题？

【实训方法及步骤】

1.案例讨论

（1）复习回顾　以护理程序为主线，通过多媒体课件，老师与学生共同回顾妇科肿瘤患者护理及放化疗的护理内容。

（2）案例展示　老师展示案例，并提出思考问题。

（3）组织讨论　由带教老师组织学生分组讨论。通过阅读案例，分析思考，发言讨论，找出医疗、护理问题，制订出切实可行的护理计划，归纳出所提问题的答案，并说出依据。

（4）教师点评　补充完善，点评、总结。

2.情景模拟表演

（1）学生分组进行讨论、分析案例。

（2）分组派几名学生分别扮演案例中角色，进行模拟情景表演。

（3）教师点评、总结。

3.分段诊断性刮宫配合护理

（1）目的　是配合手术医师进行子宫内膜分段诊断性刮宫；查找绝经前及绝经后子宫异常出血的原因。

（2）操作流程　学生按操作流程进行分组练习（实训表5-1）。

实训表 5-1　子宫内膜分段诊断性刮宫配合护理技术的操作流程

项目		步骤
操作前准备	素质要求	着装整洁；仪表大方、举止端庄；语言柔和、态度和蔼
	评估患者	核对医嘱，自我介绍、核对患者信息（年龄、病情、意识、心理状态、合作程度）
	告知配合	讲解目的，术前排空膀胱，放入阴道窥器不适时适当做深呼吸放松腹肌，讲解手术的主要步骤
		征得患者同意
	环境准备	关闭门窗、调节室温、请无关人员暂离
	护士准备	洗手、戴口罩、戴手套
	用物准备	准备治疗盘、刮宫包，按需准备多个标本瓶，特别注明放入活检组织的部位；在治疗床铺会阴垫
	操作前核对	核对患者、姓名、床号、手腕带
操作过程	患者准备	进入手术室，安置患者平卧于治疗床
		脱出近侧裤腿，盖毛巾保暖
		安置膀胱截石位
	心理疏导	告知患者手术开始及术中的主要步骤，缓解其紧张情绪
	打卡刮宫包	检查刮宫包无破损、不潮湿、在有效期内
		刮宫包内消毒指示卡符合标准色
		刮宫包内手术用品齐全，按使用先后顺序排列好用物
	收集标本	按分段取出活组织部位，分别放入不同标注的标本瓶内
	病情观察	严密观察患者的生命体征及意识状态
	操作后核对	操作后再次核对患者信息
操作后处理	安置患者	取下毛巾，协助患者穿好裤腿，扶患者坐起、下床，协助患者回病室休息
	整理用物	整理用物，垃圾分类处理
	自身整理	脱手套、洗手、脱口罩

【实训考核】

（1）根据学生回答问题情况和模拟情景表演情况给出考核成绩，代表小组成员成绩。

（2）随机抽取学生进行演示操作。

实训6　异常子宫出血患者的护理

【实训目的】

（1）学会收集、整理月经失调患者的病史资料，并找出主要的护理问题，制订相应护理计划。

（2）体会如何进行健康指导。

（3）学会与患者的沟通技巧。

（4）培养认真负责，一丝不苟的工作作风。

【实训要求】

1. 环境要求　门诊或病房见习,事先联系安排好; 若在校内进行,应落实好实训室,保持实训室整洁、安静、舒适。

2. 学生要求　学生统一着护士装，衣、帽整齐干净，准备便携记录本和笔；课前学生已经学过月经失调的相关内容，对于疾病的知识已经有所掌握。

3. 案例要求　选自临床一线真实案例资料，保证案例信息准确。

【实训用物】　多媒体、临床案例。

【案例资源】

案例 1

王某，女，15 岁，自 13 岁初潮后月经一直不规律，月经周期 20 ～ 60 天，经期 8 ～ 16 天，经量时多时少，无痛经，未进行任何治疗。此次因阴道流血 18 天，经量多，伴头晕，晕厥一次后由家属背入病室。入院检查：体温 36.2℃，脉搏 110 次 / 分，呼吸 22 次 / 分，血压 90/60mmHg；贫血貌，眼睑、口唇、甲床稍苍白；妇科检查：外阴发育正常，子宫前位，大小正常，双侧附件未见异常；实验室检查：白细胞 $4.2×10^9$/L，血红蛋白 75g/L，红细胞 $2.8×10^{12}$/L，红细胞压积 24.1%，血小板 $300×10^9$/L，既往病史无特殊。

问题：

（1）该患者可能出现了什么疾病？

（2）该患者的治疗要点是什么？

（3）该患者主要的护理问题是什么？

（4）应该为患者提供什么样的护理措施？

案例 2

李某，女，48 岁，已婚，经期延长、经量增多半年。此次月经来潮经量增多 6 天，伴有血块，自行口服云南白药后阴道出血量未减少。今出现头晕、乏力、心慌不适来院就诊。入院时情况：体温 36.6℃，脉搏 90 次 / 分，呼吸 20 次 / 分，血压 100/60mmHg；神志清楚、精神稍差，贫血貌。妇科检查：外阴发育正常，阴道通畅，阴道内可见暗红色血液；子宫颈光滑，子宫前位，大小正常，活动度可，无压痛，双侧附件未见异常；B 超提示子宫大小正常，子宫内膜增厚，厚度 1.0cm；实验室检查：白细胞 $5.7×10^9$/L，血红蛋白 58g/L，红细胞 $2.0×10^{12}$/L，红细胞压积 16%，血小板 $180×10^9$/L，血 hCG（－），既往病史无特殊。

问题：

（1）该患者最可能的医疗诊断是什么？

（2）该患者的治疗方法有哪些？

（3）该患者主要的护理问题是什么？

（4）应该为患者提供什么样的护理措施？

【实训方法及步骤】

1. 在医院门诊或病房见习　学生分组由带教老师带领，根据现有病种进行见习。

（1）由带教老师找出有代表意义的典型案例，在老师指导下分析患者的资料，熟悉面对患者如何应用护理程序进行护理。

（2）学生分成若干小组，每个小组分配 1 名患者，让学生与患者面对面交流，采集病史资料。

（3）在采集资料的过程中学会与患者的沟通技巧。

（4）学生集合，每个小组整理收集到的资料，先由学生自己分析讨论，找出患者的护理问题，制订出相应的护理措施及健康指导计划，并安排 1 ～ 2 名学生汇报小组的讨论结果。

（5）分组观摩并学习临床护理人员的护理技术。

（6）带教老师点评，补充总结完善，加深学生此次实践印象。

2. 在学校示教室模拟临床实习

（1）观看多媒体或用准备好的案例让学生分析。

（2）分组讨论，按照护理程序进行护理评估，根据评估结果找出现存的护理问题，制订出相应的护理措施及健康指导计划。

（3）各组代表发言，取长补短，修改计划，教师补充完善总结。

【实训考核】　根据学生出勤情况、讨论问题情况和回答问题情况给出考核成绩，代表小组成员成绩。

实训 7　宫内节育器放置与取出术护理配合及健康指导

【实训目的】

（1）认识宫内节育器放置与取出术术前准备、适应证、禁忌证、护理要点。

（2）能学会放置宫内节育器放置、取出术的操作步骤。

（3）做好操作前的准备工作。

（4）学会放置、取出的术前、术中和术后护理。

（5）注意提供舒适护理。

（6）树立爱伤观念，操作中注意人文关怀。

【实训要求】

1. 环境要求　门诊或病房见习，事先联系见习医院进行见习安排；若在校内进行，应落实好实训室，保持实训室整洁、安静、舒适。

2. 学生要求　学生统一着护士装，衣、帽、鞋穿戴整齐、干净，备好口罩，准备便携记录本、笔、实训手册；课前学生已经学过宫内节育器的相关内容，对于宫内节育器的理论知识已经有所掌握。

【实训用物】

阴道窥器、消毒钳、宫颈钳、探针、IUD 放置器、IUD 取出器、宫颈扩张器 4～6 号各 1 根、弯盘、剪刀、药杯、节育器、双层大包布、洞巾、腿套、干纱布、干湿棉球若干、无菌手套，1：1000 苯扎溴铵溶液。

【实训方法及步骤】

宫内节育器放置与取出术配合护理技术的操作流程见实训表 7-1。

实训表 7-1　宫内节育器放置与取出术配合护理技术的操作流程

项目		步骤
操作前准备	素质要求	着装整洁；仪表大方、举止端庄；语言柔和、态度和蔼
	评估患者	核对医嘱，自我介绍、核对患者信息（年龄、病情、意识、心理状态、合作程度）
	告知配合	讲解目的，术前排空膀胱，放入阴道窥器不适时适当做深呼吸放松腹肌，讲解手术的主要步骤
		征得患者同意
	环境准备	关闭门窗、调节室温、请无关人员暂离
	护士准备	洗手、戴口罩、戴手套
	用物准备	宫内节育器放置器、宫内节育器取出器、宫颈扩张器 4～6 号各 1 根、弯盘、剪刀、药杯、宫内节育器等
	操作前核对	核对患者、姓名、床号、手腕带
操作过程	患者准备	进入手术室，安置患者平卧于治疗床
		脱出近侧裤腿，盖毛巾保暖
		安置膀胱截石位
	心理疏导	告知患者手术开始及术中的主要步骤，缓解其紧张情绪
	宫内节育器手术包	检查手术包无破损、不潮湿、在有效期内
		手术包内消毒指示卡符合达标色
		物品齐全，摆放整齐、有序
	铺消毒巾	外阴消毒，铺无菌巾
	妇科检查	放置阴道窥器，暴露子宫颈，消毒
	放置节育器	探查宫腔深度，选择大小适宜节育器，放置
	取节育器	取出节育器
	操作后核对	操作后再次核对患者信息

续表

项目		步骤
	安置患者	协助患者穿好裤腿，扶患者坐起、下床，协助患者回病室观察
操作后处理	整理用物	整理用物、垃圾分类处理
	自身整理	脱手套、洗手、脱口罩

【实训考核】

（1）根据学生回答问题情况和模拟情景表演情况给出考核成绩，代表小组成员成绩。

（2）随机抽取学生进行演示操作。

实训 8　人工流产负压吸引术护理配合及健康指导

【实训目的】

（1）认识人工流产负压吸引术术前准备、适应证、禁忌证、护理要点。

（2）能学会人工流产负压吸引术的操作步骤。

（3）做好操作前的准备工作。

（4）做好人工流产负压吸引术的术前、术中和术后护理。

（5）注意提供舒适护理。

（6）树立爱伤观念，护理工作中体现人文关怀精神。

【实训要求】

1. 环境要求　门诊或病房见习，事先联系见习医院进行见习安排；若在校内进行，应落实好实训室，保持实训室整洁、安静、舒适。

2. 学生要求　学生统一着护士装，衣、帽、鞋穿戴整齐、干净，备好口罩，准备便携记录本、笔、实训手册；课前学生已经学过人工流产负压吸引术的相关内容，对于人工流产负压吸引术的理论知识已经有所掌握。

【实训用物】　吸宫负压装置、人工流产手术包（阴道窥器、消毒钳、宫颈钳、子宫探针、宫颈扩张器、刮匙、有齿卵圆钳、吸宫管、硬质橡皮管、无菌巾或洞巾、弯盘、小药杯、纱布块）。

【实训方法及步骤】　人工流产负压吸引术配合护理技术的操作流程见实训表 8-1。

实训表 8-1　人工流产负压吸引术配合护理技术的操作流程

项目		步骤
	素质要求	着装整洁；仪表大方、举止端庄；语言柔和、态度和蔼
	评估患者	核对医嘱，自我介绍、核对患者信息（年龄、病情、意识、心理状态、合作程度）
操作前准备	告知配合	讲解目的，术前排空膀胱，放入阴道窥器不适时适当做深呼吸放松腹肌，讲解手术的主要步骤征得患者同意
	环境准备	关闭门窗、调节室温、请无关人员暂离
	护士准备	洗手、戴口罩、戴手套
	用物准备	吸宫负压装置、人工流产手术包等
	操作前核对	核对患者、姓名、床号、手腕带

续表

项目		步骤
操作过程	患者准备	进入手术室，安置患者平卧于治疗床
		脱近侧裤腿，盖毛巾保暖
		安置膀胱截石位
	心理疏导	告知患者手术开始及术中的主要步骤，缓解其紧张情绪
		检查手术包无破损、不潮湿、在有效期内
	人工流产负压吸引术手术包	手术包内消毒指示卡符合标准色
		物品齐全，摆放整齐、有序
	铺消毒巾	外阴消毒，铺无菌巾
	妇科检查	放置阴道窥器，暴露子宫颈，消毒
	探测宫腔	探查宫腔深度，扩张子宫颈
	吸宫术	吸宫，检查宫腔是否吸干净，检查吸出物有无胚胎绒毛
	操作后核对	操作后再次核对患者信息
操作后处理	安置患者	协助患者穿好裤腿，扶患者坐起、下床，协助患者回病室观察
	整理用物	整理用物、垃圾分类处理
	自身整理	脱手套、洗手、脱口罩

【实训考核】

（1）根据学生回答问题情况和模拟情景表演情况给出考核成绩，代表小组成员成绩。

（2）随机抽取学生进行演示操作。

实训 9　会阴擦洗与阴道灌洗、坐浴

【实训目的】

（1）能说出会阴擦洗与阴道灌洗、坐浴的适用范围。

（2）能熟练掌握会阴擦洗与阴道灌洗、坐浴的用物准备和护理要点。

（3）学会会阴擦洗与阴道灌洗、坐浴的操作方法。

（4）培养学生的人文关怀素养，学生在护理工作中能关心、体贴患者，并注意保护患者的隐私。

【实训要求】

1. 环境要求　在门诊或病房见习时要事先联系安排；若在校内进行，应落实好实训室，保持实训室整洁、安静、舒适、光线适宜。

2. 学生要求　学生统一着护士装，衣、帽整齐干净，备好记录本和笔。

3. 案例要求　临床真实案例资料或妇科教学资源库案例，保证案例信息准确。

【实训用物】

1. 会阴擦洗　一次性垫巾 1 块、治疗巾 1 块、会阴擦洗盘 1 个、消毒弯盘 1 个、浸有 1∶20 碘伏或 1∶5000 高锰酸钾溶液的棉球若干个、无菌镊子 2 把、无菌干纱布 2 块、无菌干棉球若干个。

2. 阴道灌洗　冲洗筒 1 个、带调节器的 130m 长的橡皮管 1 根、冲洗头 1 个、阴道窥器 1 个、弯盘 1 个、橡皮布 1 块、治疗巾 1 块、便盆 1 个、阴道冲洗液（根据病情选用冲洗液）。

3. 坐浴　坐浴盆 1 个、30cm 高的坐浴架 1 个、无菌纱布 1 块，41～43℃ 的温热溶液（常用 0.5% 醋酸、1% 乳酸、1∶5000 高锰酸钾溶液、10% 洁尔阴、2%～4% 碳酸氢钠溶液或单方、复方中药制剂）。

【案例资源】

王某，女，26岁，已婚，G$_2$P$_1$，无特殊嗜好，因外阴瘙痒1周来诊，在家自行使用皮肤洗剂，症状未能缓解，现因瘙痒加重就医。无腹痛及阴道血性分泌物。妇科检查：外阴潮红，已婚已产式，阴道见大量豆腐渣样分泌物。分泌物常规化验：上皮细胞（＋），WBC少许，假丝酵母菌（＋）。

问题：

（1）该患者可能的医疗诊断是什么？

（2）该患者最佳的治疗方案是什么？如何进行操作？

（3）患者的护理要点是什么？

【实训方法及步骤】

1.电化教学　组织学生观看临床操作录像、多媒体课件，看后由学生提出问题，老师加以解答。

2.模拟示教　安排学生到示教室，一切准备工作完成后，学生分组，由带教老师利用妇科模型及器具模拟进行有关会阴擦洗与阴道灌洗、坐浴的示教。

3.分组练习　示教完毕后，学生分组利用妇科模型在教师的指导下练习操作步骤。

【实训考核】

（1）根据学生回答问题情况和模拟情景表演情况给出考核成绩，代表小组成员成绩。

（2）随机抽取学生进行演示操作。

实训10　会阴湿热敷与阴道子宫颈上药

【实训目的】

（1）能说出会阴湿热敷与阴道子宫颈上药的适用范围。

（2）能熟练掌握会阴湿热敷与阴道子宫颈上药的用物准备和护理要点。

（3）学会会阴湿热敷与阴道子宫颈上药的操作方法。

（4）培养学生的人文关怀素养，学生在护理工作中能关心、体贴患者，并注意保护患者的隐私。

【实训要求】

1.环境要求　在门诊或病房见习时要事先联系安排；若在校内进行，应落实好实训室，保持实训室整洁、安静、舒适、光线适宜。

2.学生要求　学生统一着护士装，衣、帽整齐干净，备好记录本和笔。

3.案例要求　临床真实案例资料或妇科教学资源库案例，保证案例信息准确。

【实训用物】

1.会阴湿热敷　会阴擦洗盘、棉垫1块、干纱布2块、治疗巾1块、医用凡士林、有盖搪瓷缸内盛有已煮沸后的50%硫酸镁溶液及纱布若干。

2.阴道宫颈上药　阴道冲洗用品、阴道窥器、干棉球、长镊子、带尾线的大棉球、长棉签、一次性手套及治疗时需用的药液、药粉等。

【案例资源】

张某，女，59岁，绝经9年，外阴瘙痒，阴道较多黄水样分泌物2个月，分泌物带血1周。妇科检查：外阴、阴道萎缩，阴道壁黏膜薄而充血潮红，有点状出血斑，后穹隆大量稀薄、淡黄色分泌物。子宫颈萎缩，光滑，活动好。双侧附件区未见异常。诊断：萎缩性阴道炎，医嘱要求给予患者0.5%醋酸液阴道冲洗、阴道涂布雌激素软膏后放置甲硝唑栓剂。

问题：

（1）如果你是护士，你将如何对患者进行护理？

（2）请给患者在家的自我护理做健康宣教。

【实训方法及步骤】

1. 电化教学　组织学生观看临床操作录像、多媒体课件，看后由学生提出问题，老师加以解释。

2. 模拟示教　由带教老师利用妇科模型及器具模拟进行有关会阴湿热敷与阴道、子宫颈上药的示教。

3. 分组练习　示教完毕后，学生分组，利用妇科模型在教师的指导下按操作步骤进行练习。

【实训考核】

（1）根据学生回答问题情况和模拟情景表演情况给出考核成绩，代表小组成员成绩。

（2）随机抽取学生进行演示操作。

主要参考文献

安力彬，陆虹，2017.妇产科护理学.第 6 版.北京：人民卫生出版社

陈顺萍，2019.妇产护理学.第 2 版.北京：中国医药科技出版社

程瑞峰，2019.妇科护理学.第 2 版.北京：人民卫生出版社

夏海欧，2019.妇产科护理学.第 4 版.北京：人民卫生出版社

谢幸，孔北华，段涛，2018.妇产科学.第 9 版.北京：人民卫生出版社

杨优洲，潘芳，2016.得了子宫内膜异位症怎么办.上海：上海科学技术出版社

张欣，2015.妇科护理学.北京：科学出版社

目标检测选择题参考答案

第 2 章

1. A 2. D 3. B 4. B 5. C 6. E 7. D 8. C
9. B 10. A 11. C 12. B 13. C

第 3 章

1. D 2. D 3. B 4. D 5. D 6. A 7. B 8. C
9. B 10. A

第 4 章

1. B 2. D 3. B 4. E 5. D 6. C 7. E 8. A
9. D

第 5 章

1. B 2. E 3. A 4. E 5. B 6. C 7. D 8. E
9. E

第 6 章

1. C 2. D 3. A 4. D 5. C 6. A 7. A 8. B
9. E

第 7 章

1. C 2. A 3. E 4. B 5. B 6. D 7. B 8. D
9. D

第 8 章

1. C 2. C 3. E 4. E 5. C 6. D 7. D 8. D
9. C 10. D 11. D 12. C 13. A 14. D 15. A
16. D

第 9 章

1. C 2. D 3. B 4. C 5. D 6. E 7. B 8. A
9. A 10. B

第 10 章

1. C 2. C 3. A 4. B 5. D 6. C 7. D

第 11 章

1. A 2. C 3. B 4. A 5. E 6. D 7. A 8. D
9. D 10. C

第 12 章

1. E 2. D 3. A 4. A 5. E 6. A 7. A 8. B

第 13 章

1. B 2. C 3. E 4. A 5. A 6. E 7. A 8. E

第 14 章

1. C 2. B 3. E 4. A 5. B 6. B 7. C 8. D
9. B 10. A